今さら聞けない！

小児の
みみ・はな・のど診療

Q&A

編集

山中　昇 和歌山県立医科大学 教授

加我君孝 国際医療福祉大学言語聴覚センター長

Ⅱ巻

F 鼻副鼻腔炎・嗅覚

G 咽頭・扁桃炎

H 音声・言語

I めまい

J いびき・睡眠時無呼吸・呼吸・気道

K 感染症

L 心　理

全日本病院出版会

序文

Ahora o nunca

「今(ahora)やらなければ何も(nunca)得られない」という意味のスペイン語です．今覚えなければ知識は逃げていってしまう！　知らないままにしておくのではなく今確認しましょう！　このような目的で本書ができました．ことば，聞こえ，中耳炎，アレルギー性鼻炎，咽頭炎など子どもたちが頻繁に遭遇するみみ・はな・のどの病気に関する情報を網羅しました．正に「今さら聞けない疑問」を本書で「今(ahora)」解決して下さい．

エビデンスは時代とともに変わる！

"子どもの急性中耳炎は，ほとんどがウイルス性であり抗生物質は必要ない"と最近まで考えられてきました．しかし，分子生物学的検査手段が飛躍的に進歩し，最新のデータでは急性中耳炎の90％以上が細菌性であり，そのうち60％近くが細菌とウイルスとの混合感染であることがわかってきました．急性中耳炎を起こす細菌についても100年前はほとんどが溶連菌でした．現在ではこの溶連菌は主に子どもたちの咽頭・扁桃炎の原因菌となっており，急性中耳炎を起こすことは非常に少なくなっています．替わって50年前頃から肺炎球菌とインフルエンザ菌が急性中耳炎の原因菌として台頭してきました．この変化は人間が開発したペニシリンをはじめとする抗生物質によって引き起こされたと考えられています．このように，使用できる抗生物質は年々進歩し，それに伴って病気の原因も時代とともに変化してきます．さらにやっかいなのは"したたかな細菌"は人間が開発した抗生物質などの武器に対して抵抗性(薬剤耐性)を獲得し，生き延びようとしていることです．この解決策として種々のワクチンが開発され子どもたちに接種されています．このワクチンにより細菌やウイルスに対して免疫力がついて病気を予防……万歳！　といいたいところですが，そう簡単にはいかないのが世の常です．100種類以上あるといわれている肺炎球菌が13価肺炎球菌ワクチンですべて予防できないだろう，ということは容易に予想できます．案の定，非ワクチン型の肺炎球菌がすでに増加しており，さらにインフルエンザ菌，モラクセラ・カタラーリス，溶連菌などワクチンでカバーできない細菌による感染症が増加しています．したがって，医療者は常に最新の情報を手に入れ知識をアップデートしなければなりません．

本書が「今，知りたい知識」を提供し，医療従事者の"医脳のアップデート"に少しでも貢献できれば幸いです．

2015年　気持ちよい春の日差しをあびながら

山中　昇

序文

　鋭い質問は，問題の曖昧さを突き，本質を明らかにすることができます．

　本書は，長い間耳鼻咽喉科の臨床と研究に携わってきた編集企画の山中と加我の両名がそれぞれの専門の立場から質問を考え，その質問に答えてもらうにふさわしい気鋭の専門家に依頼して的確に答えを書いていただいたものです．山中，加我が考えた質問に自分で答えを書いた項目も含まれています．

　本書は「今さら聞けない」というタイトルですが，これは出版社の編集部から提案されたものですが，海外の医学系の出版物にこのような表現はないように思います．欧米では，今さら聞けないというようなためらいのカルチャーは乏しく，わからなければ積極的に質問するからです．

　本書は，今さら聞くのが気恥ずかしいので読者に代わって質問を考えたのではありません．

　"今さら"というよりは"今なお"わかりにくい問題や，表面的にわかっているような気がするだけでわかっていないような事項について，工夫した質問を敢えて用意し，問題が白日の下に明らかにされるように仕組んだものです．編集企画にあたってこのような背景があることを読者には知っていただきたいと思います．

　2巻にわたる本書を開き，各質問に対する自分の答えをまず考えてみて下さい．そして少し間を置いて，比較しながら本書の答えを読んでみるのが良いように思います．曖昧に理解していたことについても，表面的にわかっているような気がした事項についても，初めて深い洞察が得られることを期待します．もちろん，すでに言われるまでもなくわかっているQ&Aもあることでしょう．是非もう一度理解しておきたい，あるいは再確認に利用していただければ幸いです．

　2015年3月

加我君孝

今さら聞けない！小児のみみ・はな・のど診療 Q&A　Ⅱ巻

CONTENTS

F. 鼻副鼻腔炎・嗅覚

- Q1　鼻出血はどのようにして止めたら良いですか？　　　仲野　敦子　1
- Q2　鼻アレルギーと喘息との関連を教えて下さい．ARIAとは何ですか？
　　　米倉　修二ほか　5
- Q3　副鼻腔は何歳頃からできるのですか？　　　戸川　彰久　9
- Q4　鼻や副鼻腔はどのような働きをしているのですか？　　　戸川　彰久　13
- Q5　鼻づまりはなぜ起こるのですか？　　　新谷　朋子　16
- Q6　鼻呼吸と口呼吸の割合はどうなっていますか？　　　新谷　朋子　20
- Q7　新生児の鼻閉はどのように治療したら良いですか？　　　工藤　典代　24
- Q8　急性鼻副鼻腔炎は何歳頃から起こるのですか？　　　工藤　典代　27
- Q9　風邪と急性鼻副鼻腔炎は違うのですか？　　　松原　茂規　30
- Q10　蓄膿とは何ですか？　　　工藤　典代　33
- Q11　子どもの"青っぱな"はなぜ減ってきたのですか？　　　松原　茂規　35
- Q12　急性鼻副鼻腔炎はウイルス性ですか？　細菌性ですか？　　　松原　茂規　38
- Q13　アレルギー性鼻炎と細菌性鼻副鼻腔炎の鑑別はどのようにしたら良いですか？　　　増田佐和子　41
- Q14　子どもの咳と鼻副鼻腔炎の関連を教えて下さい　　　増田佐和子　44
- Q15　子どもの鼻みずはほうっておいて良いのですか？　　　増田佐和子　47
- Q16　子どもの鼻汁対策はどのようにしたら良いですか？　　　工藤　典代　51
- Q17　急性鼻副鼻腔炎の治療はどのようにしたら良いですか？　　　飯野ゆき子　54
- Q18　慢性鼻副鼻腔炎に対するマクロライド少量治療は有効ですか？
　　　飯野ゆき子　59
- Q19　生来，ニオイがわからない病気の原因は何ですか？　　　坂田　英明　62

G. 咽頭・扁桃炎

- Q1　扁桃は役に立っているのですか？　　　高原　幹ほか　65
- Q2　扁桃肥大は病気ですか？　　　林　達哉　69
- Q3　扁桃を取ると感染しやすくなりますか？　　　林　達哉　72
- Q4　扁桃炎はなぜ繰り返すのですか？　　　林　達哉　75
- Q5　反復性扁桃炎に対して扁桃摘出術は有効ですか？　　　山内　一真　78

Q6	兄弟や家族内で扁桃炎はうつるのですか？	林　達哉	83
Q7	急性咽頭・扁桃炎の原因（ウイルス，細菌）は何が多いですか？	林　達哉	85
Q8	溶連菌性扁桃炎後のリウマチ熱や腎炎の後遺症の頻度はどのくらいですか？	石和田稔彦	89
Q9	溶連菌性扁桃炎後は必ず尿検査が必要ですか？	石和田稔彦	93
Q10	溶連菌性扁桃炎の治療はアモキシシリン 10 日間が必須ですか？	林　達哉	96

H. 音声・言語

Q1	"さかな"を"たかな"や，"さしすせそ"を"たちつてと"と発音するなど，さ行を正しく言えない場合はどのように対応すべきですか？	小渕　千絵	100
Q2	子どもの構音障害の構音訓練はどうするのですか？	大金さや香	103
Q3	舌小帯の短い場合，切除すべきですか？	原　真理子ほか	106

I. めまい

Q1	子どもにもメニエール病や BPPV はありますか？	坂田　英明	112
Q2	先天性の三半規管の機能低下で運動発達は遅れますか？	加我　君孝	115
Q3	良性発作性斜頸とはどのような病気ですか？	坂田　英明	119
Q4	人工内耳手術で子どもにもめまいが生じますか？	加我　君孝	121

J. いびき・睡眠時無呼吸・呼吸・気道

Q1	睡眠時無呼吸症候群は扁桃やアデノイドを手術で摘出すると改善しますか？	仲野　敦子	123
Q2	睡眠時無呼吸を放置しておくと子どもの体にどのような影響がありますか？	仲野　敦子	127
Q3	いびきが生じるメカニズムを教えて下さい	浅沼　聡	131
Q4	喘鳴の生じるメカニズムを教えて下さい	角田　晃一	133
Q5	幼小児で気管切開が必要な場合はどのような時ですか？	浅沼　聡	138

K. 感染症

| Q1 | 子どもの鼻には生まれつき細菌がいるのですか？ | 平岡　政信 | 143 |
| Q2 | 抗菌薬治療を行うと鼻の常在菌は変化するのですか？ | 平岡　政信 | 148 |

Q3	耳や鼻からの細菌検査はどのようにしたら良いですか？	小上　真史	151
Q4	細菌培養検査の結果をどのように判断(解釈)したら良いですか？	小上　真史	155
Q5	原因菌と常在菌はどう区別するのですか？	小上　真史	162
Q6	迅速検査キットにはどのようなものが有用ですか？	山内　一真	166
Q7	ウイルスが検出されたらウイルス性感染と診断して良いですか？	山内　一真	169
Q8	インフルエンザウイルス迅速診断キットによる診断の注意点を教えて下さい	林　達哉	172
Q9	溶連菌迅速診断キットと細菌検査は両方必要ですか？	林　達哉	175
Q10	肺炎球菌ワクチン(プレベナー)は中耳炎にも予防効果があるのですか？	河野　正充	177
Q11	ワクチンの集団免疫効果(herd immunity)とは何ですか？	河野　正充	183
Q12	インフルエンザ菌ワクチン(Hibワクチン)は中耳炎を予防できますか？	河野　正充	187
Q13	キシリトールガムは感染予防効果がありますか？	河野　正充	191
Q14	小児に対する抗菌薬の投与量と投与期間をどのように決めたら良いですか？	成相　昭吉	196
Q15	抗菌薬に1回, 2回, 3回投与薬剤があるのはなぜですか？	保富　宗城	202
Q16	細菌はなぜ薬剤耐性になるのですか？	保富　宗城	207
Q17	ペニシリン耐性菌にはペニシリンは効かないのですか？	保富　宗城	212
Q18	バイオフィルムとは何ですか？	保富　宗城	215
Q19	抗菌薬の高用量治療ではどのくらい増量したら良いのですか？	保富　宗城	221
Q20	抗菌薬投与に伴う下痢にはどのように対処したら良いですか？	深沢　千絵	225
Q21	ピボキシル基がついた抗菌薬の長期投与は低血糖や痙攣が起こることがあるのはなぜですか？	深沢　千絵	230

L. 心　理

Q1	学習障害はどのような場合に診断しますか？	加我　牧子	234
Q2	自閉症と知的発達障害は違うものですか？	鈴木　敏洋ほか	238
Q3	心因性失声はどうして起きますか？	角田　晃一	244

I 巻のお知らせ

A. 一 般
- Q1 エビデンス，メタアナリシス，システマティックレビュー，ガイドラインの違いがよくわかりません ……………… 山中　昇
- Q2 エビデンスのない診療はしてはダメですか？ ……………… 山中　昇
- Q3 欧米の診療ガイドラインを日本でも使って良いですか？ ……………… 山中　昇

B. 耳一般
- Q1 子どもの耳のCTの被曝量は許容範囲のものですか？何回ぐらい撮ると危険ですか？MRIには危険はないのですか？ ……………… 宮嵜　治
- Q2 小耳症はどう扱えば良いですか？ ……………… 加我　君孝
- Q3 耳垢をとる時に出血したらどうすべきですか？ ……………… 浅沼　聡
- Q4 耳閉感はなぜ起こるのですか？ ……………… 髙橋　晴雄
- Q5 耳管通気はどのような効果があるのですか？ ……………… 髙橋　晴雄
- Q6 外耳道異物はどのように取ったら良いですか？ ……………… 戸川　彰久
- Q7 耳かき鼓膜穿孔はどうしたら良いですか？ ……………… 戸川　彰久

C. 聴 覚
- Q1 新生児聴覚スクリーニングとは何ですか？ ……………… 新正由紀子
- Q2 精密聴力検査とは何ですか？ ……………… 新正由紀子
- Q3 聴性脳幹反応（ABR）が無反応の場合の難聴は重いのですか？ ……………… 加我　君孝
- Q4 耳音響放射（OAE）とは何ですか？ ……………… 加我　君孝
- Q5 先天性難聴の原因には何が考えられますか？ ……………… 仲野　敦子
- Q6 騒音下でのことばの聞き取りはどうなりますか？ ……………… 中村　雅子
- Q7 サイトメガロウイルス感染症があると難聴になりますか？ ……………… 坂田　英明
- Q8 EABRとは何ですか？ ……………… 南　修司郎
- Q9 幼小児の進行する難聴の原因は何ですか？ ……………… 守本　倫子
- Q10 補聴器と人工内耳の違いは何ですか？ ……………… 南　修司郎
- Q11 ダウン症児の難聴の特徴は何ですか？ ……………… 守本　倫子
- Q12 先天性盲聾の二重障害の原因は何ですか？ ……………… 新正由紀子
- Q13 肺炎球菌とインフルエンザ菌の予防接種は髄膜炎難聴の予防に有効ですか？ ……………… 鈴木　法臣ほか
- Q14 子どものめまいの原因は何ですか？ ……………… 坂田　英明
- Q15 Auditory neuropathy spectrum disordersとは何ですか？ ……………… 加我　君孝

D. 人工内耳・補聴器
- Q1 幼小児の補聴器はどのようにすれば使ってもらえますか？ ……………… 廣田　栄子
- Q2 幼小児の人工内耳でことばも音楽も獲得されますか？ ……………… 廣田　栄子
- Q3 電気聴覚とは何ですか？ ……………… 南　修司郎
- Q4 人工内耳装用者には音はどのように聞こえていますか？ ……………… 神田　幸彦
- Q5 幼小児の人工内耳手術はいつすべきですか？ ……………… 神田　幸彦
- Q6 人工内耳はMRIで故障しますか？ ……………… 南　修司郎
- Q7 人工内耳のままCTやMRIを撮るとどうなりますか？MRIは撮ってはいけないのですか？ ……………… 加我　君孝

- Q8 人工内耳は成長とともに取り替える必要がありますか？ ……………… 加我　君孝
- Q9 人工内耳手術が対象にならないのはどのような場合ですか？ ……… 神田　幸彦
- Q10 先天性難聴の幼小児の補聴器は左右の耳になぜ必要ですか？ ……… 小渕　千絵
- Q11 人工内耳は左右の耳に必要ですか？ …………………………………… 神田　幸彦
- Q12 高度難聴児は補聴器でどのように聞こえていますか？ ……………… 大金さや香
- Q13 FM補聴器は何のために使いますか？　ロジャーはどこが違いますか？
  　　個人的に購入した場合の価格を教えて下さい ………………………… 杉内　智子
- Q14 ベビー型補聴器とは何ですか？ ………………………………………… 廣田　栄子

E. 中耳炎

- Q1 耳痛と発熱があったら急性中耳炎と診断して良いですか？ ………… 髙橋　晴雄
- Q2 急性中耳炎と滲出性中耳炎の違いは何ですか？ ……………………… 吉田　晴郎ほか
- Q3 鼻すすりは中耳炎を起こしやすくしますか？ ………………………… 髙橋　晴雄
- Q4 急性中耳炎はほとんどがウイルス性ですか？ ………………………… 河野　正充
- Q5 急性中耳炎の細菌検査で，鼻から採取した検体は有用ですか？ …… 河野　正充
- Q6 おしゃぶり，受動喫煙は中耳炎を起こしやすくしますか？ ………… 澤田　正一
- Q7 母乳は中耳炎の予防に有効ですか？ …………………………………… 上田　征吾ほか
- Q8 遷延性中耳炎，反復性中耳炎，難治性中耳炎の違いは何ですか？ … 保富　宗城
- Q9 急性中耳炎はなぜ繰り返すのですか？ ………………………………… 上田　征吾ほか
- Q10 2歳未満の中耳炎はなぜ治りづらいのですか？ ……………………… 上田　征吾ほか
- Q11 肺炎球菌抗原迅速検査はいつ，どのように使ったら良いですか？ … 山中　昇
- Q12 急性中耳炎に点耳薬は有効ですか？ …………………………………… 上出　洋介
- Q13 原因菌がわからない場合にどの抗菌薬を使ったら良いですか？ …… 山中　昇
- Q14 耳痛はどのように治療したら良いですか？ …………………………… 上出　洋介
- Q15 急性中耳炎の重症度はどのように診断するのですか？ ……………… 上出　洋介
- Q16 急性中耳炎と診断したときに，軽症でも抗菌薬を処方しないのは心配です．セーフティネット処方をしたいのですがその内容は？ ………………………………… 山中　昇
- Q17 抗菌薬をいつ変更(スイッチ)し，いつ止めたら良いですか？ ……… 山中　昇
- Q18 急性中耳炎治療後10～14日後の中耳貯留液は滲出性中耳炎ですか？ … 澤田　正一
- Q19 鼓膜切開と鼓膜穿刺の違いは何ですか？ ……………………………… 髙橋　晴雄
- Q20 抗菌薬治療と鼓膜切開の有効性のエビデンスはあるのですか？ …… 髙橋　晴雄
- Q21 滲出性中耳炎に対する治療はいつ判断したら良いですか？ ………… 阪本　浩一
- Q22 滲出性中耳炎に対して鼓膜換気チューブ留置期間はどのくらい必要ですか？
  　………………………………………………………………………………… 阪本　浩一
- Q23 鼓膜切開後の切開孔はどのくらいで閉じるのですか？ ……………… 澤田　正一
- Q24 反復性中耳炎に手術(鼓膜換気チューブ留置術，アデノイド切除術)は有効ですか？
  　………………………………………………………………………………… 伊藤　真人
- Q25 反復性中耳炎に漢方薬(十全大補湯)治療は有効ですか？ …………… 伊藤　真人

執筆者一覧 (執筆順)

■編　集
山中　　昇	和歌山県立医科大学耳鼻咽喉科・頭頸部外科，教授
加我　君孝	国際医療福祉大学言語聴覚センター長

■執筆者
仲野　敦子	千葉県こども病院耳鼻咽喉科，部長
米倉　修二	千葉大学大学院医学研究院耳鼻咽喉科・頭頸部腫瘍学，助教
岡本　美孝	千葉大学大学院医学研究院耳鼻咽喉科・頭頸部腫瘍学，教授
戸川　彰久	和歌山県立医科大学耳鼻咽喉科・頭頸部外科，講師
新谷　朋子	とも耳鼻科クリニック，院長
工藤　典代	千葉県立保健医療大学健康科学部栄養学科，教授
松原　茂規	松原耳鼻いんこう科医院，院長
増田佐和子	国立病院機構三重病院耳鼻咽喉科，医長
飯野ゆき子	自治医科大学附属さいたま医療センター耳鼻咽喉科，教授
坂田　英明	目白大学耳科学研究所クリニック，院長
高原　　幹	旭川医科大学耳鼻咽喉科・頭頸部外科，講師
林　　達哉	旭川医科大学耳鼻咽喉科・頭頸部外科，准教授
山内　一真	和歌山県立医科大学耳鼻咽喉科・頭頸部外科，講師
石和田稔彦	千葉大学真菌医学研究センター感染症制御分野，准教授
小渕　千絵	国際医療福祉大学言語聴覚学科，准教授
大金さや香	国際医療福祉大学，助教
原　真理子	国立成育医療研究センター耳鼻咽喉科
守本　倫子	国立成育医療研究センター耳鼻咽喉科，医長
加我　君孝	国際医療福祉大学言語聴覚センター長
浅沼　　聡	埼玉県立小児医療センター耳鼻咽喉科，科長兼部長
角田　晃一	東京医療センター人工臓器・機器開発研究部，部長
平岡　政信	和歌山県立医科大学耳鼻咽喉科・頭頸部外科，助教
小上　真史	和歌山ろうさい病院耳鼻咽喉科
河野　正充	和歌山県立医科大学耳鼻咽喉科・頭頸部外科
成相　昭吉	横浜南共済病院小児科，部長
保富　宗城	和歌山県立医科大学耳鼻咽喉科・頭頸部外科，准教授
深沢　千絵	千葉県こども病院感染症科
加我　牧子	東京都立東部療育センター，院長
鈴木　敏洋	東京都立東部療育センター小児科

F．鼻副鼻腔炎・嗅覚

Q.1 鼻出血はどのようにして止めたら良いですか？

回答 鼻出血のほとんどはキーゼルバッハ部位からの出血であり，出血傾向がない通常の場合であれば鼻翼を圧迫することで止血できます．出血量がやや多い場合などは，エピネフリンを浸した小タンポンガーゼを挿入したうえで鼻翼を圧迫して止血します．鼻出血の止血方法は基本的には成人と同様ですが，鼻腔は狭く，診察や処置に非協力的なことも多く，小児特有の止血処置の困難さがあります．

解説

I 止血方法

鼻出血への対応として，受診時も出血が続き救急外来などで止血処置をする場合と，通常の外来に鼻出血を繰り返しているということで受診する場合とに分けて考えます．図F-1に一般的な鼻出血部位別の治療法を示しています[1]が，キーゼルバッハ部位からの出血が大部分を占めています．

1. 来院時にも出血が続いている場合の治療方針

全身状態を確認し，多量の出血が持続し全身状態が悪い場合は，血管確保をしてから処置を行います．鼻出血が後鼻孔に回り，多量の血液を飲み込んだ場合は，嘔吐しやすいため極力血液を嚥下せずに，口から吐き出してもらうようにします．

まずは鼻翼の圧迫止血を行います．キシロカイン，エピネフリンのスプレーやガーゼを挿入し圧迫止血を行います．処置に対して協力を得にくい小児では，何もせず鼻翼を圧迫するだけでも有効です．安静を保つことが止血につながりますので，可能な限り小児にも説明し，言い聞かせて安静にすることが大事です．保護者の協力も不可欠であり，泣き止ませ，安心させ，処置をすることを納得させてもらいます．鼻翼の圧迫を保護者にしてもらうことも処置をスムーズに行う一手段です．

2. 化学焼灼・電気凝固

キーゼルバッハ部位から比較的多量の出血を反復しているような場合に行います．まず，鼻腔内にキシロカインとエピネフリンを浸したガーゼを挿入し，10～15分程度浸潤麻酔を

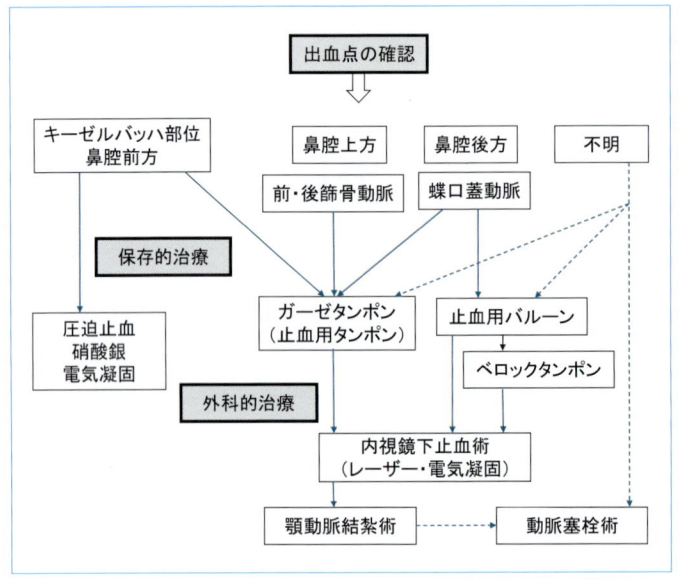

図 F-1　出血部位別の治療法
一般的な鼻出血に対する治療法のフローチャート．小児ではキーゼルバッハ部位からの出血が大部分を占め保存的治療法が選択される．

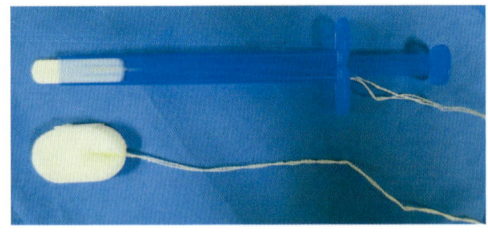

図 F-2
鼻出血用タンポン(ライノロケット®)
上：途中まで押し出しされたタンポン
下：吸水し膨隆したタンポン(エクスパンダセル®)

施行してから実施します．

　化学焼灼は硝酸銀などが用いられ，鼻粘膜にびらんを生じ，にじむような少量の出血に対して有効です．薬液を細い綿棒に浸して，出血部位の粘膜に塗布した後，綿棒で生食を塗布します．塗布した部分の粘膜は白色に変色します．薬品が皮膚に接触すると皮膚が変色してしまうため，注意深く実施する必要があります．

　電気凝固はバイポーラで施行します．出血したまま施行するのではなく，止血してから実施します．同定した出血部位の血管を挟むようにして周囲から徐々に電気凝固していきます．

3. ガーゼタンポン挿入

　エピネフリン使用による圧迫でも止血が困難な場合は，鼻出血止血用タンポンあるいは軟膏付ガーゼ挿入を考慮します．市販の鼻出血止血用タンポン(メロセル®など)，止血用タンポンがプラスチック製シリンジに入っていてそのまま鼻腔に挿入しやすい製品(ライノロケット®)などがあります(図 F-2)．少量の出血の場合は，局所止血剤(スポンゼル®)も有用です．

表 F-1　小児鼻出血の主な原因

局所的原因
　鼻内の損傷
　　・鼻こすり，鼻いじり，外傷
　鼻粘膜の炎症
　　・アレルギー性鼻炎，鼻副鼻腔炎
　鼻腔内疾患
　　・鼻腔異物，Osler病，血管腫，若年性鼻咽腔血管腫
　　・線維腫，横紋筋肉腫，悪性リンパ腫
全身的原因
　出血傾向
　　・特発性血小板減少性紫斑病，悪性腫瘍（白血病），再生不良性貧血
　　・血小板無力症，von Willebrand病，血友病，薬剤による出血傾向

(文献2より)

4. すでに止血している鼻出血への対応

　もともと低年齢の小児では，アレルギー性鼻炎や鼻副鼻腔炎の合併，感冒罹患時など鼻粘膜の機械的刺激により出血しやすくなり，一度破綻した血管が完全に治る前に刺激が加わると出血を繰り返します．鼻疾患に対する薬物療法などの保存的治療を行い，さらに鼻いじりなどは極力避けるように本人と保護者に指導します．

5. 家庭での応急処置

　鼻翼をしっかり圧迫して，座位または半座位でややうつむきの姿勢にして，のどに回る血液は飲み込まずに吐き出すように指示します．鼻根部を圧迫すると勘違いしている保護者も多いので，しっかり鼻翼を圧迫してもらうことが重要です．

II 鼻出血の原因と病態

1. 小児

　表F-1は小児の鼻出血の主な原因です[2]．多くは，アレルギー性鼻炎や鼻副鼻腔炎の合併，感冒罹患などにより鼻粘膜の炎症があり，そこに鼻こすりや鼻かみなどの刺激が加わることによる出血です．小児特有の原因として，鼻腔異物の残存による炎症などもあります．

　多量の出血を反復する場合は腫瘍性疾患も疑わなければなりません．鼻出血を主訴とする代表的な腫瘍性病変である上咽頭線維腫（若年性鼻咽腔血管線維腫）は10歳代の男児にみられるごく稀な疾患で，鼻閉などを伴っていることが多く，鼻腔ファイバーで確認されます．悪性リンパ腫が鼻腔に発生，浸潤した場合，鼻閉に伴い鼻出血を反復することもあります．

　血友病など，すでに診断されている血液凝固系疾患を合併している場合や，心疾患を合併し抗凝固薬を内服している場合は，必要に応じて小児科主治医に血液凝固因子製剤の使用や抗凝固薬の減量などを検討してもらいます．

2. 成　人

　小児と比較すると，炎症による鼻粘膜血管の損傷は少なく，悪性腫瘍（上顎癌，鼻腔悪性黒色腫など）からの出血，全身疾患に伴う出血が多くなります．高血圧，肝硬変などの全身疾患，循環器疾患に対する抗凝固薬，抗血栓薬の内服などが関与することがあります．

Ⅲ　小児の鼻出血の特徴

　成人の鼻出血では高血圧，肝硬変などの合併症を伴う場合，また腫瘍性病変からの出血などがありますが，小児ではごく稀です．外来診療では 20 歳以下の鼻出血例が多く，入院が必要となる症例は 30〜70 歳代が多いと報告されています[3]．入院が必要となるような鼻出血は，キーゼルバッハ部位以外のものが 7 割以上であったとも報告されており[3]，鼻出血の原因のほとんどがキーゼルバッハ部位からである小児では入院が必要となるようなことはほとんどありません．

　図 F-1 に提示したように止血方法で第一は出血部位の確認です．成人では基本ですが，小児では出血部位の確認が困難な例も多くなります．小児では指示が通らず，恐怖心のために泣き叫んだり暴れたりするために診察が難しいことがあります．さらに鼻腔が狭いために観察，鼻処置が困難です．幸い小児の鼻出血の大部分はキーゼルバッハ部位からの出血であり，止血処置は容易ですが，成人の鼻出血と同様の手順，手技で行おうとすると困難となることもあります．鼻腔内視鏡による出血部位の確認は有用な手段ですが，小児では鼻腔が狭く容易ではありません．さらに，内視鏡を施行しようとするだけで大泣き，大暴れとなることもあり，止血されていれば出血部位の同定ができなくてもそのままとするという選択肢もあると考えます．

（仲野敦子）

文　献

1) 川浦光弘：救急疾患への対応　鼻出血―止血治療までの流れ―．日耳鼻．108：1129-1134，2005．
2) 中村　哲ほか：鼻出血．五十嵐　隆編．88-90，小児科臨床ピクシス　耳・鼻・のど・いびき，中山書店，2011．
3) 佐々木　修ほか：入院治療を要した鼻出血例の統計的観察―重篤な鼻出血の背景因子―．耳鼻臨床．補 38：82-87，1990．

F. 鼻副鼻腔炎・嗅覚

Q.2 鼻アレルギーと喘息の関連を教えて下さい．ARIAとは何ですか？

回答

ARIA（allergic rhinitis and its impact on asthma）は国際的なアレルギー性鼻炎のガイドラインの基準と捉えられ，そのなかで「アレルギー性鼻炎は，高い頻度でみられる慢性の呼吸器疾患であり，単に鼻でのアレルギー疾患と捉えるのではなく，上気道から下気道まで関連性を有する気道アレルギー症候群として考えるべきである」といった概念が提唱されています．これは"one airway, one disease"あるいは"unified airway"などと呼ばれています．実際，アレルギー性鼻炎とアトピー型気管支喘息は，同一患者においてしばしば合併することが多くの疫学研究で示されていて，アレルギー性鼻炎と気管支喘息におけるアレルギー性炎症は，互いに増悪することが明らかになっています．つまり，上気道と下気道に生じたアレルギー疾患あるいは炎症性疾患を別々に分けるのではなく，それぞれの疾患が互いに影響を及ぼすことも考慮して治療にあたる必要があると考えられています．

解説

Ⅰ Allergic rhinitis and its impact on asthma（ARIA）について

2001年に各国のアレルギー研究者がallergic rhinitis and its impact on asthma（ARIA）[1]というコンセンサスレポートをまとめ，これを世界保健機関（WHO）が推奨するかたちで発表しました．欧米ではアレルギー性鼻炎の治療の中心は総合診療医（家庭医）であり，ARIAは喘息への影響という視点からアレルギー性鼻炎を捉えたかたちとなっています．その中で，"one airway, one disease"という概念が扱われていますが，アレルギー性鼻炎は，高い頻度でみられる慢性の呼吸器疾患であり，単に鼻でのアレルギー疾患と捉えるのではなく，上気道から下気道まで関連性を有する気道アレルギー症候群として考えるべきで，それぞれの疾患が互いに影響を及ぼすことも考慮して治療にあたる必要があることが強調されています．

Ⅱ 喘息とアレルギー性鼻炎に関する疫学調査

喘息患者にアレルギー性鼻炎が効率に合併することは広く知られています．2011年に発

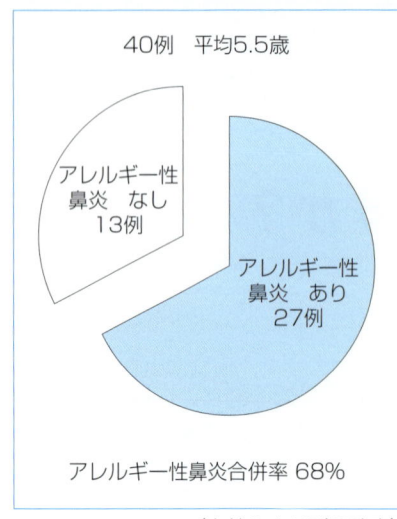

図 F-3
気管支喘息患児のアレルギー性鼻炎合併率
喘息患児の約7割がアレルギー性鼻炎を合併していた．
(文献3より引用改変)

表された SACRA サーベイ[2]では本邦の気管支喘息患者の鼻炎合併の実態について調査しており，解析症例 26,680 例の内 67.3％に鼻炎が合併すると報告されています．また鼻炎を合併する患者の喘息のコントロール状態が，合併しない患者に比較してリスクが高いということも明らかになっています．

また，アトピー素因を持った小児が成長とともに臓器を変えながら様々なアレルギー疾患を発症してゆく病態は"アレルギーマーチ"と呼ばれていますが，特にダニ抗原への曝露が大きく影響するアトピー型気管支喘息と通年性アレルギー性鼻炎は密接に関連しています．以前，著者らは小児アレルギー疾患とアレルギー性鼻炎の相互関連を調べるために，食物アレルギー，アトピー性皮膚炎，気管支喘息で千葉大学医学部附属病院小児科を受診した患児全員を対象として，アレルギー性鼻炎の発症を前向き試験で追跡調査しました[3]．少なくとも2年以上追跡可能であった症例を解析対象としました．初診時，気管支喘息発症していたのは40例（平均5.5歳）でしたが，そのうち68％（27例）がアレルギー性鼻炎を既に合併していました（図 F-3）．また，耳鼻咽喉科初診時に気管支喘息の発症がなく，食物アレルギー，あるいはアトピー性皮膚炎で通院していた60例（平均3.2歳）を少なくとも2年以上，平均3.5年追跡したところ，経過中に喘息を発症したのは12例でした．その12例のうちアレルギー性鼻炎の発症が先行していたのは83％（10例）であり，気管支喘息発症の危険因子としてアレルギー性鼻炎の存在が大きいことが示唆されました（図 F-4）．

III 上気道／下気道におけるアレルギー炎症の相互関連

鼻腔には吸った空気を加温／加湿するという重要な働きがあります．アレルギー性鼻炎などで鼻閉が引き起こされ，口呼吸が顕著になった場合は吸気の十分な加温／加湿ができず，下気道で気道収縮が引き起こされることがあります．

また，鼻粘膜アレルゲン誘発試験は，気管支の炎症を引き起こしうることが報告されています[4]．気管支喘息を合併している季節性アレルギー性鼻炎患者9例を対象に，鼻粘膜

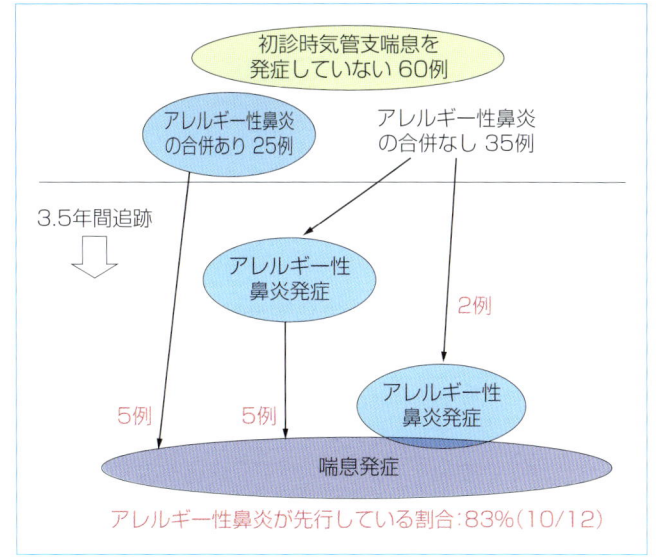

図 F-4
気管支喘息発症とアレルギー性鼻炎の関連
喘息発症症例のうち，約 8 割でアレルギー性鼻炎が先行していた．

(文献 3 より引用改変)

にアレルゲンの誘発を行ったところ，下気道のメサコリンに対する反応性が上昇し 1 秒率が減少していました．また，喀痰中の好酸球数，好酸球カチオン性タンパク質（eosinophil cationic protein；ECP）濃度は誘発試験後に有意に上昇し，これらの上昇と肺機能の低下は関連していました．また一方で，気管支内アレルゲン誘発テストが鼻および肺に炎症反応を引き起こすことも報告されています[5]．気管支喘息を合併しない季節性アレルギー性鼻炎群 8 例とアレルギー疾患を持たないコントロール群 8 例を対象として，気管支内でアレルゲン誘発を行い，24 時間後の症状とそれぞれの組織の炎症細胞の浸潤について調べたところでは，アレルギー性鼻炎群では 24 時間後に鼻と気管支の症状が誘発され，さらに鼻では最高吸気流量の低下，肺では 1 秒量の低下といった機能の低下も引き起こされていました．また組織の検討では 24 時間後に誘発部位の気管支粘膜，血液および鼻粘膜において好酸球数が増加していました．

Ⅳ スギ花粉症は気管支喘息に影響するか

スギ花粉の大きさは 20〜40 μm 程度で，この大きさの粒子であれば鼻腔で吸着されてしまうため，気管支へ直接花粉が入り込むことはありません．スギ花粉自体が気管支でアレルギー反応を起こして，気管支喘息を発症するということは基本的にはないと考えられます．これは 10 μm 以下で容易に気管支に到達して，直接気管支にアレルギー反応を引き起こすダニ抗原とは大きく異なります．しかし，花粉症と喘息を両方持っている患者では，花粉症の鼻症状によって喘息が悪化する可能性もあります．スギ花粉症は鼻粘膜の局所で引き起こされる I 型アレルギー疾患ですが，実はアレルギー炎症は鼻粘膜にとどまらず全身に影響を与えます．鼻粘膜局所で産生されたメディエーターやサイトカインが多臓器に作用し，全身性に好酸球をはじめとした炎症細胞の増加をもたらすとも考えられます．アレルギー性鼻炎を合併している気管支喘息の患者 4,944 例を対象に調べたところ，喘息の

治療のみ行っていた群に比べて，アレルギー性鼻炎の治療も行っていた群のほうが有意に喘息発作による救急外来受診が少なかったとも報告されています[6]．喘息を持っている患者については，鼻症状が気管支の過敏性の増大や，喘息の発作を誘導する可能性があり，花粉症やアレルギー性鼻炎にもしっかりとした対応が求められます．

（米倉修二・岡本美孝）

文　献

1) Bousquet J, et al : Aria workshop group : World health organization. Allergic rhinitis and its impact on asthma. J Allergy Clin Immunol. 108 (5 Suppl)：147-334, 2001.
2) Ohta K, et al : Prevalence and impact of rhinitis in asthma. SACRA, a cross-sectional nation-wide study in Japan. Allergy. 66：1287-1295, 2011.
3) Yonekura S, et al : The onset of allergic rhinitis in Japanese atopic children : a preliminary prospective study. Acta Otolaryngol. 132：981-987, 2012.
4) Bonay M, et al : Changes in airway inflammation following nasal allergic challenge in patients with seasonal rhinitis. Allergy. 61：111-118, 2006.
5) Braunstahl GJ, et al : Segmental bronchial provocation induces nasal inflammation in allergic rhinitis patients. Am J Respir Crit Care Med. 161：2051-2057, 2000.
6) Crystal-Peters J, et al : Treating allergic rhinitis in patients with comorbid asthma : the risk of asthma-related hospitalizations and emergency department visits. J Allergy Clin Immunol. 109：57-62, 2002.

F. 鼻副鼻腔炎・嗅覚

Q.3 副鼻腔は何歳頃からできるのですか？

回答

副鼻腔（上顎洞，篩骨洞，前頭洞，蝶形骨洞）の発育（表 F-2）は個体差が大きく，特に前頭洞の発育は成人でもそのサイズは大きな差があります．上顎洞は副鼻腔のうち最初に発育するといわれています．

単純 X 線写真では乳幼児期の副鼻腔は小さく，これのみでの副鼻腔陰影の診断は非常に困難です．CT 画像を用いた最近の研究では上顎洞，篩骨洞の場合，それぞれ生後 0 か月で 30％，40％の症例で含気が確認でき，前頭洞は 3 歳以降より，蝶形骨洞は 4 歳以降より含気が確認できると報告されています[1]．

- 上顎洞：出生後から認められ，1〜4 歳の間に外側発育し 4〜6 歳頃までに下方へ発育，10 歳代後半にほぼ完成します．
- 篩骨洞：出生時にはすでに蜂巣を形成していて 2 歳頃に細かい骨壁が形成されます．その後発育を続け 14 歳頃までに完成します．
- 前頭洞：生後 3 歳以降に含気が確認できます．17〜20 歳頃までにほとんど成人の大きさに達するといわれています．
- 蝶形骨洞：早ければ 1 歳以降，多くは 4 歳頃から含気を確認できるようになります．その後は急速に拡大し，個人差，左右差の大きい不規則な形になります．

解説

副鼻腔は上顎洞，篩骨洞，前頭洞，蝶形骨洞で構成されています（図 F-5）．

上顎洞，前部篩骨洞，前頭洞の副鼻腔の鼻腔への開口部はいずれも中鼻道となっており，この開口部付近の鼻道は中鼻道自然口ルート（osteomeatal complex）と呼ばれています[2]．これに対して後部篩骨洞は上鼻道に，蝶形骨洞は上鼻甲介後方の蝶篩陥凹に開口し，発生学的には異なっています．

I 上顎洞の発育

出生時の上顎洞は前後径が 7〜8 mm 程度の小豆大であり，ほぼ球状です．鼻腔側壁で下鼻甲介のすぐ外側に位置しています．1〜4 歳の間に外側に急速に発育し，4〜6 歳頃までに顎骨の発育および歯の発育，萌出とともに下方へ発育します．7 歳頃には下鼻道の中ほど

表 F-2　出生時からの副鼻腔の発達過程

	上顎洞	篩骨洞	前頭洞	蝶形骨洞
新生児	すでに認められる	すでに認められる	明らかでない	明らかでない
1〜2歳	↓	↓		
3〜4歳	急速に発育		含気が始まる	含気が始まる
5〜6歳			↓	
10歳			徐々に発育	
15歳		完成	↓ 急速に発育	
10歳代後半	完成		完成	

前頭洞，蝶形骨洞は個人差が大きい．

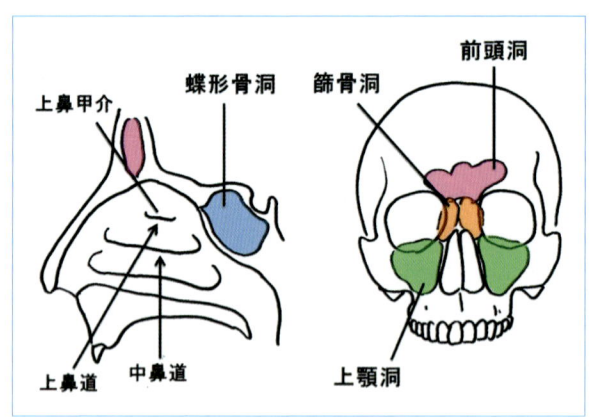

図 F-5　副鼻腔の解剖
左は頭蓋を正中で切断したところ．右は前方から見た図である．

の高さになり，12歳頃に鼻腔底の高さになります．その後，10歳代後半にほぼ完成するといわれています[3]（図 F-6）．したがって，上顎洞が完成する以前に上顎洞骨を削開するような手術は顔面の変形をきたす恐れがあるため避けるべきです．

II　篩骨蜂巣の発育

　篩骨蜂巣の発育は比較的早く篩骨洞は，胎生第16週で鼻腔側壁からの粘膜の陥凹として明瞭に認められます．出生時にはすでに蜂巣を形成していて生後1年を経過して徐々に大きくなり，2歳頃に細かい骨壁が形成されます．さらに3歳頃にはさらに増大し，個々の骨胞が発育して篩骨洞の形態が明確になってきます．その後，ほぼ14歳頃までに発育は止まります[3]．

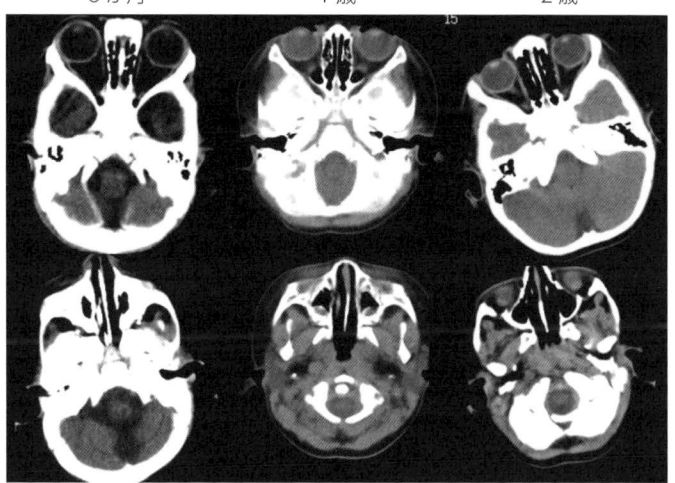

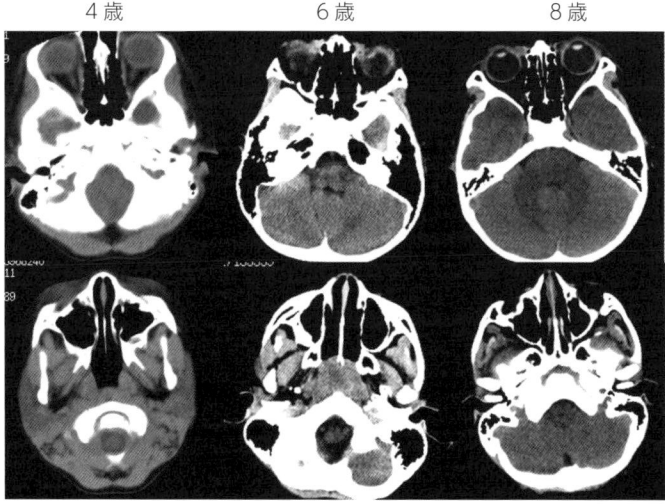

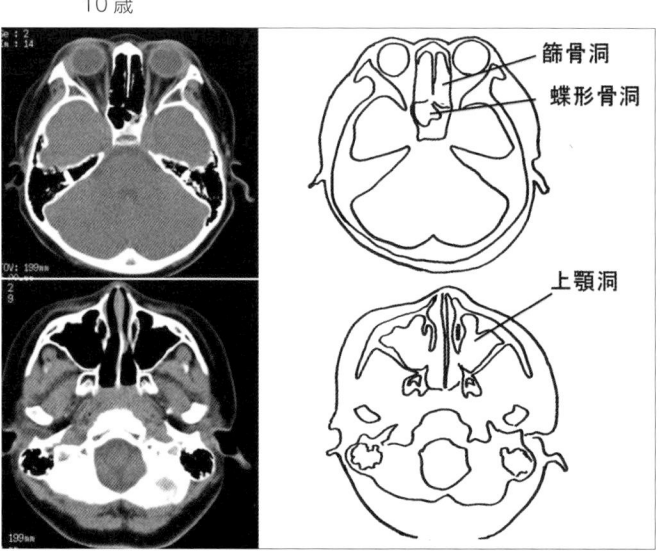

図 F-6 各年代の副鼻腔 CT（眼球レベルおよび上顎洞が最大となるスライス）
上顎洞，篩骨洞は新生児期から存在する．

Ⅲ 前頭洞の発育

　前頭洞の発達は他の副鼻腔と比較すると遅く，出生時には明らかではありません．前頭洞の原基は，胎生第4か月頃の初めに中鼻道の前上方端の窪みである鼻前頭陥凹から発生しますが，胎生期間中は小さな陥凹であるに過ぎません[4]．その後，前頭洞の原基は生後1歳頃までに肉眼的に観察可能な大きさにまで発育し，17〜20歳頃までにほとんど成人の大きさに達するといわれています[3]．前頭洞の発育は個人差，左右差が大きく，発育が非常に良いものからほとんど発育がみられないものまで様々です．

Ⅳ 蝶形骨洞の発育

　蝶形骨洞も前頭洞と同様，出生時には空洞を認めません．蝶形骨洞は，胎生第4か月頃に鼻腔を取り囲む鼻嚢の後上方が膨隆拡大して，そのまま蝶形骨体部に陥凹し，原基となります．早ければ1歳以降，多くは4歳頃から含気を確認できるようになります．その後は急速に拡大し，個人差，左右差の大きい不規則な形になります．

Ⅴ 副鼻腔の画像診断はCT検査が望ましい

　乳幼児の副鼻腔は未発達であるため，画像診断，特に単純X線による副鼻腔陰影の診断は困難です．

　急性鼻副鼻腔炎診療ガイドラインでは小児急性鼻副鼻腔炎の診断に単純X線検査は診断能が低く，特に6歳以下では補助診断に過ぎません．急性鼻副鼻腔炎診療ガイドラインでは鼻内所見の評価を優先することが勧められています[5]．

（戸川彰久）

文　献

1) 宮坂実木子：画像診断における成育の診方．成長発達を考慮した小児頭頸部画像診断．小児耳．26(1)：73-81，2005．
2) 平川勝洋：副鼻腔の形態と機能．耳喉頭頸．77(11)：799-804，2005．
3) 大倉　崇：副鼻腔発育の年齢的推移について（断層レ線写真上の検討）．耳展．27(補2)，115-138，1984．
4) 夜陣紘治ほか：発生．野村恭也ほか編．3-16，CLIENT 21 No.12 鼻，中山書店，2000．
5) 日本鼻科学会編：急性鼻副鼻腔炎診療ガイドライン2010年版．日鼻科会誌．49(2)：143-247，2010．

F．鼻副鼻腔炎・嗅覚

Q.4 鼻や副鼻腔はどのような働きをしているのですか？

回答
気道の入り口としての役割以外に，冷たく乾いた吸気を加温・加湿する作用や粘液線毛機能やくしゃみ反射などにより気道に入った異物の排泄・除去の働きがあります．さらに局所の粘膜免疫による生体防御，嗅覚，音声の共鳴などの働きがあります．
副鼻腔は嗅覚上皮へ吸気流やバランス保持のための頭部の軽量化，音声共鳴，鼻汁分泌などに関係していると考えられています．

解説

Ⅰ 加温・加湿作用

鼻腔は吸気の入り口として加温・加湿の役割を担い，下気道のガス交換を合目的に行えるように調節しています．鼻腔の表面積は約160〜180 cm^{2}とその容積に比べて非常に広くなっています[1]．この広い粘膜の表面を吸気が通過することにより冷たく乾いた埃の多い空気も暖かく湿ってきれいな空気になります．

安静吸気時には23℃，相対湿度45％の外気でも，−10℃，相対湿度50％の大気環境下でも，肺胞のガス交換に必須な37℃かつ比湿100％の状態をつくり出すことができます．しかし口呼吸では，吸気の加温効果は半減するといわれています[2]．鼻粘膜上皮内には杯細胞と呼ばれる分泌細胞が存在しており，その分布は成人の下鼻甲介で約8,000〜11,000/mm^{2}あります[3]．また粘膜下固有層には豊富な鼻腺の分布がみられ，杯細胞や腺細胞からは粘液が絶え間なく産生されます．この粘液は鼻粘膜上皮の表面を覆っており，鼻腔の加湿作用に関与するばかりでなく，粘液線毛機能にも重要な役割を果たしています．なお，副鼻腔粘膜の杯細胞は約5,900〜9,700/mm^2，腺の分布は上顎洞粘膜で0.09〜0.32/mm^2[4]であり，副鼻腔における腺の分布は，鼻腔に比べるとその数は少ないといわれています．

Ⅱ 生体を守るための防御機能

鼻腔は様々な病原微生物やアレルゲンの侵入門戸であり，これらの外来刺激から生体を

守るために主に2つの防御機能が備わっています．

1. 物理的排除

　鼻腔に侵入した大きな塵埃は鼻毛によりとらえられます．また鼻内への異物の侵入は鼻粘膜の三叉神経の知覚終末を刺激して，くしゃみ，鼻汁，鼻粘膜腫脹，声門閉鎖を引き起こし，下気道への異物の侵入を防ぐ防御反射として働いています．さらに小さい埃は線毛機能により除かれます．吸気に含まれる塵埃は直径が15μm以上であれば鼻腔ですべて除去できますが，1μm以下では除去率は5％以内です．鼻粘膜上皮は呼吸上皮で覆われ，表面を粘液層が覆っています．粘液層は呼吸上皮の線毛運動によって鼻腔後方へと搬送され，粘液層に吸着された塵埃やガスの浄化に役立ちます．鼻咽腔へ落ちた異物は嚥下により消化管に排泄され処理されます．

　副鼻腔粘膜にも同様な粘液層があり，その運動は副鼻腔の自然口へと向かいます[5]．

2. 局所免疫

　鼻粘膜局所で産生される分泌型IgAを中心とする特異的生体防御機能です．鼻汁中の免疫グロブリンの約60％がIgAであり，中和作用や凝集作用によって細菌などが上皮表面に付着するのを防いでいます．

Ⅲ 嗅　覚

　鼻の最も重要な役割の1つとして嗅覚があります．嗅覚器は鼻腔の最背側，最上部の嗅裂といわれる小さな領域に局在し（図F-7），3種類の細胞，すなわち嗅細胞，支持細胞，基底細胞からなっています．嗅細胞は粘膜表面に向かって1本の樹状突起を伸ばし，粘膜深層へは軸索を伸ばします．樹状突起の先端表面からは数十本の嗅線毛（olfactory cilia）が生え，粘膜表面に漂っています．一方，無髄の軸索は基底膜を貫いた後，集まって約20本の嗅神経となり，篩骨篩板を通って嗅球へと達します．嗅細胞は胎生期のみならず生後も生涯にわたり再生を繰り返すという他の神経細胞にはない特徴があります[6]．においを感じる過程は，におい分子が受容蛋白に結合することによって開始され，そこでの情報が嗅細

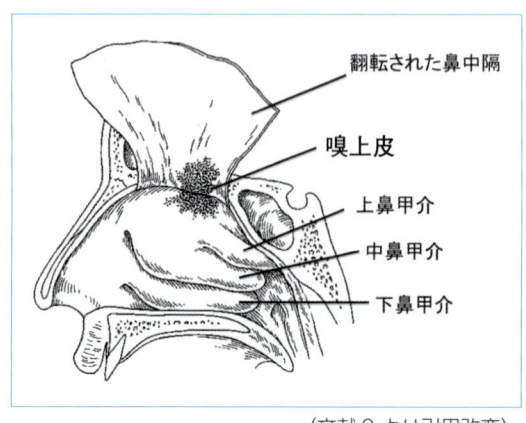

図F-7
右鼻腔内における嗅上皮の位置
鼻中隔を基底部で切断して上方に翻転している．

（文献9より引用改変）

胞で電気的なシグナルに変換された後，嗅糸を通じて第 1 次嗅覚中枢である嗅球に送られます．その後，第 2 次嗅覚野と呼ばれている嗅皮質へと送られ，脳内で嗅覚情報処理が行われます[7]．

　一つのにおい物質は何種類もの嗅覚受容体を刺激することができ，逆に 1 つの嗅覚受容体は何種類ものにおい物質に反応します．におい物質は濃度によって反応する嗅覚受容体が異なり，一般に濃度が増すほど刺激される受容体の種類が増えます[6]．糞臭のインドールを希釈するとジャスミンの芳香がするのはこのためです．

Ⅳ 音声共鳴

　言葉の発声において軟口蓋の挙上などによる鼻咽腔の開放度によって，鼻腔共鳴の程度を変化させることが知られています．この程度が強いものが鼻声で，閉鼻声と開鼻声があります．閉鼻声はいわゆる鼻づまりの声であり，鼻腔の通気障害のため［m］，［n］などの鼻音の発生時に鼻からの呼気がないため鼻腔共鳴が減弱あるいは消失した状態です．閉鼻声は軟口蓋麻痺や口蓋裂などにより鼻咽腔閉鎖が不十分な場合に起こり，鼻に抜けた声，鼻にかかった声になります．

　副鼻腔も音声共鳴に関与するといわれていますが，鼻腔共鳴に及ぼす影響はまだよくわかっていません[8]．

（戸川彰久）

文　献

1) 平川勝洋ほか：副鼻腔の形態と機能．耳喉頭頸．77(11)：799-804，2005.
2) 池田勝久：下気道の生体防御機構としての上気道機能の役割．THE LUNG perspectives．11(4)：420-424，2003.
3) 間島雄一ほか：呼吸器科医師のための鼻腔・副鼻腔の病態生理と慢性副鼻腔炎 生体防御における鼻腔・副鼻腔の役割．日本胸部臨床．55(増)：S11-S19，1996.
4) Tos M：Goblet cells and glands in the nose and paranasal sinuses．In；Proctor DF, et al．99-144，The nose：upper airway physiology and the atmospheric environment，Elsevier Biomedical Press，New York，1982.
5) 切替一郎：鼻腔の生理．野村恭也監，加我君孝編．256-261，新耳鼻咽喉科学　改訂 11 版，南山堂，2013.
6) 土井清司ほか：嗅覚器の形態と機能．耳喉頭頸．77(3)：199-205，2005.
7) 井之口　昭：嗅覚．野村恭也ほか編．46-57，CLIENT No. 12 鼻，中山書店，2000.
8) 廣瀬　肇：鼻声概論．JOHNS．17(8)：1081-1084，2001.
9) 切替一郎：鼻腔・副鼻腔の組織．野村恭也監，加我君孝編．252-256，新耳鼻咽喉科学　改訂 11 版，南山堂，2013.

F. 鼻副鼻腔炎・嗅覚

Q.5 鼻づまりはなぜ起こるのですか？

回答

鼻の入口から鼻腔，のどまでの間の呼吸路に支障があると鼻づまりとなります．子どもは鼻づまりを訴えられないので，いつも口を開けて息をしている（口呼吸），鼻息が荒い，夜間のいびき，睡眠時無呼吸，哺乳不良などの様子から保護者が気づくことが必要です．

鼻づまりの原因で最も多いのは，感冒による急性鼻炎，鼻副鼻腔炎です．長期に続く場合は慢性鼻副鼻腔炎，鼻アレルギー，鼻中隔弯曲症，アデノイドが原因になります．

異臭がする鼻漏を伴う一側性の鼻づまりでは鼻腔異物を疑います．

新生児期に起こる鼻閉は後鼻孔閉鎖症，狭鼻症が原因のことがあり，乳幼児期の鼻呼吸障害は重篤な呼吸障害を引き起こすため，迅速な診断と手術的加療が必要となります．

解説

I 鼻呼吸について

鼻呼吸は鼻の入口（外鼻孔），鼻腔，のど，喉頭，肺の経路で呼吸することで，鼻づまりは上記経路のうち，外鼻孔，鼻腔，のどまでの間の鼻呼吸に支障があると起こります．口蓋扁桃肥大も口呼吸の原因となります．

成人では鼻づまりという感覚はかなり主観的なもので，その感じ方には個人差があり，鼻茸や鼻中隔弯曲症を認めても鼻閉感を訴えない場合もある一方で，軽度の鼻中隔弯曲でも鼻閉感を繰り返し訴える患者もみられます．

子どもは鼻づまりを訴えることは少なく，口呼吸，鼻息が荒い，夜間のいびき，睡眠時無呼吸，哺乳不良などから保護者が気づくことが必要です．鼻づまりが慢性に続いて口呼吸が習慣となっていれば，本人は困ることは少ないものです．

いつも口で呼吸している子どもを見ている保護者自身がその問題点に気づいていないこともあるため診察時に聞き出します．

鼻呼吸の役割は呼吸のリズムを整え，吸気の加温・加湿，細菌やウイルス，有害物質から下気道を防御する働きです．

口呼吸が長引くと歯列・咬合異常がみられ，開口によって鼻唇溝の消失，上顎・下顎の幅が狭く面長のアデノイド顔貌といわれる特徴的な顔面形態となります．鼻呼吸が本来の生理的呼吸方法であり，口呼吸による弊害は大きいので，保護者に対して，鼻呼吸の重要性について啓発が必要です．

表 F-3　鼻づまりの検査

前鼻鏡検査
後鼻鏡検査
内視鏡
単純 X 線
CT，MRI
鼻腔通気度検査
音響鼻腔通気度検査
鼻息鏡

II　鼻づまりの検査（表 F-3，図 F-8）

最も一般的なものは前鼻鏡検査で，鼻腔，鼻甲介の腫脹，鼻汁の性状などを観察します．前鼻鏡で閉塞所見がない場合や鼻づまりが長引く場合は，細径の内視鏡で左右の鼻腔，鼻咽腔，のどを確認します．小児の鼻づまりは鼻腔だけではなく，アデノイドや口蓋扁桃の大きさも影響することを考慮します．

画像検査は単純 X 線検査（Waters 法，咽頭側面），奇形や腫瘍，ポリープが疑われる場合は CT，MRI を行います．

鼻づまりの客観的評価として鼻腔通気度検査と近年は音波を鼻腔内に入射し断面積を計測する音響鼻腔計測法（acoustic rhinometry）が小児にも応用されます[1]．

III　鼻づまりの原因

鼻づまりの原因として表 F-4 の疾患が挙げられます．

1．急性鼻炎，急性鼻副鼻腔炎

最も多くみられるのは，感冒による急性鼻炎，鼻副鼻腔炎です．

幼小児期は特に上気道感染（ウイルスによる感冒）を反復しやすく，引き続き鼻副鼻腔炎を起こしやすいです．鼻粘膜の腫脹や鼻汁が増加して副鼻腔自然孔が閉塞してくると，副鼻腔が閉鎖腔となり粘液などの貯留液を生じます．ライノウイルス，パラインフルエンザ

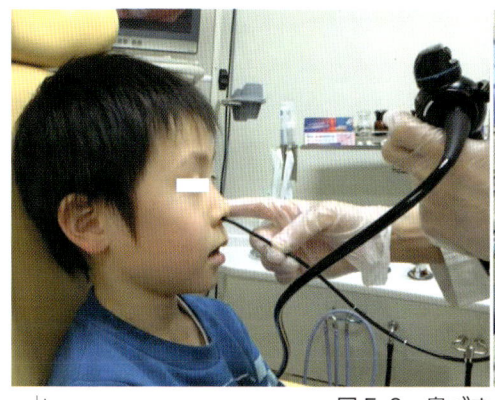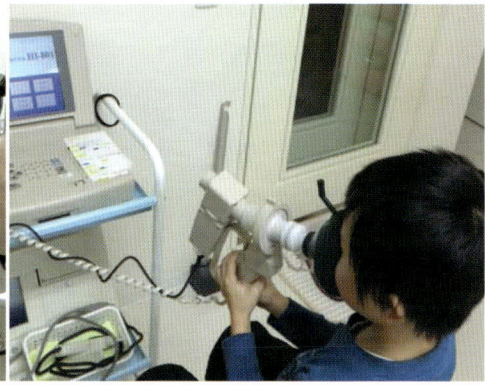

a｜b　　図 F-8　鼻づまりの検査の様子
　　　　　a：鼻咽腔内視鏡検査
　　　　　b：鼻腔通気度検査

表F-4 鼻づまりを起こす疾患

鼻腔の狭窄	急性鼻炎，慢性鼻炎，鼻副鼻腔炎，アレルギー性鼻炎，鼻中隔弯曲症 鼻茸，上顎洞性後鼻孔ポリープ 鼻腔腫瘍(血管腫，血管線維腫，奇形腫，頭蓋咽頭腫，横紋筋肉腫など) 鼻腔異物 狭鼻症
後鼻孔	後鼻孔閉鎖
鼻咽腔の狭窄	アデノイド肥大 鼻咽腔腫瘍，鼻咽腔線維腫 口蓋裂・軟口蓋閉鎖不全の咽頭弁形成術後

感冒による急性鼻炎，鼻副鼻腔炎が最も多い．慢性に続く場合は慢性鼻副鼻腔炎，鼻アレルギー，鼻中隔弯曲症がある．アデノイド(咽頭扁桃)肥大は3～5歳の小児の鼻閉の原因として多くみられる．

ウイルス，インフルエンザウイルスなどのウイルス感染が発端となりますが，数日後には細菌感染に移行する場合が多いです．主要原因菌はインフルエンザ菌，肺炎球菌の2菌種で，モラクセラ・カタラーリスが次いで検出されます．感冒罹患後1週間以上鼻づまり，鼻汁が続いているときは急性鼻副鼻腔炎と診断して適切な抗菌療法が必要となります．

慢性に続く場合は慢性鼻副鼻腔炎，アレルギー性鼻炎，鼻中隔弯曲症，アデノイドが原因になります．

2. アレルギー性鼻炎

小児のアレルギー性鼻炎は有病率の増加と低年齢化が指摘されています．アレルギー児では3歳以上で半数以上がダニおよびスギへの感作を示し，非アレルギー児においても思春期には約半数でこれらの感作がみられます[2]．幼小児期のアレルギー性鼻炎は感染性の鼻炎との鑑別がつきにくいので抗原特異的IgEの検査と詳細な問診が必要です．

鼻中隔弯曲症は乳児で15%，15歳で70%にみられるとされます[3]．小児では顎顔面の成長の過程にあるため，鼻中隔矯正術の適応にはなりません．

アデノイド(咽頭扁桃)肥大も3～5歳の小児の鼻閉の原因として多くみられます．単純X線(咽頭側面)や内視鏡で後鼻腔の閉鎖の程度をみます．

3. 子どもに多い鼻腔内異物

異臭がする鼻漏を伴う一側性の鼻づまりでは鼻腔内異物を疑います．小児では明らかな異物挿入のエピソードがなくとも異物が疑われます．上顎洞性後鼻孔ポリープも一側性鼻づまりの原因となります．前鼻鏡検査ではわからないことが多く，血管収縮薬のスプレーなどで鼻処置を行い鼻粘膜の腫脹をとり，鼻汁を吸引したあと内視鏡で観察します．異物やポリープなどは手術治療が必要になることがあります．

稀に腫瘍による鼻づまりもみられます．血管腫や血管線維腫，奇形腫，嗅神経芽細胞腫，横紋筋肉腫など小児に特有の腫瘍があり，CTやMRIでの評価が必要です．

4. 出生直後・乳児期の鼻閉，呼吸障害

先天性後鼻孔閉鎖症や狭鼻症を疑います．両側の先天性後鼻孔閉鎖症では生直後よりチ

アノーゼ，呼吸困難になり，両側鼻腔よりネラトンチューブ挿入が不可能ですが，一側性の閉鎖ではすぐに鼻づまりがでないことがあります．他の顎顔面奇形の合併を認めることも多くみられます．細径内視鏡やCTで閉塞部位を確認します．

（新谷朋子）

文　献

1) Miyamoto Y, et al：Measurement of nasal patency by acoustic rhinometry in Japanese school children. Auris Nasus Larynx. 36(4)：406-410, 2009.
2) Masuda S, et al：High prevalence and young onset of allergic rhinitis in children with bronchial asthma. Pediatr Allergy Immuno. 19：517-522, 2008.
3) 吉田重弘：鼻中隔弯曲症の発生時期に関する研究．日耳鼻．63：131-142，1960.

F．鼻副鼻腔炎・嗅覚

Q.6 鼻呼吸と口呼吸の割合はどうなっていますか？

回答　検診などの調査では 15〜27％の小児は口呼吸をしています．

夜間はいつも口を開けている小児は約 10％，時々口を開けている小児は 10％くらいといわれており，小学校 5，6 年生では少しずつ増えています．

本来人間の生理的な呼吸様式は鼻呼吸です．

口を開けて呼吸してしまう原因としてはアレルギー性鼻炎や鼻副鼻腔炎による鼻づまりのほかに，年少児ではアデノイドによる鼻づまりがあります．また，鼻づまりがなくても咬合不全による開口，習慣的な口呼吸の場合もあります．

鼻腔には加湿，加温，下気道の防塵機能，音の共鳴，嗅覚などの機能があります．口呼吸の継続によって，二次性の上気道症状として咽頭痛，鼻汁過多，中耳炎，嗅覚障害，いびき，無呼吸，高次機能への影響として頭痛，日中の眠気，疲労感，鼻性注意不能症，学力低下，発育への影響として哺乳障害，アデノイド顔貌，咬合障害などを引き起こすことが知られていますので，口呼吸ではなく鼻呼吸を行えるようにすることが大事です．

解説

Ⅰ　鼻呼吸と口呼吸

本来人間の生理的な呼吸様式は鼻呼吸です．

鼻腔には加湿，加温，下気道の防塵機能（有害物質や微生物の除去），音の共鳴，嗅覚などの機能があり，肺に入る空気を調節，呼吸抵抗による呼吸リズムなどを司っています．

口呼吸になる要因として，鼻づまりが最も多く，その他には上顎の形態，習慣性口呼吸の場合があります．幼児期の鼻づまりの原因は感冒やアレルギー性鼻炎，鼻副鼻腔炎，後鼻孔ポリープ，などの鼻腔が原因の場合と，鼻咽腔ではアデノイド，先天性疾患には狭鼻症，後鼻孔閉鎖，稀には鼻腔腫瘍などがあります．

Ⅱ　新生児の呼吸形態

すべての肺呼吸動物は鼻呼吸をしていて，口呼吸だけで生活ができるのは 1 歳以上の人

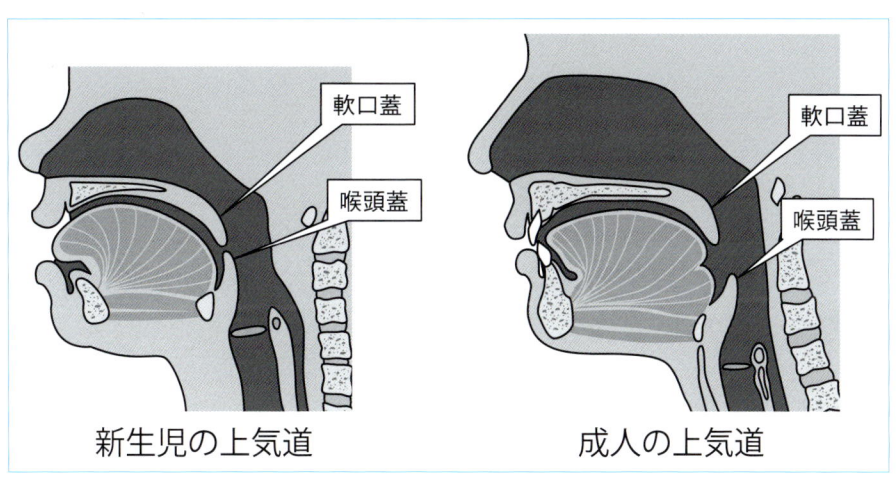

図 F-9　上気道側面図
新生児は喉頭の位置が高く舌は上方に位置して，喉頭蓋は軟口蓋に接しやすくなっている．

間だけといわれています．新生児は口呼吸は苦手ですが，鼻呼吸が障害されれば，軟口蓋が挙上してのどが開き，口呼吸に移行することができることが証明されており，新生児期は強制的鼻呼吸ではなく優先的鼻呼吸を行っていると考えられています[1]．

図 F-9 に新生児と成人の側面断面図を示します．

解剖学的にみると，生後1年は喉頭の位置が高く舌は上方に位置して，喉頭蓋は軟口蓋に接しやすくなっています．このため乳幼児の吸啜は下顎と舌の協調運動によって行われ，喉頭は上方に移動し喉頭蓋は気道をふさがず哺乳できます．誤嚥しづらく鼻呼吸しやすい反面，のどが容易に閉塞しやすく，口呼吸では有効な換気が得られず，鼻閉によって呼吸障害を呈しやすくなっています．

喉頭蓋が下垂しはじめる生後半年後までは特に鼻の通気性を保つことは重要です．

Ⅲ　幼児の口呼吸の原因は？

1歳以降の幼児においても鼻呼吸の維持は重要です．

鼻づまりが続き正常な呼吸が障害されると，二次性の上気道症状として咽頭痛，鼻汁過多，中耳炎，嗅覚障害，いびき，無呼吸などが出現し，高次機能への影響として頭痛，日中の眠気，疲労感，鼻性注意不能症，学力低下などが現れ，発育への影響として哺乳障害，アデノイド顔貌，咬合障害などを引き起こすことが知られています．

長期にアデノイド，鼻閉が続くと口呼吸を誘導し，このとき開口によって下顎と舌骨が後方へ移動し，その結果舌根が沈下しのどが狭窄し，睡眠時の呼吸障害をきたしやすくなります．

2〜9歳までの睡眠呼吸障害の小児と正常群の顔面側面X線像を比較したところ，睡眠呼吸障害の群では全年齢において下顎骨の後退と舌骨の低位が認められ，5歳以上の群では上顎の劣成長（上下方への成長が不良）が認められました．このことから顎顔面の遺伝的要因が小児の睡眠呼吸障害の原因となる一方で，呼吸障害による呼吸努力や口呼吸の習慣

が後天的に上顎と下顎の劣成長を引き起こしていることが考えられました[2].

　顎顔面の劣成長はアデノイド切除や口蓋扁桃摘出術によって正常化がみられており[3], 早期に正常呼吸様式, すなわち鼻呼吸を行わせる治療的介入を行うことで, 成人睡眠呼吸障害の原因となりうる顎顔面形態の特徴を小児期のうちに予防できる可能性が示唆されます[4].

　小児においては鼻閉, 睡眠呼吸障害, 顎顔面形態異常は密接に関与し, さらに成長, 発達に大きな影響を及ぼしているため早期の治療介入, すなわち口呼吸の悪影響について保護者に説明し, 鼻呼吸を習慣化することが大事です.

Ⅳ　口呼吸の割合は？

　小児の口呼吸をしている割合についての報告は多くありませんが, 小久江らが保育園児206名へ行った調査では27.1%(56名)が日中よく口をあけており, 51.4%(106名)が口を開けて寝ることがあると回答しています[5].

　Humphreys らが2〜5歳の幼児の保護者1,033名に行った問診では21%(220名)の幼児が口呼吸をしていました[6].

　開口に関して石田らは5歳児(142名), 6歳児(125名)において, 常時開口の割合はそれぞれ15%, 16%であったと報告しています[7].

　Laganà らが7〜15歳, 2,617名に調査を行った結果では, 口呼吸をしているのは23.2%(607名)で, そのうち男児は24.6%(309名/男児数1,257名), 女児21.9%(298名/女児数1,360名)でした[8].

　工藤ら[9]は, 学校保健の立場から睡眠中の口呼吸について全国21の小学校で, 1年生835名, 5年生703名, 6年生168名の計1,764名(学年不明58名)の保護者に対してアンケートを行ったところ,「寝ているときに時々口を開けて寝ている」,「いつも口を開けて寝ている」と回答したのはそれぞれ, 1年生が48.8%, 10.1%, 5年生が53.4%, 12.9%, 6年生が50.0%, 13.3%でした. さらに鼻づまりについて,「よく鼻がつまる」と回答したのは, 1年生が26.7%, 5年生が32.8%, 6年生が33.1%と, 学年を追うごとに少しずつ増加していました.

　年齢の増加に伴い口呼吸の大きな要因である鼻づまりが増え, 口を開けている割合が大きくなったことは, 近年のアレルギー疾患の低年齢化と増加, 年長になるに従いアレルギー性鼻炎が増加することとの関連もうかがわれました.

　しかし, 小久江らは口呼吸を行う児においても71.7%の小児は1分以上, 上口唇閉鎖可能であると回答していることから, 鼻呼吸が可能なときにも習慣性に口呼吸を行っている小児の割合も高いと思われます[5].

Ⅴ　鼻呼吸が大切です

　小児は鼻づまりを訴えないうえに, 鼻閉が慢性に続き口呼吸が習慣となっていれば, 本人は鼻づまりで困ることはあまりありません.

　しかし, 鼻呼吸が本来の呼吸形態であり, 口呼吸では鼻のもつ加温, 加湿, 整流, 感染

防御などの重要な機能が損なわれてしまうため，鼻呼吸を誘導することが大事です．

（新谷朋子）

文　献

1) 市村恵一：新生児は口呼吸ができないですか？　MB ENT．152：30-33，2013.
2) Shintani T, et al：Adenotonsillar hypertrophy and skeletal morphology of children with obstructive sleep apnea syndrome. Acta Otolaryngol Suppl. 523：222-224, 1996.
3) 千葉伸太郎：小児の睡眠呼吸障害の特徴に関する研究　睡眠呼吸障害からみたアデノイド顔貌．耳展．50：142-156，2007.
4) 北村拓朗ほか：鼻閉と口呼吸　耳鼻咽喉科の立場から．九州歯会誌．64(4)：104-109，2010.
5) 小久江由佳子ほか：小児の口呼吸に関する実態調査─保育園年長児の保護者に対するアンケート調査─．小児歯科雑誌．41(1)：140-147，2003.
6) Humphreys HF, et al：A survey of anteroposterior abnormaities of the jaws in children between the ages of two and five and a half years of age. Brit Dent J. 88：3-15, 1950.
7) 石田房江ほか：子どもの口唇閉鎖習慣に関する研究　第一報　実態調査．小児歯科臨床．7：45-58，2002.
8) Laganà G, et al：Prevalence of malocclusions, oral habits and orthodontic treatment need in a 7- to 15-year-old schoolchildren population in Tirana. Prog Orthod. 14(12). Epub 2013.
9) 工藤典代ほか：小児睡眠時無呼吸症候群に対する学校保健の取り組み．口咽科．22(2)：143-148，2009.

F. 鼻副鼻腔炎・嗅覚

Q.7 新生児の鼻閉はどのように治療したら良いですか？

回答

新生児の鼻閉には，鼻汁や鼻炎などによる後天的な鼻閉と，狭鼻や後鼻孔閉鎖などの先天性疾患があります．原因に沿った治療が必要です．治療計画を立てる際には，鼻閉の原因を確認しましょう！

　新生児の鼻腔は狭小であり，わずかな鼻汁や痂疲でも鼻閉が生じます．新生児は鼻呼吸しかできません．そのため，鼻閉が生じると呼吸と哺乳に大きく影響をきたします．また，新生児には出生直後も含まれますので，出生後からの鼻閉は先天性疾患の存在を意味します．出生直後は鼻呼吸が可能かどうか，いつ鼻閉が発症したのかにより，鼻閉の原因疾患が異なってきます．状況をみながら診療にあたることが重要です．

解説

　実際の臨床現場では大きく分けて2つの場面が生じます．それにより緊急性や治療が異なってきます．

- 出生直後から鼻閉が生じている場合

　先天性の器質性疾患が考えられます．両側後鼻孔閉鎖は緊急を要します．出生直後では鼻呼吸しかできないため，気管挿管を要します．このような症例は，産科施設のある病院の耳鼻咽喉科医が経験します．

- 出生直後は鼻呼吸ができていたが，鼻閉が生じるようになった場合

　先天性の重篤な疾患はほぼ否定できますので，後天的な病態を考えます．最も多いのは鼻汁や鼻に逆流したミルクなどによる鼻づまりによるものです．これらは鼻処置で対応できます．

I 新生児期に鼻閉を生じる疾患には先天性と後天性があります

ステップ1：鼻閉の発症時期はいつか

　出生直後から鼻閉が存在している場合は，先天性疾患を考えます．出生直後は鼻呼吸ができていたにもかかわらず，鼻閉が生じてきた場合は後天性疾患が主体と考えます．しかし，もともと新生児は鼻腔自体が狭いため，一側の先天性後鼻孔閉鎖がある場合，出生直後は鼻呼吸が可能であっても，少量の鼻汁や滲出液の貯留で容易に両側性に鼻閉が生じて

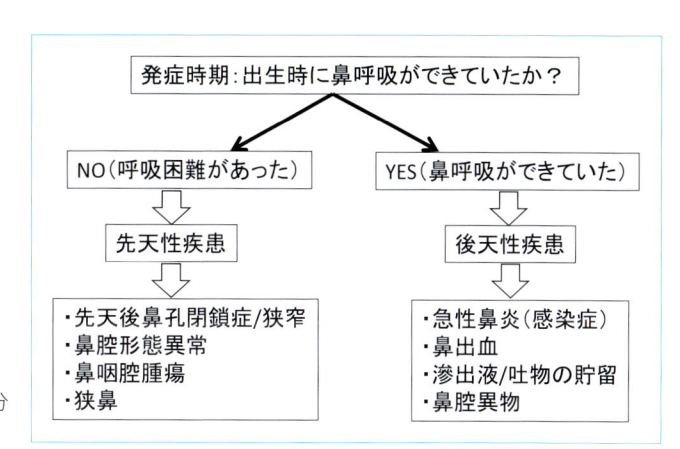

図 F-10
新生児の鼻閉の原因
発症時期による診断の進め方。出生時の鼻呼吸の状態により分ける.

しまいます．発症時期を確認することが重要です．

ステップ2：鼻閉の原因疾患は何か

　発症時期に応じた原因疾患（図 F-10）について鑑別診断を行います．先天性の場合は後鼻孔閉鎖や後鼻孔狭窄・狭鼻など鼻腔の形態異常や鼻咽腔の腫瘍が原因となっていることが多いのですが，後天性では最も多いのが感染によるものです[1]．

　先天性後鼻孔閉鎖症は，両側であれば鼻呼吸しかできない新生児にとって致命症となります．即，気管挿管など救急救命処置が必要です．一側性後鼻孔閉鎖症の場合は，鼻腔から吸引チューブが挿入できない，あるいは栄養チューブが挿入できないことがきっかけで，その疑いがもたれることがあります．このような処置を受ける機会がなかった新生児では，精査や診断が遅れます．直径が3mm以下の鼻咽腔内視鏡が鼻腔を通過しない場合は狭鼻，耳用攝子など細いブジーが後鼻孔を通過しない場合は閉鎖と考え，画像診断も行い診断します．

　鼻汁によると思われる鼻閉の場合，透明の鼻汁が少量であればウイルスの感染かもしれません．黄色鼻汁は細菌感染を考え，鼻汁を細菌培養検査に提出します．なかには黄色ブドウ球菌が検出されることがあります．同じ施設で出産した新生児から，相次いでMRSA（メチシリン耐性黄色ブドウ球菌）が検出されたこともあります．出生後の口腔鼻腔吸引処置などの操作で感染が生じることが十分に考えられます．母乳栄養の新生児の鼻汁では母親の乳腺の状態も確認が必要です．

　留意したいのは，頻度は少ないのですが，クラミジア感染症などの先天性感染症（分娩時の経腟感染による）が存在することです．

Ⅱ　鼻閉に対する治療

ステップ1：先天性の鼻閉に対して

　両側性先天性後鼻孔閉鎖症では，後鼻孔を開放します．骨性閉鎖でも出生後すぐの骨は柔らかく，攝子や耳鼻咽喉科用吸引管などで開放できることがあります．気管挿管の処置

がされていれば，緊急ではなくなりますので，全身状態が安定してから開放を試みます．狭鼻の場合でも後鼻孔を開放した場合でも，鼻腔にチューブを留置することになります．

ステップ2：後天性の鼻閉に対して

　感染のための鼻汁による鼻閉が多いと思われます．まず，鼻汁を細菌検査用に採取してから，鼻汁吸引を行います．その際，多用途吸引チューブなどの軟性素材の吸引チューブを用います．また，従来の鋼製の「ヘ型吸引管」の前方にシリコンゴムを装着した，乳幼児用鼻用吸引嘴管アマツ式（永島医科器械製）[2]も便利で，市販されています．後鼻孔に向けて吸引しますが，この方向を間違わないようにします．慣れない場合は軟性素材の吸引チューブを用い，吸引の深さは鼻入口部から3cm程度までを目安にします．

　鼻汁が粘稠で吸引できない場合は，蒸留水や生理食塩水を2, 3滴，鼻腔に滴下後に吸引をします．室内は乾燥しないように加湿を行います．エピネフリン加生理食塩水（生理食塩水5mlに1,000倍ボスミンを2～3滴加える）を2～3滴点鼻し，その後に鼻腔吸引を行うと鼻腔通気が改善します[3]．この際，点鼻薬が習慣性を持たないように，期間は2, 3日にとどめます．また，点鼻は授乳の前に行うと，鼻腔通気が改善し哺乳状態も改善します．

　鼻汁から黄色ブドウ球菌などの病原菌が検出された場合，急性上顎骨炎の疑いや全身感染症がなければ，鼻汁吸引による鼻腔清掃で対処します．肺炎球菌など上気道の病原菌が検出された場合で，吸引処置によっても改善しない場合は，抗菌薬含有の耳科用液を2, 3滴点鼻します．この際も点鼻後，数分おいてから鼻汁吸引を行います．ただし，抗菌薬の耳科用液の点鼻も3日以内にします．容易に耐性菌が生じるからです．

　鼻汁があるからといって，新生児期に抗菌薬の全身投与を行うことは，感染症の合併症が生じた場合以外にはまずありません．鼻処置を優先させます．

（工藤典代）

文　献

1) 工藤典代：鼻がつまる．38-39, 子どものみみ・はな・のどの診かた，南山堂，2009.
2) 工藤典代：子どもの鼻汁対策はどうするのか．山中　昇・工藤典代編著．59-60, 鼻副鼻腔炎のマネジメント70のQ＆A，医薬ジャーナル社，2011.
3) 工藤典代：新生児の鼻汁対策は．山中　昇・工藤典代編著．126-128, 鼻副鼻腔炎のマネジメント70のQ＆A，医薬ジャーナル社，2011.

F．鼻副鼻腔炎・嗅覚

Q.8 急性鼻副鼻腔炎は何歳頃から起こるのですか？

回答

急性鼻副鼻腔炎はすべての年代で生じます．新生児期は上顎洞は小豆大ぐらいの大きさで小さいのですが，鼻呼吸が始まり，顔面骨の発育成長に伴い，急速に上顎洞の発育がみられていきます．鼻腔に病原体による感染が生じ，そこから副鼻腔へ感染が広がることは日常よくみられる現象です．したがって 0 歳からでも生じます．

副鼻腔の発達は 3 歳頃から，と考えられていたため，以前は乳幼児には急性副鼻腔炎は存在しないといわれていました．CT 撮影による画像診断の進歩により，0 歳児でも上顎洞の発達が画像上で確認できます．したがって，0 歳児でも急性鼻副鼻腔炎は生じることになります．

解説

臨床の場面では次のような疑問が生じます．

- 新生児や乳児には，副鼻腔は未発達なので，副鼻腔炎は存在しないのではないでしょうか？

新生児にも上顎洞が存在し，大きさは小豆大程度です．篩骨洞も 0 歳児から発達します．顔面骨の発育成長とともに上顎洞や篩骨洞が発達していきます．ちなみに上顎洞の発達は 3 歳では眼窩底の横径の 1/2 程度，7 歳では眼窩底の外側縁まで発達します．

- 新生児の急性副鼻腔炎は急性上顎骨骨髄炎のことではないのでしょうか？

新生児期は骨もやわらかく感染をきたしやすいと考えられます．そのため，急性鼻副鼻腔炎から急性上顎骨骨髄炎が生じることが十分に考えられます．急性上顎骨骨髄炎は急性鼻副鼻腔炎の進展例かつ合併症と考えられます．

I タイトルには急性鼻副鼻腔炎とありますが，従来の急性副鼻腔炎とは違うのですか？

急性鼻副鼻腔炎という疾患名は，従来は急性鼻炎，急性副鼻腔炎という別の疾患名だったものです．ウイルスや細菌などの病原体の感染は鼻腔から病原体が侵入し，まず鼻腔に感染が生じ，次いで副鼻腔へ進展すると急性副鼻腔炎と呼ばれることになります．このよ

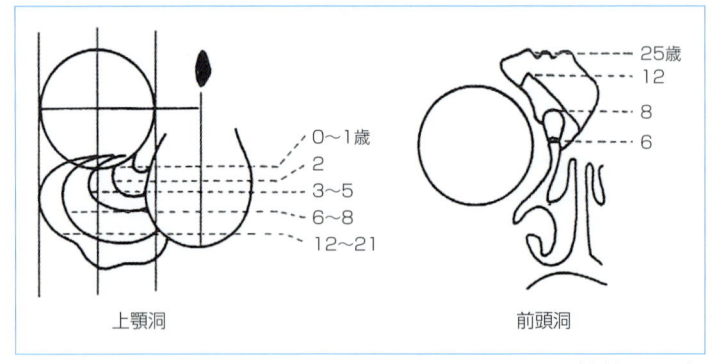

図 F-11　子どもの副鼻腔の発達
上顎洞の発育は 0 歳からみられ，3 歳頃には眼窩下壁の半分ぐらいまで発達し，6〜8 歳頃には眼窩下壁の外側縁程度まで発達する．前頭洞の発育は就学後ぐらいから急速に発達する．

（文献 2 より）

うに副鼻腔における急性炎症の多くは急性鼻炎に引き続き生じ，そのほとんどが急性鼻炎を伴っています．また世界的には急性副鼻腔炎（acute sinusitis）よりも急性鼻副鼻腔炎（acute rhinosinusitis）の用語が適切である，との考えが主流となっていることから[1]，我が国の急性鼻副鼻腔炎診療ガイドライン 2010 年版でもこの用語が用いられています．

II　年齢による副鼻腔発達の目安はあるのですか？

ステップ 1：乳幼児から小児の副鼻腔の発達・発育の標準を知る

　上顎洞の発達は 3 歳で眼窩下縁の 1/2 程度，7 歳で眼窩下縁，その後，眼窩外側縁を超えて発達していきます．前頭洞は 7 歳頃から急速に発達し 20 歳頃に成人にはほぼ完成するといわれています（図 F-11）[2]．蝶形骨洞は 10 歳頃から急速に発達します．

ステップ 2：急性鼻副鼻腔炎の画像診断について

　単純な鼻副鼻腔炎を疑った場合，乳幼児で Waters 法による単純撮影を行うことは，まずありません．急性鼻副鼻腔炎診療ガイドライン 2010 年版[1]の CQ13-5「急性鼻副鼻腔炎の診断　画像診断は有用か」の項でも，「小児の単純撮影の診断能は上顎洞を除いて十分なものではない」とされています．

ステップ 3：副鼻腔の CT 画像

　乳幼児で副鼻腔をターゲットに CT 撮影をすることは多くはありません．鼻副鼻腔炎に関して行う CT 撮影は，合併症が疑われた場合に推奨されています．
　ただ，中耳・内耳をターゲットに CT 撮影を行いますと，副鼻腔が描出されます．そのような機会があれば乳幼児の副鼻腔の観察を行うと良いと思われます．図 F-12 は，難聴の精密検査のために受診した 1 歳児で，聴器の CT 撮影をした際に描出された上顎洞です．右上顎洞には貯留液がみられ，左上顎洞の粘膜の一部にも腫脹がみられます．

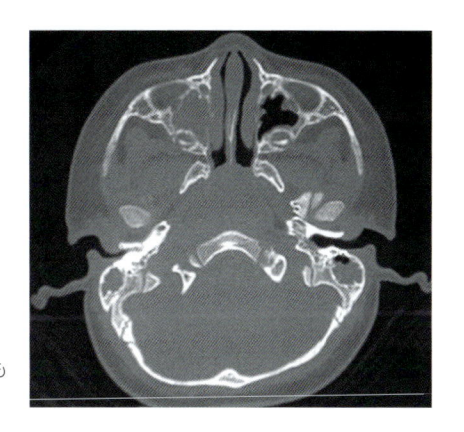

図 F-12
1 歳児の鼻副鼻腔炎
右上顎洞には貯留液の存在が疑われ，左上顎洞粘膜にも一部腫脹がみられる．

Ⅲ 乳幼児の急性鼻副鼻腔炎の病態は学童以上の年代と同じなのでしょうか？

　病原体の鼻腔への感染成立から副鼻腔への感染の進展など，病態は同じと考えられます．病原体も同様です．細菌は肺炎球菌，インフルエンザ菌が主ですが，乳幼児ほど耐性菌の率は高いということがわかっています．また，乳幼児ほど，鼻腺の数が多く，鼻汁が生じやすいと考えられます．

　また，F．鼻副鼻腔炎・嗅覚 Q7（p.24）でも述べましたように，学童期と比べ乳児は感染が周囲組織に波及しやすいのが特徴です[3]．

（工藤典代）

文　献
1) 日本鼻科学会編：急性鼻副鼻腔炎診療ガイドライン 2010 年版．日鼻科会誌, 49(2)：143-247，2010．
2) 谷川　譲：慢性副鼻腔炎の診断．日本小児耳鼻咽喉科研究会編．84-85，小児科医・耳鼻咽喉科医のための診療 100 のポイント，篠原出版，1989．
3) 工藤典代：鼻性眼窩内合併症．92-93，子どものみみ・はな・のどの診かた，南山堂，2009．

F. 鼻副鼻腔炎・嗅覚

Q.9 風邪と急性鼻副鼻腔炎は違うのですか？

回答 風邪は主にウイルス感染による上気道の急性炎症の総称であり，急性鼻副鼻腔炎は軽症を除き主に細菌感染によるものです．風邪がこじれると細菌性の急性鼻副鼻腔炎になることがあります．

解説

I 風邪とは

　ほとんどがウイルスによる急性上気道炎であり，鼻汁，咳，咽頭痛，発熱などの臨床症状が少なくとも 1 週間以内に自然治癒するものです[1]．ウイルス感染ではライノウイルスが 30〜50％，コロナウイルスが 10〜15％，RS ウイルスが 5％ と頻度が高いですが，ほかに200以上のウイルスが原因になります[2]．発熱は 3 日以上続くことは少なく，38℃ を超えることも少ないとされています．風邪は「かぜ薬」で治すものではありません．風邪の原因ウイルスに対応する抗ウイルス薬は，インフルエンザを除いて存在しません．抗菌薬は風邪に直接効くものではありません（表 F-5）[1]．

　しかし，ウイルスの先行感染のあと細菌感染症を続発することがあります．次の症状，所見が認められる場合は抗菌薬の適応になります．
①高熱の持続（3 日間以上）
②膿性の喀痰，鼻汁
③扁桃腫大と膿栓・白苔付着
④中耳炎・副鼻腔炎の合併

表 F-5　成人の急性上気道炎（かぜ症候群）の治療方針

1）ウイルス性上気道炎をまず他の重症疾患としっかりと区別する．
2）ウイルス性上気道炎による来院を最小限にし，抗菌薬投与を減らし，かつ不適切な投薬や薬物の過剰投与を減らす．
3）有効な自宅療養についての患者，家族の知識を増やし，抗菌薬治療に対する患者，家族の誤った期待感を是正させる．さらにはウイルス性上気道炎で診療所や病院へ来院する理由とその適否について，正しく判断するための患者教育用器材や治療法選択のガイドラインを整備する．

（文献 1 より）

⑤強い炎症反応（白血球増多，CRP陽性，赤沈値の亢進）
⑥ハイリスクの患者[1)2)]
　このうち，②は急性細菌性副鼻腔炎を強く疑わせる症状です．

II　急性鼻副鼻腔炎とは

　急性鼻副鼻腔炎は「急性に発症し，発症から4週間以内の鼻副鼻腔の感染症で，鼻閉，鼻漏，後鼻漏，咳嗽といった呼吸器症状を呈し，頭痛，頬部痛，顔面圧迫感などを伴う疾患」と定義されます．

　副鼻腔における急性炎症の多くは急性鼻炎に引き続いて生じ，そのほとんどが急性鼻炎を伴っているので，急性副鼻腔炎よりも急性鼻副鼻腔炎の用語が適切であるとの考えが世界的に主流です[3)]．

　急性鼻副鼻腔炎の診断は，臨床症状，鼻腔所見，画像診断，細菌検査や細胞診，鑑別すべき疾患との鑑別，から行われます．このうち，小児では臨床症状として鼻漏，不機嫌・湿性咳嗽，鼻腔所見として鼻汁・後鼻漏，成人では臨床症状として鼻漏，顔面痛・前頭部痛，鼻腔所見として鼻汁・後鼻漏が特徴的な症状・所見であり，これらを総合して重症度が決定されます[3)]．

　軽症の急性鼻副鼻腔炎に対しては，抗菌薬投与は推奨されませんが，中等症以上の急性鼻副鼻腔炎に対しては抗菌薬投与が必要であると考えられています[3)]．

III　風邪と急性鼻副鼻腔炎との関係

　急激に発症した感染性の鼻炎，鼻副鼻腔炎は風邪の一病態と考えられます[4)]．米国小児科学会急性鼻副鼻腔炎ガイドラインによれば，小児は毎年6～8回のウイルス性上気道炎に罹患し，そのうち5～13％が2次的な副鼻腔細菌感染に陥ると述べられています[5)]．急性鼻副鼻腔炎は中耳炎，気管支炎，肺炎とともに"風邪がこじれた"状態であるといえます．

　風邪症候群により増悪した急性鼻副鼻腔炎の治療においては，微生物リスクと臨床リスク，重症度の3つのステップから難治化リスクを評価し，治療をステップアップする必要があります[6)]．

　風邪と急性鼻副鼻腔炎の鑑別，アルゴリズムを図F-13に示します．

（松原茂規）

図 F-13 風邪と急性鼻副鼻腔炎の鑑別，アルゴリズム
臨床症状では，鼻漏と成人では顔面痛，小児では湿性咳嗽が重要である．鼻腔所見と併せて診断および重症度の決定を行う．

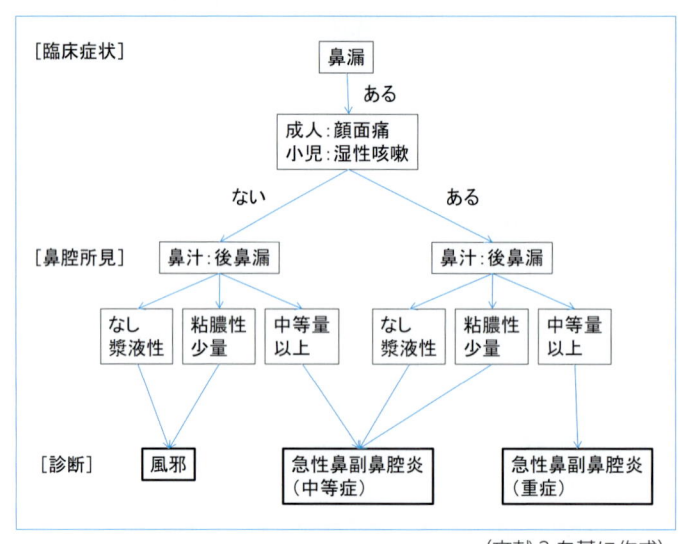

(文献3を基に作成)

文　献

1) 日本呼吸器学会 呼吸器感染症に関するガイドライン作成委員会：急性上気道炎，いわゆる"かぜ症候群"の治療方針．27-33，呼吸器感染症に関するガイドライン―成人気道感染症診療の基本的考え方―，日本呼吸器学会，2003．
2) 津島健司：かぜ症候群．282-283，今日の治療指針 2014 年版　私はこう治療している，医学書院，2014．
3) 日本鼻科学会編：急性鼻副鼻腔炎診療ガイドライン 2010 年版．日鼻科会誌．49(2)：143-247，2010．
4) 工藤典代：風邪と急性鼻副鼻腔炎は違うのか．25-26，鼻副鼻腔炎のマネジメント 70 の Q & A，医薬ジャーナル社，2011．
5) American Academy of Pediatrics Subcommittee on Management of Sinusitis and Comittee on Quality Improvement：Clinical Practice Guideline；Management of Sinusitis Pediatrics. 108(3)：798-808, 2001.
6) 保富宗城ほか：急性中耳炎，急性鼻副鼻腔炎．126-134，ENT 臨床フロンティア　風邪症候群と関連疾患―そのすべてを知ろう―，中山書店，2013．

F. 鼻副鼻腔炎・嗅覚

Q.10 蓄膿とは何ですか？

回答

蓄膿症は，「慢性副鼻腔炎」のことを指していますが，現在では医学用語として使用しません．病態は，副鼻腔に膿汁が貯留していることが原因となり，頭重感や鼻閉が生じ，さらに鼻汁，膿性鼻漏，後鼻漏や湿性咳嗽などの呼吸器症状を伴います．「膿がたまる」ということを一般向けにはイメージしやすいため，この用語がいまだに使用されていると考えられます．「慢性副鼻腔炎」の用語を使用しましょう！

解説

臨床の場面では次のような質問を受けます．

- 蓄膿症といわれたけれど，副鼻腔炎と違うのですか？

副鼻腔に滲出液や膿汁，炎症産物などが貯留し，慢性副鼻腔炎となります．蓄膿症は慢性副鼻腔炎を意味します．現在，各種診療ガイドラインがインターネットのMinds医療情報サービス（マインズ，厚生労働省委託事業）で医療者以外の方々も無料で閲覧できるようになっています．正確な情報に到達できるように，正確な用語を用いることをお勧めします．ただ，慢性副鼻腔炎の診療ガイドラインはまだ作成されておらず，急性鼻副鼻腔炎診療ガイドライン2010年版[1]がMindsには掲載されています．

- 街角でよく「蓄膿症に効く」というコピーを見ますが，蓄膿症に効く薬はあるのですか？

「慢性副鼻腔炎に効果のある薬剤はあるか」という質問に対する回答になります．慢性副鼻腔炎の治療の基本は，鼻汁の吸引除去（鼻処置，鼻かみ）と薬物療法になります．薬物は気道疾患治療薬（気道粘液調整薬，気道粘液溶解薬など）とマクロライドが主体になります[2]．本章Q18「慢性鼻副鼻腔炎に対するマクロライド少量治療は有効ですか？」の項（p. 59）を参照してください．

I 慢性副鼻腔炎と慢性鼻副鼻腔炎

蓄膿症は「慢性副鼻腔炎」を指していますが，では「慢性鼻副鼻腔炎」とはどう違うのでしょうか．蓄膿症は「膿がたまる」という病態を表していることから，副鼻腔に膿汁が貯留する，ということになります．一方，鼻副鼻腔炎は「副鼻腔における急性炎症の多くは急性鼻炎に引き続き生じ，そのほとんどが急性鼻炎を伴っている」[1]ということから，副鼻腔炎には鼻炎も存在するとして，鼻副鼻腔炎と称しています．急性鼻副鼻腔炎では，急

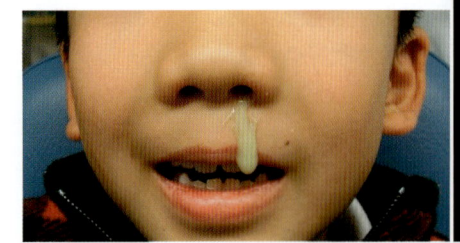

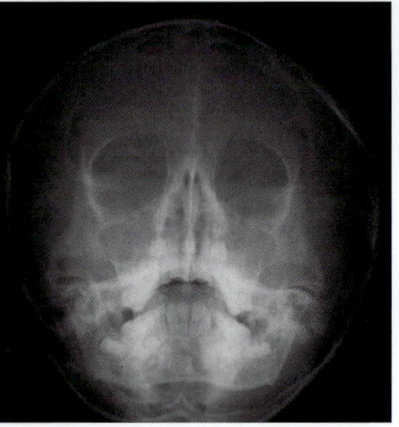

図 F-14　外鼻の視診（6歳，男児）
a：左鼻から膿粘性鼻漏が多量に出ている．しばらく待つと右鼻からも多量に出て，鼻すすりを行う．口呼吸が著明である．鼻汁からはペニシリン中等度耐性の肺炎球菌（PISP），β-ラクタマーゼ非産生アンピシリン耐性インフルエンザ菌（H. influenzae：BLNAR）と M. catarrharis が検出された．
b：同症例の副鼻腔単純X線像（Waters法による）

性鼻炎に引き続き，となりますが，慢性の場合は慢性副鼻腔炎が単独で生じていることもありますので，慢性副鼻腔炎という病態や病名も存在します．すなわち，副鼻腔の炎症には鼻腔の炎症を伴っていることが多いことから，鼻副鼻腔炎と称しているのです．ただ，鼻腔に関しては「膿汁が貯留する」というよりは「鼻汁が停滞する」という表現のほうがあっていますので，蓄膿症＝慢性鼻副鼻腔炎とは言い難いのが現状です．

Ⅱ 「蓄膿症」の病態は「慢性副鼻腔炎」と同じですか？

　同じです．急性感染を生じた後，3か月以上，鼻漏，鼻閉，後鼻漏，頭重感，湿性咳嗽などの呼吸器症状がみられた場合，慢性となります．急性鼻副鼻腔炎の原因菌は，上顎洞穿刺による上顎洞貯留液からの検査で，肺炎球菌とインフルエンザ菌が主体で前者が40.4％，後者が42.7％であったと報告されています[2]．鼻汁からの検査では上記2菌種に加え，モラクセラ・カタラーリスが検出されます[3]．慢性副鼻腔炎の場合，図F-14のように，粘膿性鼻漏が慢性的に流出しています．この症例では鼻汁検査で肺炎球菌，インフルエンザ菌に加え，モラクセラ・カタラーリスが検出されました．

Ⅲ 治療についてはいかがですか？

　「蓄膿症」の治療に関しては「慢性副鼻腔炎」と同様に考えます．薬物療法と鼻処置が主体です．今後，治療を考えるにあたっても「蓄膿症」の用語よりは「慢性副鼻腔炎」の用語に慣れていただくようにします．

（工藤典代）

文　献
1) 日本鼻科学会編：急性鼻副鼻腔炎診療ガイドライン2010年版．日鼻科会誌．49(2)：143-247, 2010.
2) 松原茂規：小児副鼻腔炎の病態．耳鼻臨床．93(4)：283-289, 2000.
3) 工藤典代ほか：小児の鼻汁から得られた検出菌の検討．日鼻科会誌．47(2)：115-119, 2008.

F．鼻副鼻腔炎・嗅覚

Q.11 子どもの"青っぱな"はなぜ減ってきたのですか？

回答 高度成長期を迎え衛生状態が改善したこと，栄養摂取状態の改善，特に動物性タンパク質・脂質の摂取量が増加したこと，学童健診の普及や国民皆保険制度が確立したこと，耳鼻咽喉科専門医の充実と薬物療法の進歩などによるといわれています．

解説

I 感染症としての鼻副鼻腔炎減少の理由とアレルギー性疾患の増加

戦前から戦後直後まで感染症としての鼻副鼻腔炎が国民病的代表疾患でしたが，高度成長期を迎え，衛生環境の変化や動物性タンパク質・脂質の摂取が増加するという食生活の欧米化，さらには薬物療法の進歩によって，その罹患率は激減しました[1〜3]．それ以外の要因として学童健診の普及，国民皆保険などの医療環境の改善が挙げられています[1]．また，医療環境の変化，特に耳鼻咽喉科専門医の充実と鼻副鼻腔炎という疾患に対する啓蒙活動の効果を指摘する意見もあります[3]．一方でスギ・ヒノキ花粉症に代表されるアレルギー性鼻炎やアレルギー性鼻副鼻腔炎が増加しています[2]．

しかし，なぜ子どもの"青っぱな"が減ってきたのか，正確な疫学調査によってこの事実を証明することは困難で，はっきりとした原因は特定されてはいません[1,3,4]．

II 疫学調査の結果

学校保健などの調査では1950，1960年代における慢性鼻副鼻腔炎の発生頻度は平均して30〜40％の高率でした．1964年と1965年に全国的に実施された文部省総合研究の疫学的調査では，当時の小学生の有病率は総合判定で17.2％，鼻内所見による区分では10.7％でしたが，広島市周辺の調査では18.8％でした．1970年代からは減少傾向となり[1]，1980年度，1995年度，2000年度，同様に広島市周辺で行った調査では有病率は郡部，都市部に差がなく，ともに3〜4％と著しく減少していました[2,4〜6]．我が国での慢性鼻副鼻腔炎の疫学調査の結果を表F-6に示します．

文部科学省の学校保健統計調査書でも，鼻副鼻腔炎は1970年代から減少傾向を示す結

表 F-6　小児における慢性鼻副鼻腔炎の疫学調査

年度	頻度	地域	報告者
1956 年	31.9%		平林（1956）
1957 年	41%	岡山市	倉田（1957）
1953〜61 年	3.1〜4.4%	都会：東京都	高橋ら（1965）
	32.1〜42.2%	農村：山形県	高橋ら（1965）
1964 年	57.9%	千葉県	奥田ら（1965）
1964 年	39.9%	千葉県	鎌田（1968）
	19.8%	千葉県	鎌田（1968）
1970〜78 年	1.5〜3.0%	新潟市	川名ら（1980）
1980 年	10.5%	宮城県	高坂ら（1980）
1980 年	4.02%	広島県	夜陣ら（1980）
1981 年	3%	三重県	浜口ら（1981）
1995 年	3.93%	広島県	竹野ら（1995）
2000 年	4.22%	広島県	平田（2000）

1950，60 年代には発生頻度は 30〜40％の高率だったが，1970 年代からは減少傾向となり，1980 年以降，郡部，都市部に差がなく，3〜4％と著しく低下している．

（文献 4 より引用改変）

果です．日本耳鼻咽喉科学会・学校保健委員会での 2000〜2004 年までの全国 16〜19 市町の小学校・中学校においての定点調査で，鼻副鼻腔炎所見比率の 5 年平均値は小学生で 1.91％，中学生で 0.74％でした[1]．

III 今後の課題

　副鼻腔炎の減少に伴い，軽症化がいわれています．発熱を伴う急性鼻副鼻腔炎の頻度が低くなっています．近年，小児急性鼻副鼻腔炎の主たる原因菌である肺炎球菌とインフルエンザ菌において，肺炎球菌の薬剤耐性化に歯止めがかかっている一方で，インフルエンザ菌の薬剤耐性化は進んでいます．当院における肺炎球菌の感受性の推移は 2002 年ではペニシリン感性肺炎球菌（PSSP）が 29.1％，ペニシリン軽度耐性肺炎球菌（PISP）が 50.9％，ペニシリン耐性肺炎球菌（PRSP）が 20.0％であったものが，2013 年ではペニシリン感性肺炎球菌が 64.1％，ペニシリン軽度耐性肺炎球菌が 34.9％，ペニシリン耐性肺炎球菌が 1.0％で，ペニシリン耐性肺炎球菌の大幅な減少がみられました．同じく当院におけるインフルエンザ菌の感受性の推移は 2000 年では β-ラクタマーゼ非産生アンピシリン感性（BLNAS）が 58.7％，β-ラクタマーゼ産生アンピシリン耐性（BLPAR）が 4.6％，β-ラクタマーゼ非産生アンピシリン耐性（BLNAR）が 36.0％，β-ラクタマーゼ非産生アンピシリン耐性（BLPACR）が 0.7％であったものが，2013 年には β-ラクタマーゼ非産生アンピシリン感性が 30.2％，β-ラクタマーゼ産生アンピシリン耐性が 7.0％，β-ラクタマーゼ非産生アンピシリン耐性が 62.8％でした．このように近年インフルエンザ菌の耐性化が進んでいます（図 F-15）．

　インフルエンザ菌の耐性化により，小児の鼻副鼻腔炎の治療に難渋することが少なくあ

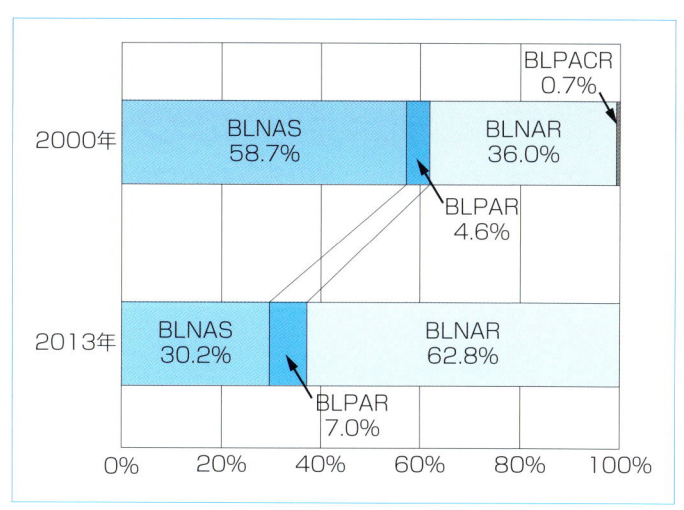

図F-15 インフルエンザ菌の感受性の推移
2000年ではβ-ラクタマーゼ非産生アンピシリン感性が58.7%，β-ラクタマーゼ非産生アンピシリン耐性が36.0%だったが，2013年ではβ-ラクタマーゼ非産生アンピシリン感性が30.2%と大幅に低下，β-ラクタマーゼ非産生アンピシリン耐性が62.8%と大幅に増加している．

りません．それはインフルエンザ菌に効果があり，かつ保険診療が認められている抗菌薬が少ないこととも関連しています．子どもの粘性の少ない鼻漏は減少していますが，粘稠な鼻汁が鼻腔や副鼻腔に隠れている例は少なくありません．

　みかけ上，子どもの"青っぱな"が減っても，遷延化する症例をどう治療するかが今後の課題です．また鼻副鼻腔炎併発は小児急性中耳炎の難治化の危険因子であることが報告されており[7]，中耳炎合併例ではより適切な治療が必要です．

（松原茂規）

文　献

1) 日本鼻科学会編：第2章　疫学．13-16, 副鼻腔炎診療の手引き，金原出版，2007.
2) 森山　寛ほか企画・監修：最新の鼻・副鼻腔疾患診療．日本医師会雑誌．141(10)：2146-2210, 2013.
3) 増田佐和子：子どもの青っぱなはなぜ減ってきたか．35-37, 鼻副鼻腔炎のマネジメント70のQ＆A，医薬ジャーナル社，2011.
4) 竹野幸夫ほか：副鼻腔炎の病態の変遷．JOHNS．22(1)：5-9, 2006.
5) 長舩宏隆ほか：小児鼻副鼻腔炎の病態の変遷とその対応．日耳鼻感染症誌．19(1)：111-118, 2001.
6) 兼子順男ほか：大気汚染地域と非大気汚染地域下に於ける学童生徒の鼻疾患罹患状態およびわが国の鼻疾患の変遷について．耳展．22(補33)：247-295, 1979.
7) 山中　昇ほか：鼻副鼻腔炎併発は小児急性中耳炎の難治化の危険因子である．耳鼻臨床．107(5)：381-386, 2014.

F．鼻副鼻腔炎・嗅覚

Q.12 急性鼻副鼻腔炎はウイルス性ですか？ 細菌性ですか？

回答 急性鼻副鼻腔炎は，ウイルス感染が発端となって発症することが多いですが，数日後には細菌感染に移行する場合が多いと考えられます．

解説

I 急性鼻副鼻腔炎の原因微生物

急性鼻副鼻腔炎は感冒の経過中に，上気道炎の一環として発症します．初めにライノウイルス，パラインフルエンザウイルス，インフルエンザウイルスなどのウイルス感染が発端となり発症し，数日後，肺炎球菌，インフルエンザ菌，モラクセラ・カタラーリスなどの細菌感染に移行する場合が多いと報告されています[1]．

①急性鼻副鼻腔炎の上顎洞貯留液の細菌検査では成人，小児ともに肺炎球菌とインフルエンザ菌が最も多く検出されています[2)〜4)]．本来無菌的環境である上顎洞から細菌が得られていることから，これら2種の細菌は原因菌と考えられます．また，鼻汁からの検出菌ではモラクセラ・カタラーリスの頻度が高く[5]，この細菌も急性鼻副鼻腔炎の発症に関与していると考えられます．

②本邦での2008年における小児急性鼻副鼻腔炎のウイルスおよび細菌の検索では，41例中，ウイルスだけが検出されたものはなく，ウイルスと細菌が同時に検出されたものが5例（12.2％），細菌だけが検出されたものが35例（85.4％），どちらも検出されなかったものが1例（2.4％）であったと報告されています．5例のウイルスの内訳はヒトメタニューモウイルス（human metapneumovirus；hMPV）が3例，RSV-Bが1例，アデノウイルスが1例でした[6]．

③一方，本邦での2009年における成人の急性鼻副鼻腔炎のウイルスおよび細菌の検索では，ウイルスだけが検出されたものが5.7％，ウイルスと細菌が同時に検出されたものが9.1％，細菌だけが検出されたものが47.8％，どちらも検出されなかったものが37.5％であったと報告されています．検出されたウイルスは14例で，その内訳はヒトメタニューモウイルスが6例，アデノウイルスが5例，RSV-Aが1例，RSA-Bが1例，インフルエンザウイルスが1例でした[7]．

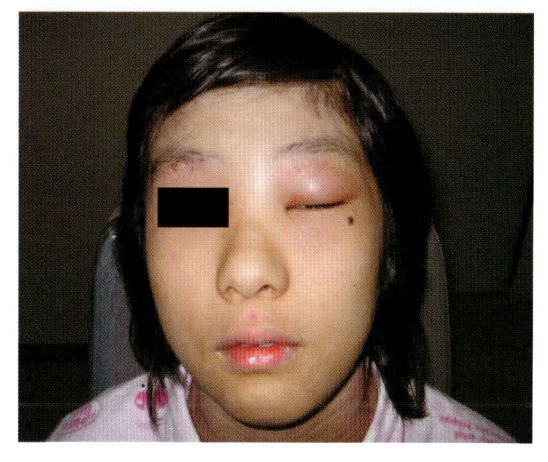

図 F-16
インフルエンザ感染後の左篩骨洞炎・眼瞼蜂窩織炎合併症
左側眼瞼腫脹を認めるが，眼球運動障害，視力低下を認めず，Chandler 分類 Group I に相当すると考えられた．

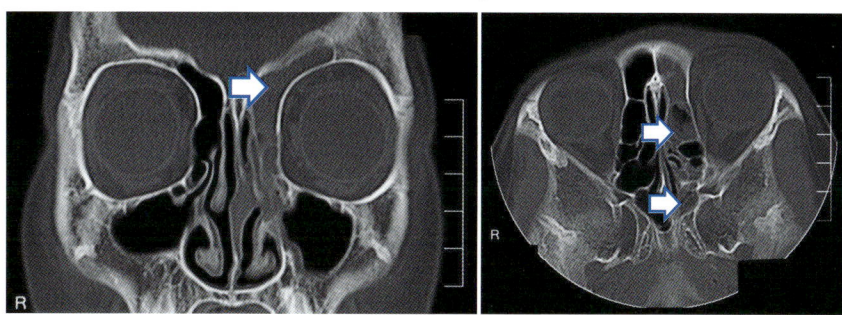

図 F-17　副鼻腔 CT
左眼窩周囲の副鼻腔に陰影を認める(矢印⇨)．

II　症例の提示

　インフルエンザウイルス感染が発端になり，肺炎球菌による急性鼻副鼻腔炎および眼合併症に至った小児例を示します．

　症　例：11 歳，女児

　既往歴：アトピー性皮膚炎

　現病歴および経過：3 月 29 日，38.7℃の発熱があり，迅速診断キットを使用してインフルエンザ A と診断した．リン酸オセルタミビル(タミフル®)の内服により 2 日間で解熱した．4 月 2 日朝，再び 39.0℃の発熱と左眼痛を自覚した．鼻鏡検査で左中鼻道に膿性鼻汁を，鼻 X 線検査で左前頭洞の陰影を認め，左急性鼻副鼻腔炎と考えられた．鼻汁を細菌検査に提出した．ピペラシリン(ペントシリン®)の点滴静注を行った．同日午後になって左眼瞼腫脹を認めた(図 F-16)．眼球運動は円滑で複視を訴えることはなく，自覚的な視力障害を認めなかった．左急性鼻副鼻腔炎の鼻性眼合併症で，Chandler 分類の Group I，眼瞼蜂窩織炎と診断した．4 月 4 日，副鼻腔 CT 検査で左篩骨洞，前頭洞，蝶形骨洞に陰影を認めた(図 F-17)．鼻汁から肺炎球菌(ムコイド型)を認めた(表 F-7)．ピペラシリンの点滴静注(80 mg/kg/day，分 2)を 3 日間行い，その後解熱し眼瞼腫脹が軽減したため，アモキシシリン内服(40 mg/kg/day，分 3)を 4 日間行った．眼瞼腫脹開始から 7 日後，手術をすることなく保存的治療で自覚症状は消失した．

(松原茂規)

表 F-7　検出菌の薬剤感受性

薬剤名	感受性
アンピシリン(ABPC：サワシリン®)	≦0.06
ピペラシリン(PIPC：ペントシリン®)	≦2
セファクロル(CCL：ケフラール®)	≦0.5
セフジトレンピボキシル(CDTR-PI：メイアクト®)	≦0.25
セフテラムピボキシル(CFTM-PI：トミロン®)	≦0.25
セフカペンピボキシル(CFPN-PI：フロモックス®)	≦0.5
セフメタゾール(CMZ：セフメタゾン®)	≦0.5
セフォタキシム(CTX：クラフォラン®)	≦0.25
ミノサイクリン(MINO：ミノマイシン®)	≧8
レボフロキサシン(LVFX：クラビット®)	≦2
クラリスロマイシン(CAM：クラリス®)	≧1
アモキシシリン・クラブラン酸カリウム(CVA/AMPC：クラバモックス®)	≦1
クリンダマイシン(CLDM：ダラシン®)	≧1

文　献

1) 日本鼻科学会編：急性鼻副鼻腔炎診療ガイドライン 2010 年版. 日鼻科会誌. 49(2)：143-247, 2010.
2) 松原茂規：小児副鼻腔炎の病態. 耳鼻臨床. 93(4)：283-289, 2000.
3) Gwaltney FO, et al：Sinusitis of the maxillary antrum. N Engl J Med. 304：749-754, 1981.
4) Anon JB, et al：Sinus and allergy health partnership. Antimicrobial treatment guideline for acute bacterial rhinosinusitis. Otolaryngol Head Neck Surg. 130：1-45, 2004.
5) 工藤典代ほか：小児の鼻汁から得られた検出菌の検討. 日鼻科会誌. 47(2)：115-119, 2008.
6) 工藤典代：小児鼻副鼻腔炎の問題点. 日鼻科会誌. 48(1)：27-28, 2009.
7) 保富宗城ほか：薬剤耐性菌による副鼻腔炎遷延化・難治化とその対策. 日鼻科会誌. 48(1)：29-32, 2009.

F．鼻副鼻腔炎・嗅覚

Q.13 アレルギー性鼻炎と細菌性鼻副鼻腔炎の鑑別はどのようにしたら良いですか？

回答　鼻汁の性状や随伴症状に注意して問診を行います．くしゃみやかゆみなどの症状があればアレルギー性鼻炎を，湿性咳嗽や膿性鼻汁があれば鼻副鼻腔炎を考え，鼻やのどの観察で膿性鼻汁や膿性後鼻漏が認められれば細菌性鼻副鼻腔炎を強く疑います．鼻汁細胞診で炎症細胞の種類を確認することが鑑別に役立ちます．

解説

I　病態

　アレルギー性鼻炎は鼻粘膜のⅠ型アレルギー反応により起こります[1]．抗原曝露後，数分以内に起こる即時相反応と数時間後に起こる遅発相から成り，実際にはこれらが持続し反復して複雑な病態を呈します．一方，細菌性鼻副鼻腔炎は鼻副鼻腔の細菌感染による炎症反応で，多くはウイルス性の急性上気道炎に続発して発症します．

Ⅱ　症状

　表F-8にアレルギー性鼻炎と細菌性鼻副鼻腔炎の鑑別の要点を示します．症状を丁寧に聞くことは診断の第一歩となります．子どもが鼻汁や鼻閉を自覚して訴えることはしばしば困難ですが，鼻汁は鼻すすり，鼻閉は口呼吸やいびきの有無を保護者に尋ねることで，確認できる場合があります．

　アレルギー性鼻炎はくしゃみ，水様性鼻漏，鼻閉を三主徴としますが，子どもの鼻汁はしばしば粘性であり，色調は保護者により「透明」「白っぽい」などと表現されます．起床時のくしゃみ，かゆみによる鼻こすり，鼻出血や鼻すすり，目をこするしぐさなどもみられます．これらの症状が原因と考えられる抗原の存在と一致して出現するのが特徴です．スギ花粉飛散期に症状がある，ネコ飼育家庭に行くと症状が出る，といった情報は抗原検索に役立ちます．喘息など他のアレルギー疾患の家族歴や既往歴も参考になります．

　細菌性鼻副鼻腔炎では鼻閉や黄色ないし緑色の粘膿性鼻汁，いわゆる「あおばな」「どろばな」が認められます．分泌物が鼻腔深部に貯留し後鼻漏となりやすいため，年少児では湿性咳嗽を主訴とすることもあります．ある程度の年長児であれば頭痛や頬部痛を訴える

表F-8 アレルギー性鼻炎と細菌性鼻副鼻腔炎の鑑別

	アレルギー性鼻炎	細菌性鼻副鼻腔炎
病　態	Ⅰ型アレルギー反応	細菌感染
鼻症状	くしゃみ・鼻のかゆみ，水様性～粘性鼻汁，鼻閉	粘膿性～膿性鼻汁，鼻閉，後鼻漏
随伴症状	眼のかゆみ，流涙，特有のしぐさなど	発熱，湿性咳嗽，頭痛，頬部痛など
症状経過	当該抗原に一致して出現	ときに長引く
鼻汁の性状	水様性～粘性	粘膿性～膿性
鼻汁細胞診	好酸球優位	好中球優位

症状と経過，局所所見に注意し，鼻汁の炎症細胞を評価する．

こともあります．病初期には時に発熱や上気道炎を伴います．急性鼻副鼻腔炎診療ガイドライン[2]では「上気道のウイルス感染後に膿性鼻汁が10日間以上持続する場合，また5～7日後に悪化をみる場合は細菌の二次感染による急性細菌性鼻副鼻腔炎と診断する」としています．

Ⅲ 鼻やのどの所見

　アレルギー性鼻炎では，鼻粘膜は蒼白(花粉症ではしばしば発赤)で腫脹し，水様性ないし粘性鼻汁が認められます．細菌性鼻副鼻腔炎では鼻粘膜の発赤と腫脹，膿性ないし粘膿性鼻汁が認められ，特に中鼻道の閉塞と膿性鼻汁の存在は重要な所見です．鼻腔が狭い年少児では前鼻孔からの観察は容易ではありませんが，細径の内視鏡により確認することができます．また咽頭後壁に膿性後鼻漏が付着していれば，細菌性鼻副鼻腔炎を強く疑います．

Ⅳ 検　査

1. 鼻汁細胞診

　鼻粘膜の炎症を簡便に評価できる優れた方法です．食品用ラップ材に鼻をかませるか，綿棒を用いて鼻汁を採取し，スライドグラスに塗布して鼻汁の性状を確認し，ハンセル液で染色し鏡検します．アレルギー性鼻炎では図F-18-aに示すように好酸球が，細菌性鼻副鼻腔炎では図F-18-bに示すように好中球が優位に認められ，しばしば細菌も認められます．子どもでは好酸球と好中球が混在していることも珍しくありません．成人における検討では，アレルギー性鼻炎では好酸球が好中球の10％以上存在することが報告[3]されています．

2. 抗原検索

　アレルギー性鼻炎の原因となる抗原検索には血清特異的IgE抗体検査，皮膚テスト，鼻粘膜抗原誘発検査などの方法があります．血清特異的IgE抗体検査が頻用されますが，抗

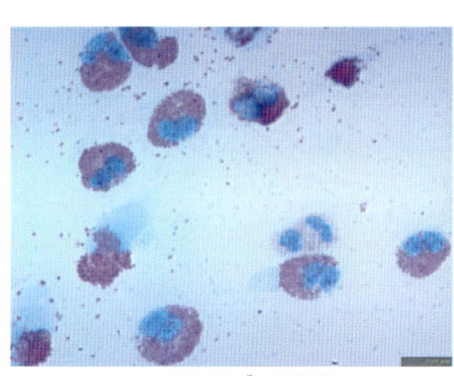

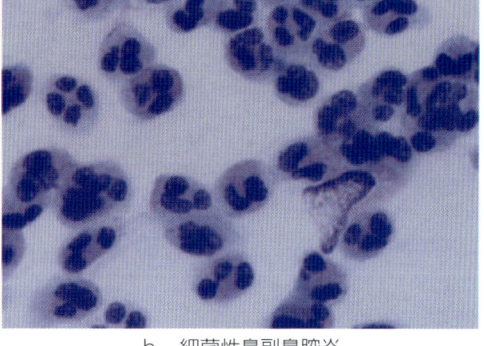

　　　　a．アレルギー性鼻炎　　　　　　　　b．細菌性鼻副鼻腔炎
図 F-18　鼻汁細胞診
アレルギー性鼻炎（a）では好酸球が，細菌性鼻副鼻腔炎（b）では好中球が優位に認められる．

体が陽性であっても発症していない例もあります．逆に陰性または疑陽性であっても原因として否定できないこともあります．陽性抗原が症状に見合っているかを考えて診断することが大切です．鼻粘膜誘発検査は下鼻甲介に抗原付き濾紙ディスクを貼付して即時反応を観察します．低年齢児での実施は困難ですが，局所でのⅠ型アレルギーを確実に診断することができます．

3. 単純 X 線検査

　急性鼻副鼻腔炎診療ガイドライン[2]では「画像診断は鼻腔所見の評価を優先したうえで行うことが望ましい」とされ，特に 6 歳以下の子どもでは補助診断と位置づけられています．ただし鼻副鼻腔炎による眼窩内や頭蓋内合併症が疑われる場合は CT 検査が必要です．

Ⅴ　診　断

　アレルギー性鼻炎，細菌性鼻副鼻腔炎とも，小児において極めて頻度の高い疾患です．両者が合併することも少なくありません．症状と局所所見，検査所見を総合し，診断を行います．いずれかと診断して治療を行っても改善が得られない場合は，再度診断を見直すことも必要であり，きめ細かな対応が望まれます．

（増田佐和子）

文　献

1) 鼻アレルギー診療ガイドライン作成委員会：鼻アレルギー診療ガイドライン―通年性鼻炎と花粉症―2013 年版（改訂第 7 版），ライフ・サイエンス，2013．
2) 日本鼻科学会：急性鼻副鼻腔炎診療ガイドライン 2010 年版．日鼻科会誌．49(2)：143-198，2010．
3) Lee HS, et al：Quantitative cytology of nasal secretions under various conditions. Laryngoscope. 103：533-537, 1993.

F. 鼻副鼻腔炎・嗅覚

Q.14 子どもの咳と鼻副鼻腔炎の関連を教えて下さい

回答 子どもの咳の原因として鼻副鼻腔炎は重要であり，特に長びく咳では約半数に鼻副鼻腔炎が認められます．鼻副鼻腔炎による咳の多くは痰がからむ湿性で，後鼻漏により引き起こされると考えられています．特に起床時に痰がからんだ咳がよく出る場合には，鼻汁や鼻閉，のどの雑音，病初期の発熱などについての問診を行い，鼻内の鼻汁やのどに下がってくる後鼻漏を注意して観察し，本症を見逃さないようにすることが必要です．

解説

I 子どもの咳における鼻副鼻腔炎の頻度

　小児において咳は極めて頻度の高い症状の１つであり，一方，鼻副鼻腔炎もよくある疾患です．耳鼻咽喉科外来で 11 歳以下の小児 367 名にアンケート調査を行い，受診時に「咳をしている」と回答した 151 名について検討したところ，**図 F-19** に示すように全体の 17.1％に鼻副鼻腔炎を認め，特に学童で高率でした[1]．また鼻副鼻腔炎がある小児では，な

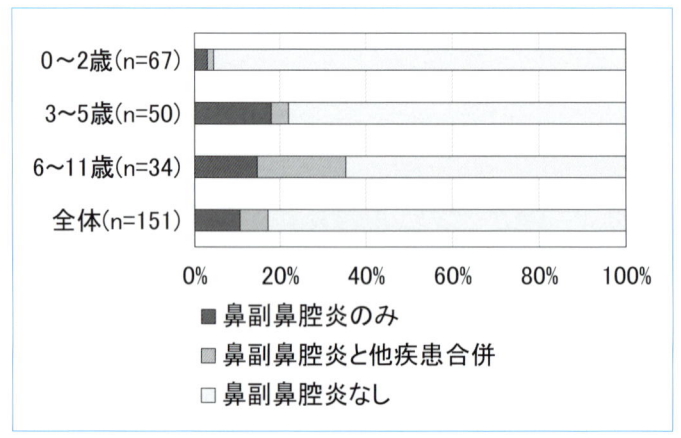

（文献 1 を基に作成）

図 F-19　外来受診時に咳をしている小児における鼻副鼻腔炎の割合
全体の 17.1％に鼻副鼻腔炎を認め，特に学童でその割合が高かった．

表 F-9　小児の長びく咳の原因疾患

		咳嗽の性状			計
		湿性	混合性	乾性	
鼻副鼻腔炎	鼻副鼻腔炎のみ	9			9
	＋喘息	1			1
	＋気管支炎	1			1
	＋アレルギー性鼻炎	2			2
	＋アレルギー性鼻炎，気管支炎		3		3
喘息		2	1	1	4
喘息＋アレルギー性鼻炎		3		5	8
心因性				2	2
百日咳				1	1
気管支炎		1			1

咳が 4 週間以上遷延する小児 32 名について，耳鼻咽喉科と小児科で同日に診察，診断した結果と咳嗽の性状を示す．半数に鼻副鼻腔炎を認め，ほとんどが湿性咳嗽であった．

（文献 2 を基に作成）

い小児に比べて有意（p＜0.01）に高率に咳を認めました．すなわち，子どもの咳と鼻副鼻腔炎は密接に関連していることがわかります．

　鼻副鼻腔炎は子どもの長びく咳の原因としても重要です．ときには長期間にわたって喘息として治療を受けている子どもにおいて鼻副鼻腔炎が判明し，治療によって速やかに改善する症例を経験します．4 週間以上咳が続いている小児 32 名について耳鼻咽喉科と小児科で検討したところ，表 F-9 に示すように半数の 16 名に鼻副鼻腔炎が認められました[2]．これらのうち湿性咳嗽は 13 名，混合性咳嗽は 3 名で，後鼻漏による影響が大きいことが示唆されます．一方，喘息や気管支炎を合併している例があり，咳の原因は必ずしも 1 つとは限らないことにも留意しなければなりません．

II　鼻副鼻腔炎による咳の機序

　鼻副鼻腔からは常に粘液が分泌されていますが，通常は自覚されません．鼻副鼻腔炎により分泌が亢進し，粘液線毛輸送機能が低下し，分泌液の性状が変化することによって後鼻漏として自覚されるようになり[3〜5]，咳や違和感などの症状を引き起こします．鼻副鼻腔炎の鼻汁は粘度が高く，除去が困難です．また副鼻腔の自然口，すなわち鼻腔への開口部は鼻腔の深部にあることから，粘膿性の分泌物が後鼻漏となりやすいと考えられます．後鼻漏に含まれる病原菌により咽喉頭炎や気管支炎が起こるため，また後鼻漏が直接喉頭や気管の咳受容体を刺激するために，咳が生じると考えられています[3〜5]．

III　鼻副鼻腔炎における咳の特徴

　鼻副鼻腔炎に伴う咳は湿性咳嗽がほとんどです．子どもの咳の質を保護者に尋ねることが重要で，「痰がからんだような，ゴホゴホした咳ですか」などと具体的に聞くとよいでしょう．診察時に実際に咳をしていれば，注意してその様子を観察します．また鼻汁や鼻閉の

有無を尋ね，鼻汁の色調や粘度，すなわち黄色や緑色の粘りけのある鼻汁かどうか，などを確認します．子ども自身や保護者が鼻症状に気づいていなかったり，気にしていなかったりすることもあります．特に小児では後鼻漏の自覚は難しく，保護者にもわかりにくいものですが，のどがゴロゴロするような雑音として気づかれていることがあります．

　鼻副鼻腔炎の咳は起床時に好発しますが，寝入りばなや日中にも認められます[1]．発熱や咽頭痛，鼻汁などの急性上気道感染症状をきっかけに咳が持続していることも少なくないので，経過に注意して問診を行います．

Ⅳ 鼻副鼻腔炎における咳への対応

　朝，起き抜けに痰がからんだ咳がよく出る場合には，鼻症状の有無や随伴症状について尋ね，鼻内所見や咽頭の後鼻漏を詳細に観察して診断を行います．鼻副鼻腔炎における湿性咳嗽は分泌物を除去するための反応です．鎮咳薬で咳を抑えるのではなく，原疾患である鼻副鼻腔炎を治療して，分泌物の減少と性状の改善によるクリアランスの向上をはかることで咳は速やかに改善します（鼻副鼻腔炎治療の詳細は他項に譲ります）．分泌物を物理的に除去することも大切です．鼻をかむことを勧め，鼻をかめない乳幼児では保護者が市販の鼻汁吸引器などを用いて除去するよう指導します．

（増田佐和子）

文　献

1) 増田佐和子ほか：耳鼻咽喉科外来における小児咳嗽の実態．耳鼻臨床．104(1)：61-66, 2011.
2) 増田佐和子ほか：小児科と耳鼻咽喉科による小児の遷延する咳嗽の検討．小児耳鼻咽喉科．28(1)：24-30, 2007.
3) 間島雄一ほか：後鼻漏と咳・痰．JOHNS．10：1529-1532, 1994.
4) 内藤健晴：耳鼻咽喉科領域の慢性咳嗽．耳鼻臨床．94：1667-1675, 2001.
5) 馬場　錬：後鼻漏とせき．MB ENT．59：8-16, 2006.

F．鼻副鼻腔炎・嗅覚

Q.15 子どもの鼻みずはほうっておいて良いのですか？

回答 鼻の分泌物そのものを「鼻汁」，鼻汁が鼻の外に漏れ出している状態あるいは出てきた鼻汁そのものを「鼻漏」（一般的なことばで「鼻みず」）として解説します．
　本来，鼻汁は吸気の加湿，感染防御，異物除去など，気道を守るために不可欠ですが，炎症など何らかの病的な状態で量が増えたり性質が変化したりすると，鼻漏，すなわち鼻みずとして問題となります．鼻みずが長びく場合や，鼻みずのために子どもや保護者が苦しい思いをしたり困ったりしている場合，鼻みず以外の症状を伴っている場合には医療機関への受診を勧めます．

解説

I　鼻汁の生理と病態

1．鼻汁の役割は？

　生理的な状態では鼻汁の存在はほとんど自覚されません．しかし，鼻汁は吸気の加湿や，感染防御，異物の除去など気道の防御システムに欠かすことができないものとして重要な役割を果たしています．
　鼻粘膜上皮の杯細胞と粘膜固有層の分泌腺から産生される粘液と，上皮下の毛細管からの漏出液を合わせると，1日1 l に達するといわれ，主にこの漏出液が吸気の加湿に関与します[1]．また鼻汁には局所免疫に重要な分泌型IgAや，血管から漏出したIgG抗体が含まれています．生化学的な防御機構としてのラクトフェリンやリゾチームなど抗菌作用をもつ酵素も存在します[1]．鼻粘膜の後2/3は線毛上皮が密生しており，これを覆う粘液層は，粘度の高い外層（ゲル層）と漿液性の内層（ゾル層）から成り立っています．空気中から鼻を通して吸入された異物は外層で吸着され，粘液線毛輸送機能によってのどに向かって排出されます[1]．

2．病的な鼻汁とは？

　ウイルスや細菌による感染や，吸入抗原によるアレルギー反応によって炎症が引き起こされ，鼻汁の量が増加したり性状が変化したりすると，鼻の外へ出て鼻漏，いわゆる鼻み

ずとして問題になります．

　子どもの鼻汁からは高い頻度で細菌が検出されます[2]が，細菌感染が起こると，好中球を中心とした炎症細胞が動員され，種々のケミカルメディエーターやタンパク分解酵素を放出します．これらは組織傷害を引き起こし，生理的な防御機構である粘液線毛輸送機能を障害するとともに分泌細胞からの分泌を亢進させます[3]．

　またアレルギー性鼻炎では，好酸球とともにヒスタミンやロイコトリエン，トロンボキサンなどのメディエーターやTh2サイトカインが鼻汁中に放出されます[4]．さらにこうした病的な鼻汁の停留により鼻粘膜の炎症は修飾され，増悪し遷延すると考えられます．鼻をかむことができない子どもでは，鼻汁が排出されずに鼻腔内に溜まることにより鼻閉が生じ，QOLの低下をきたします．前鼻孔からの鼻みずだけでなく，後鼻漏となって咽頭や気管を刺激して湿性咳嗽の原因になることもあります．

Ⅱ　子どもの鼻みずの頻度と受診状況

　鼻みずは，子どもにおける極めて頻度の高い症状の1つです．未就学児の直近1年間における呼吸器疾患に関する全国規模のアンケート調査[5]によれば，鼻水・鼻づまりの頻度は94.8%と最も高く，次いで，空せき（乾性咳嗽）73.7%，痰を伴うせき（湿性咳嗽）64.3%，喘鳴19.2%の順であったと報告されています．しかし，鼻水・鼻づまりで医療機関に受診したのは73.0%で，湿性咳嗽や喘鳴が90%以上であったのに比べ低い割合にとどまっていました．すなわち，医療機関への受診に至らずに家庭で対応，あるいは経過をみている鼻みずが少なからず存在するといえます．

Ⅲ　子どもの鼻みずの原因

　図F-20に子どもの鼻みずの原因となる主な疾患を示します．最もよくみられるのはウイルスや細菌の感染による急性鼻炎ないし鼻副鼻腔炎と，アレルギー性鼻炎です．これら

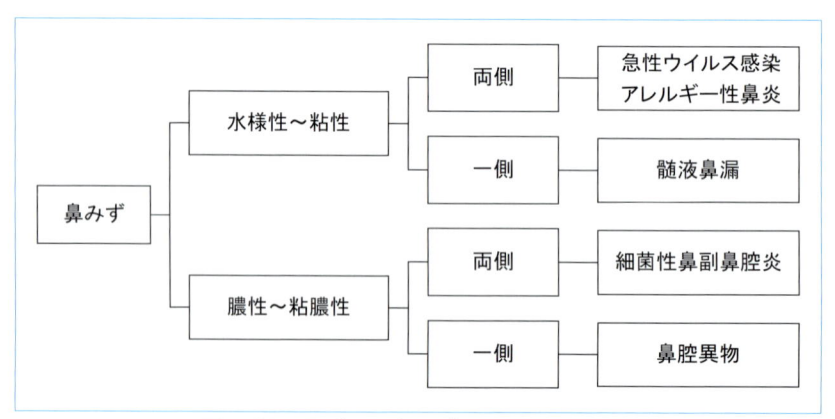

図F-20　子どもの鼻みずをきたす主な疾患
鼻みずの性状と，両側・一側に分けて示す．子どもの鼻みずの多くは両側性であるが，一側性の疾患にも注意が必要である．血管運動性鼻炎，好酸球増多性鼻炎，好酸球性副鼻腔炎，悪性腫瘍などは子どもでは稀である．

表 F-10　ほうっておけない子どもの鼻みず

ポイント	解説
長びく	鼻みずが 1～2 週間を超えて続くとき
支障がある	鼻みずのために子どもや保護者が苦しんでいるとき，困っているとき，睡眠や遊び・勉強など日常生活に支障が出ているとき
随伴症状がある	発熱など全身症状，湿性咳嗽，頭痛・頭重感，顔面痛などがあるとき（特に強い頭痛や目の症状があるときは緊急性が高い）

は通常両側性で，感染初期やアレルギー性鼻炎であれば水様性～粘性，細菌感染では膿性を呈します．一側のみの鼻みずの頻度は高くありませんが，水様性であれば髄液鼻漏，膿性であれば異物を疑います．このほかに血管運動性鼻炎，好酸球増多性鼻炎，好酸球性副鼻腔炎，悪性腫瘍などの疾患も鼻みずの原因となりますが，子どもでは稀です．

Ⅳ　ほうっておけない子どもの鼻みず

症状が軽度であれば，家庭で鼻をかむ，鼻汁をとるなどの方法で対応します．しかし，以下に示すような場合は医療機関への受診を勧めます（表 F-10）．

1. 長びく鼻みず

通常の急性上気道炎に伴う急性鼻炎の症状は，1～2 週間で治癒します[4]．これ以上長びく場合は，鼻副鼻腔炎やアレルギー性鼻炎などの疾患を考える必要があります．急性鼻副鼻腔炎診療ガイドライン[6]では「上気道のウイルス感染後に膿性鼻汁が 10 日間以上持続する場合，また 5～7 日後に悪化をみる場合は細菌の二次感染による急性細菌性鼻副鼻腔炎と診断する」とされています．子どもの QOL の低下を長びかせないためにも，治療が望まれます．

2. 支障をきたす鼻みず

鼻みずにより子どもや保護者が苦痛や生活上の支障を感じているようであれば，対応が必要です．花粉症の子どもは，鼻みずにより頻繁に鼻をかまなければならない，ティッシュを持ち歩かなければならない，鼻をかみすぎて赤くなる，などのことで困っています．また低年齢であるために鼻を十分かめなかったり，粘稠であるためにかんでも除去できなかったりすると，鼻閉が生じて口呼吸となり，食事や睡眠が妨げられます．このような場合は，鼻みずを物理的に吸引除去したり，薬剤によって治療したりする必要があります．

3. 随伴症状のある鼻みず

発熱や活気の低下などの全身症状や，湿性咳嗽などを伴っている場合，頭痛や頭重感，顔面痛がある場合は医療機関で治療を受けるべきでしょう．強い頭痛や目の痛み，複視，視力障害などの目の症状がある場合は，頭蓋内合併症や眼窩内合併症の可能性もあります．これらは緊急性の高い疾患ですので，専門機関で迅速に対応しなければなりません．

（増田佐和子）

文 献

1) 市村恵一：鼻 Ⅲ生理．加我君孝ほか編．172-185，新臨床耳鼻咽喉科学，中外医学社，2001．
2) 工藤典代ほか：小児の鼻汁から得られた検出菌の検討．日鼻科会誌．47：115-119, 2008．
3) 間島雄一：副鼻腔炎（鼻・副鼻腔疾患）．野村恭也ほか編．290-297, CLIENT 21 No.12 鼻，中山書店，2000．
4) 鼻アレルギー診療ガイドライン作成委員会：鼻アレルギー診療ガイドライン―通年性鼻炎と花粉症―2013年版（改訂第7版），ライフ・サイエンス，2013．
5) 望月博之ほか：未就学児の呼吸器症状の実態―保護者を対象としたアンケート調査報告―．アレルギー．57：1166-1174, 2008．
6) 日本鼻科学会：急性鼻副鼻腔炎診療ガイドライン2010年版．日鼻科会誌．49(2)：143-198, 2010．

F．鼻副鼻腔炎・嗅覚

Q.16 子どもの鼻汁対策はどのようにしたら良いですか？

回答

鼻かみができる子どもであれば，鼻かみをさせます．また，鼻処置のために，なるべく耳鼻咽喉科診療を受けるように指導します．外来診療では鼻汁吸引や薬液噴霧を中心とした鼻処置をします．この際，鼻腔と自然口が開大するように鼻処置を行います．その後に，鼻汁を吸引し，さらに開大処置を行います．10分程度間隔をおいて同様に鼻処置を行い，これを2，3度繰り返すと自然口からの新たな鼻汁流出も期待できます．自宅でも鼻汁吸引器があれば使用していただきます．

鼻副鼻腔炎は急性，慢性ともに，鼻汁を排出させ，鼻腔通気（鼻のとおり）を改善させることが重要です．鼻処置で鼻腔を開大させ，さらに自然口を開大させると，副鼻腔からの膿汁の排出を促せます．鼻処置のできない乳幼児では，オリーブ管（図F-21）を用いて鼻汁吸引することが多いのですが，鼻咽腔に流下した鼻汁（後鼻漏）までは吸引できないことがあります．そのような場合は，多用途吸引チューブを用いて鼻腔の吸引を行うと，後鼻漏まで吸引可能です．乳幼児では，鼻かみがまだできない場合が多く，自宅で簡易鼻汁吸引器を使用するように指導したり，電動の吸引器を使用してもらうこともあります．

解説

実際の場面では次のような疑問が生じます．

- 鼻かみのできない乳幼児は自宅でどうすればいいのでしょうか？

まずは，鼻漏を柔らかいティッシュでふき取ります．また，市販されている簡易鼻汁吸引器を使用します．様々な種類がありますが，保護者が直接口で鼻水を吸うことは決して勧められません．保護者への感染伝播につながるからです．鼻副鼻腔炎を反復し使用機会が多いと思われる例，また気管支喘息を合併している子どもには，自宅で使用できる電動吸引器を使用することも考えます（図F-22）．

- 耳鼻咽喉科外来で行う鼻処置にはコツがあるのでしょうか？

小児の鼻腔はもともと狭いうえに，鼻処置に協力が得られないことが多く，また薬液の鼻腔への噴霧は外鼻孔の小さい乳幼児には難しいことがあります．まず，オリーブ管（図F-21）を用いて鼻汁吸引をした後に，薬液噴霧をします[1]．薬液は5,000倍ボスミンを用いることが多いです．鼻鏡を使用し外鼻孔を広げると，それだけで嫌がって以降の処置ができ

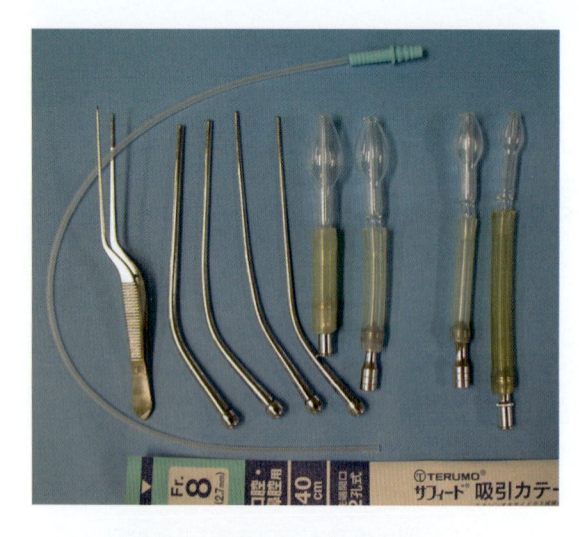

図 F-21　耳鼻咽喉科診療で吸引処置に用いる器機
右から，オリーブ吸引管（接続用金属コネクター付．極小，小，中，大），吸引管（ローゼン吸引管 1.5 mm，小，中，大），耳用攝子（大きさ比較のため）．チューブはテルモ吸引カテーテル鼻口腔用（8 フレンチ）

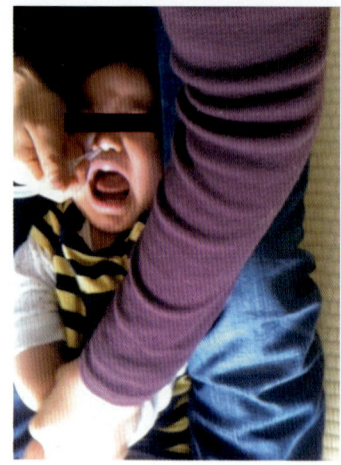

a|b

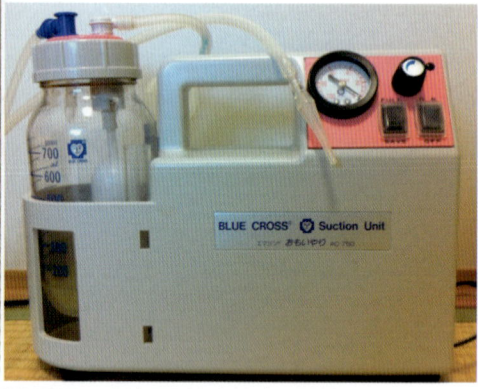

図 F-22　自宅で吸引器を用い鼻汁吸引を行う（1 歳児）
a：床にあおむけに寝かせ，保護者の手足で児を固定し，吸引をする．
b：自宅で用いている電動吸引器．先端部分はシリコン製で鼻腔深くには入らないようになっている．BLUE CROSS Suction Unit（BLUE CROSS 社製，エマジン小型吸引器おもいやりシリーズ）

なくなる恐れがあります．冬期は鼻鏡を温めるなどして，乳幼児には不快な思いを減らすようにします．

I 鼻かみのできない乳幼児の鼻汁対策

　鼻漏をふき取るだけでは，鼻腔内の鼻汁を排除できず，鼻腔にはまだ鼻汁が存在しています．鼻副鼻腔炎を起こしやすい子どもや気管支喘息を起こしやすい子どもの家庭では，後鼻漏になる鼻汁の排除が重要です．自宅でも効率よく鼻汁吸引を行うには，自宅で使用可能な吸引装置を持っていてもよいと思われます．

ステップ1：鼻かみができない場合

　鼻かみができない子どもの場合は，まず鼻かみの練習をします．シャボン玉が吹ける，誕生日ケーキのろうそくの火をフーッと消せる場合は，鼻かみができます．鼻から息を吐くこと，勢いよくフンと鼻から息を吐くことを練習します．外鼻孔の近くに，細長く裂いたティッシュペーパーを手で持って近づけ，ティッシュペーパーがヒラヒラと動くことをゲーム感覚で楽しみます．

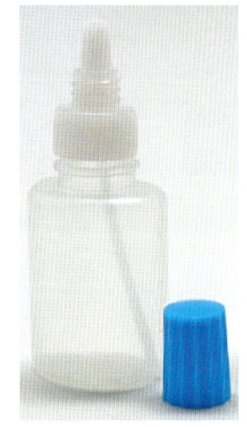

図 F-23
噴霧点鼻容器
(ケーエム化学社製)

ステップ2：鼻かみをしても十分取りきれない場合

　点鼻を行ったうえでもう一度鼻かみをしてみます．点鼻薬は自宅でも作ることができますし[2)3)]，調剤薬局で調剤してもらうこともできます．
①重曹2.5 g，食塩5 g，水500 ml をペットボトル(500 ml)に入れ，よく振って溶かす．
②できあがった点鼻薬をスプレー容器(図 F-23)(または点鼻容器)に移す．
③1〜2プッシュ(または2〜3滴)鼻に入れる．
④しばらく時間を置き，点鼻薬が浸透したら鼻水吸引をする．
⑤すっきり取れない場合は，②〜③を繰り返し行う．

ステップ3：ステップ2でも十分に鼻汁吸引ができない場合

　簡易鼻汁吸引器や電動吸引器の使用を勧めます．

II　鼻閉に対する治療

　乳幼児の鼻閉は，もともと鼻腔が狭いうえに鼻汁が鼻腔内に停滞し，また鼻粘膜の腫脹によってさらに狭小化することにより生じます．鼻汁除去に加え，粘膜の浮腫をとる処置が必要になります．血管収縮薬の使用は，2歳未満は禁止されています．2歳以上で就学前の幼児は薬剤を2倍希釈にして使用することもありますが，連用は避けるべきです．

　　　　　　　　　　　　　　　　　　　　　　　　　　　　　　　　(工藤典代)

文　献

1) 工藤典代：鼻がつまる．38-39，子どものみみ・はな・のどの診かた，南山堂，2009.
2) 工藤典代：子どもの鼻汁対策はどうするのか．山中　昇・工藤典代編著，59-60，鼻副鼻腔炎のマネジメント70のQ＆A，医薬ジャーナル社，2011.
3) 工藤典代：新生児の鼻汁対策は．山中　昇・工藤典代編著，126-128，鼻副鼻腔炎のマネジメント70のQ＆A，医薬ジャーナル社，2011.

F. 鼻副鼻腔炎・嗅覚

Q.17 急性鼻副鼻腔炎の治療はどのようにしたら良いですか？

回答 急性上気道炎による鼻炎症状，すなわち膿性鼻汁が10日以上続いている，あるいは3～5日後に悪化する場合は細菌感染による急性鼻副鼻腔炎と診断し，治療を開始します．急性鼻副鼻腔炎診療ガイドライン2010年版[1]によれば，治療は臨床症状2項目（鼻漏，不機嫌・湿性咳嗽），鼻腔所見（鼻汁・後鼻漏）の3項目に対してスコアリングを行い，合計スコアで重症度を判定します．この重症度に従って抗菌薬を投与するか否か，抗菌薬はどのような種類を選択するかを決めます．

解説

I 小児鼻副鼻腔炎の病態

　乳幼児期にはその免疫学的脆弱性により，頻回に急性上気道炎に罹患します．ほとんどの場合，respiratory syncytial virus(RSV)などのウイルス感染が原因となります．このウイルス性上気道炎に罹患した場合，初発罹患部位としても最も頻度が高いのが鼻腔であり，急性鼻炎，いわゆる鼻風邪としての症状が発現します．一般的に小児では1年に3～8回，成人では2～3回，RSVやアデノウイルスなどによる急性上気道炎に罹患するといわれています．この際，鼻炎様の症状のみでも画像上90％の患者の副鼻腔になんらかの陰影が生じるとされていますが，このような鼻副鼻腔炎は通常両側性に罹患し上気道炎の消退とともに自然に治癒します．しかしウイルス感染が生じると，粘液繊毛輸送系に乱れが生じ，また粘膜上皮の脱落から鼻咽腔の病原菌による感染が成立しやすくなります．このウイルス性鼻副鼻腔炎の0.5～2％が急性細菌性鼻副鼻腔炎に移行します．
　急性鼻副鼻腔炎は，急性上気道炎による鼻炎症状，すなわち膿性鼻汁が10日以上あるいは3～5日後に悪化する場合に診断されます．特に幼小児では反復感染も生じやすくなります．

II 急性鼻副鼻腔炎の原因菌

　第4回耳鼻咽喉科領域主要検出菌全国サーベイランスの結果では，全年齢では急性鼻副鼻腔炎の鼻汁からは肺炎球菌，インフルエンザ菌，ついで黄色ブドウ球菌が多く検出され

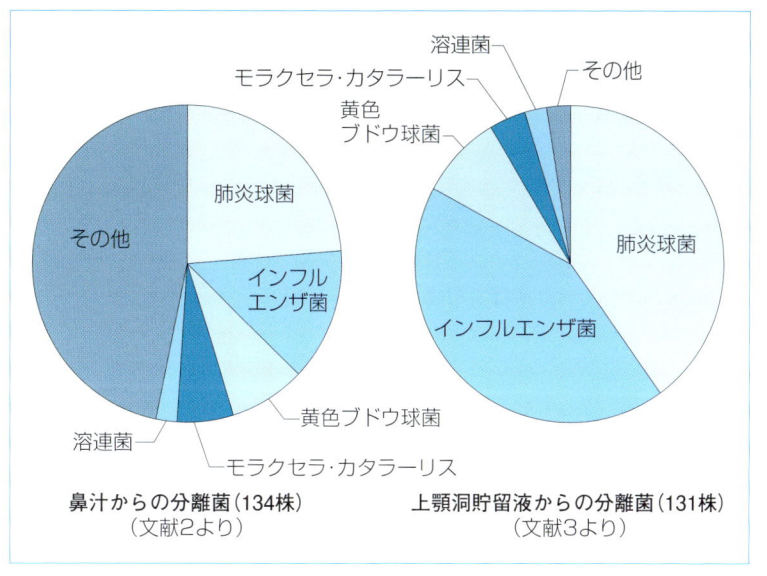

図 F-24 急性鼻副鼻腔炎からの分離菌

ました．しかし5歳以下の低年齢児に限ると，肺炎球菌，インフルエンザ菌ともに約1/3から検出され，次いでモラクセラ・カタラーリスが20.8％から検出されました[2]．一方，上顎洞穿刺により得られた貯留液からは肺炎球菌，インフルエンザ菌，黄色ブドウ球菌，モラクセラ・カタラーリスが高頻度に検出されました[3]（図 F-24）．よって肺炎球菌，インフルエンザ菌，モラクセラ・カタラーリスが小児急性中耳炎と同様，3大原因菌と考えられます．前2者の薬剤耐性は年々変化しています．近年では肺炎球菌のペニシリン耐性率が減少している一方，インフルエンザ菌のアンピシリン耐性率の増加が指摘されています[2]．

III 診断と重症度の判定

1. 問診

小児急性鼻副鼻腔炎の診断において，問診は非常に重要です．いつから症状があるか，鼻汁の量と性状，鼻閉の程度さらに口呼吸の有無，湿性咳嗽の有無が症状として重要です．さらにこれまでの鼻副鼻腔炎の既往，アレルギー素因の有無も問診として重要です．さらに耐性菌保有の危険因子，すなわち保育園児か否か，過去1か月以内の抗菌薬の使用の有無も必ず知る必要があります．

2. 局所所見と画像検査

急性鼻副鼻腔炎では前鼻鏡検査あるいは鼻咽腔内視鏡検査で鼻粘膜の発赤および中鼻道からの膿性鼻汁の流出を見ます．また咽頭検査で後鼻漏を見ることも多いです．鼻閉が高度の場合はアデノイド増殖症を合併している場合もあるため，鼻咽腔内視鏡検査で後鼻孔を観察します．6歳以下の小児における急性鼻副鼻腔炎の単純X線写真による画像検査は推奨されません．頭蓋内合併症あるいは眼窩内合併症が疑われる場合はCTあるいはMRIによる診断が必要です．

表 F-11　小児急性鼻副鼻腔炎のスコアリングと重症度分類

症状・所見		なし	軽度/少量	中等以上
臨床症状	鼻漏	0	1 (ときどき鼻をかむ)	2 (頻繁に鼻をかむ)
	不機嫌・湿性咳嗽	0	1 (咳がある)	2 (睡眠が妨げられる)
鼻腔所見	鼻汁・後鼻漏	0 (漿液性)	2 (粘液性少量)	4 (中等量以上)

軽症：1〜3，中等症：4〜6，重症：7〜8

3. 重症度のスコアリング

問診および局所所見で急性鼻副鼻腔炎と診断されたら，臨床症状2項目(鼻漏，不機嫌/湿性咳嗽)，鼻腔・咽頭所見(鼻汁/後鼻漏)の3項目に対し，スコアリングを行い，合計スコアで重症度を判定します．症状や所見がないものから高度中等度以上のものまで，3段階で評価します(**表 F-11**)．3項目の合計スコアで軽症，中等症，重症と判定し，治療を選択します．

IV　急性鼻副鼻腔炎の治療

1. 局所療法

薬物療法が主体になる以前は，一般耳鼻咽喉科医では鼻治療，鼻洗浄療法，ネブライザー療法などの局所療法が鼻副鼻腔炎の治療の主流でした．鼻洗浄の有用性を過去の文献から検討した報告[4]によれば，鼻洗浄によって使用する薬剤の量を減らすことができ，副作用もなく安価であり，症状も軽減できるとされています．鼻洗浄療法は慢性鼻副鼻腔炎の治療のオプションとしては推奨されますが，急性鼻副鼻腔炎に対する効果は不明とされています．鼻洗浄には通常生理食塩水が用いられますが，2〜3.5％の高張食塩水を用いたほうが症状および画像上の改善度が良好であると報告されています．幼小児は上手に鼻をかめないこともあり，鼻汁が鼻腔内に充満していることも多いです．鼻処置，鼻汁の吸引は症状の軽減を図る意味でも重要と考えます．また，ネブライザーを使用したエアゾル療法は副鼻腔にも薬液が到達することが証明されており，痛みがないことから小児にも簡便に行えます．

2. 抗菌薬治療

急性鼻副鼻腔炎の治療は抗菌薬治療が主体です．抗菌薬の投与，薬剤の選択は重症度に準じて行います．軽症例の一次治療では抗菌薬を使用せず，経過観察とします．中等症以上での第一選択薬はペニシリン系薬とし，重症例ではこれとセフェム系薬のうち，セフジトレンピボキシル(CDTR-PI：メイアクト®)，セフカペンピボキシル(CFPN-PI：フロモックス®)，セフテラムピボキシル(CFTM-PI：トミロン®)のいずれかの高用量を第一選択薬に位置づけました．**図 F-25〜27**に，重症度別の治療アルゴリズムを示しました．また治療抵抗例に対しては，肺炎球菌検出例では経口カルバペネム薬(テビペネムピボキシル(TBPM-PI：オラペネム®))の使用も検討します．

(飯野ゆき子)

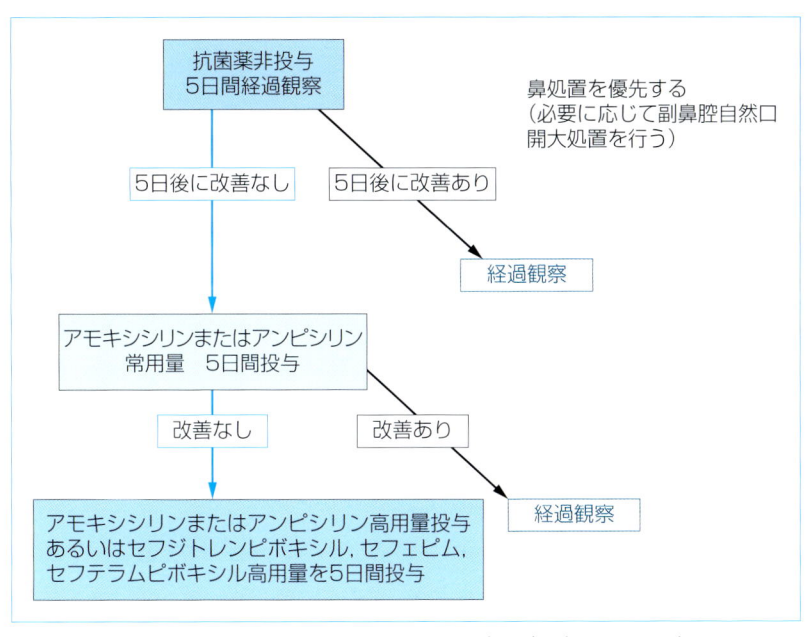

図 F-25　急性鼻副鼻腔炎治療アルゴリズム（小児・軽症）

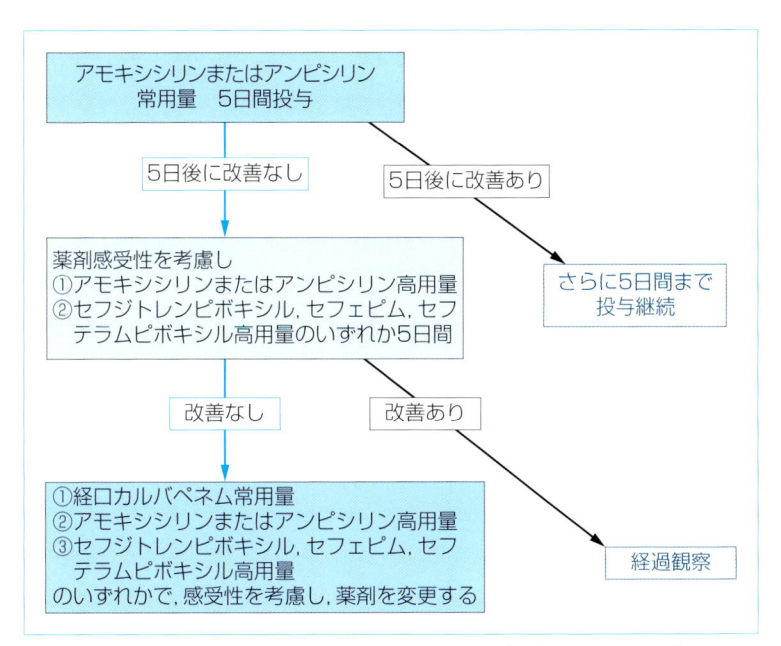

図 F-26　急性鼻副鼻腔炎治療アルゴリズム（小児・中等症）

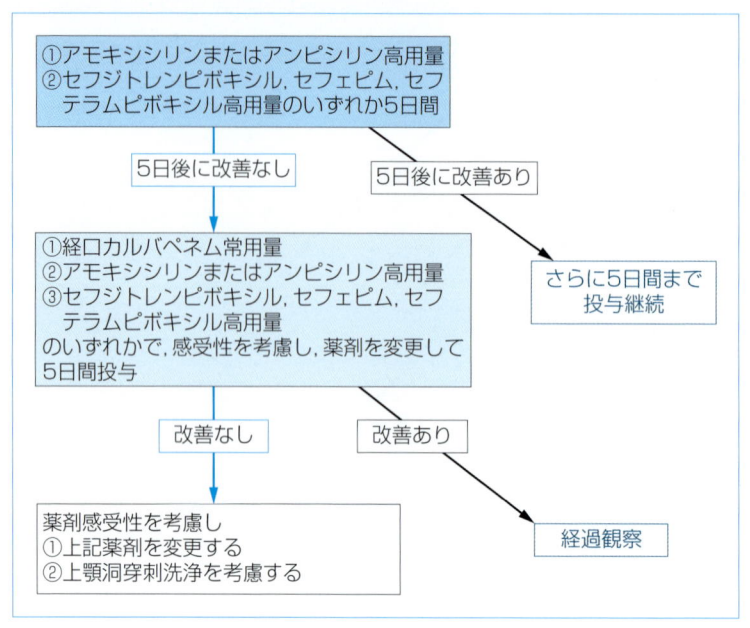

```
┌─────────────────────────────────┐
│ ①アモキシシリンまたはアンピシリン高用量 │
│ ②セフジトレンピボキシル，セフェピム，セフ │
│   テラムピボキシル高用量のいずれか5日間 │
└─────────────────────────────────┘
        │                │
   5日後に改善なし      5日後に改善あり
        ↓                ↓
┌─────────────────────────┐    ┌──────────────┐
│ ①経口カルバペネム常用量        │    │ さらに5日間まで │
│ ②アモキシシリンまたはアンピシリン高用量│    │  投与継続     │
│ ③セフジトレンピボキシル，セフェピム，セフ│    └──────────────┘
│   テラムピボキシル高用量         │
│ のいずれかで，感受性を考慮し，薬剤を変更して│
│ 5日間投与                    │
└─────────────────────────┘
        │            │
     改善なし       改善あり
        ↓            ↓
┌─────────────────┐    ┌──────────┐
│ 薬剤感受性を考慮し    │    │ 経過観察   │
│ ①上記薬剤を変更する   │    └──────────┘
│ ②上顎洞穿刺洗浄を考慮する│
└─────────────────┘
```

図 F-27　急性鼻副鼻腔炎治療アルゴリズム（小児・重症）

文　献

1) 日本鼻科学会編：急性鼻副鼻腔炎診療ガイドライン2010年版．日鼻科会誌．49：143-247，2010．
2) 鈴木賢二ほか：第4回耳鼻咽喉科領域主要検出菌全国サーベイランス結果報告．日耳鼻感染症研会誌．26：15-26，2008．
3) 松原茂規：小児副鼻腔炎の病理．耳鼻臨床．93：283-289，2000．
4) Achilles N, et al：Nasal saline irrigations for the symptoms of acute and chronic rhinosinusitis. Curr Allergy Asthma Rep. 13：229-235, 2013.

F．鼻副鼻腔炎・嗅覚

Q.18 慢性鼻副鼻腔炎に対するマクロライド少量治療は有効ですか？

回答　マクロライド少量治療（マクロライド療法）は成人では非好酸球性慢性鼻副鼻腔炎，自然口換気ルート（ostiomeatal complex；OMC）の閉塞していない慢性鼻副鼻腔炎に有効とされます．小児では鼻粘膜に好酸球浸潤が優位なものは少なく，ほとんどが感染性です．また鼻茸などによる自然口換気ルートの閉塞も稀ですので，小児においてもマクロライド療法は有効である場合が多くみられます．

解説

I　小児慢性鼻副鼻腔炎の病態

　小児の副鼻腔は発育途上であり，大きく鼻腔と交通していることから容易に副鼻腔へも感染が波及します．通常鼻副鼻腔炎が発症してから3か月以上を経過しても鼻症状が続く，あるいは再燃を繰り返すものは慢性鼻副鼻腔炎と定義されます．小児慢性鼻副鼻腔炎の病態の特徴としては，①発育途上の副鼻腔に生じる，②ウイルス・細菌感染に続発するため，感染型が多い，③自然口換気ルートが短い，④鼻腺が多いため過分泌型である，⑤アデノイドの影響を受けやすい，などが挙げられます．慢性鼻副鼻腔炎を有する小児では鼻閉や膿性鼻漏や，後鼻漏のため湿性咳嗽を訴えることが多いです．このように慢性鼻副鼻腔炎は小児にとっても非常に QOL に影響を与える疾患です．また成人の鼻副鼻腔炎は小児期に発症していることも多いです．したがって小児の慢性鼻副鼻腔炎は適切な治療が要求されます．

II　マクロライド療法による治療成績

　マクロライド療法の有効性はその抗菌作用ではなく，ある種の抗炎症作用，免疫調節作用であるとされ[1]，現在成人の慢性鼻副鼻腔炎に対する治療の第一選択となっています．我々はこのマクロライド療法（クラリスロマイシン：CAM，5〜8 mg/kg/day，分2，2〜3か月間）を発症後3か月経過した慢性期の鼻副鼻腔炎小児症例に施行し，その有効性を報告しました[2]．小児例に対する臨床評価は成人例と異なり，自覚症状の評価のみならず，他覚所見の評価も困難である場合が多いです．近年は薬剤多剤耐性菌が高頻度に小児の鼻咽

腔から検出され，小児感染症領域で問題となっています．しかし渡邊ら[3]は 435 例という多数の小児例にマクロライド療法を施行し，3 か月で約 7 割，6 か月で約 9 割に改善をみたことを報告しました[3]．やはり抗菌作用によるものではなく，抗炎症作用による効果と考えられます．

Ⅲ　マクロライド療法有効例について

　マクロライド療法はすべての慢性鼻副鼻腔炎症例に有効なわけではありません．成人症例に関しては，症例を積み重ねるに従って，マクロライド療法の有効性があまり期待できない症例もわかってきました．成人症例では，Ⅰ型アレルギー性炎症が主体である症例，気管支喘息を合併している症例，中鼻道が高度に閉塞している症例，大きな鼻茸を有する症例[4]，長期投与中に急性増悪を生じた症例，副鼻腔粘膜の好酸球浸潤優位例[5]がマクロライド療法の有効が低いと指摘されています．

Ⅳ　マクロライド療法が無効な病態，有効な病態

　マクロライド療法はすべての慢性鼻副鼻腔炎症例に有効なわけではありません．
　我々は小児慢性鼻副鼻腔炎症例 110 例におけるマクロライド療法の有効性と各症例の種々の臨床因子を検討しました．その結果，性別，年齢，治療季節，Ⅰ型アレルギー疾患の有無，滲出性中耳炎合併の有無，アデノイド増殖症の有無，保育環境，鼻咽腔の原因菌検出の有無に関しては有効例と無効例の間に相関は得られませんでした．成人例ではⅠ型アレルギーや気管支喘息の合併例において有効性が劣りますが，小児例では気管支喘息を含むⅠ型アレルギー合併の有無によらず同様の有効性が得られました．宮澤ら[6]は小児の鼻茸組織を組織学的に調べ，Ⅰ型アレルギーの有無に関わらず，小児症例では好中球の浸潤が優位であり，感染型が多いことを指摘しています．一般にマクロライド療法は感染型慢性鼻副鼻腔炎に有効性が高いため，感染が主病態である小児鼻副鼻腔炎に高い有効性を示すものと思われます．
　年齢に関しては，渡邊ら[3]は低年齢児ほど再燃を繰り返しやすく有効性がやや劣るとしています．2 歳以下の幼児では副鼻腔の発育は非常に小さく，さらに免疫能も未熟なため反復感染を生じやすくなります．マクロライド療法の適応とはなり難いといえます．3 歳以上の慢性例に限って適応すべきでしょう．

Ⅴ　マクロライド療法と鼻咽腔細菌叢

　本治療の効果は抗菌作用からではなく，抗炎症作用によると推測されています．我々の検討ではたとえマクロライドに感受性のない細菌が検出された症例に対しても有効性が高いです．また鼻腔における原因菌の有無とその有効性にも相関がみられませんでした．すなわち鼻咽腔の原因菌の除菌は必要ではないこと示しています．しかし元来マクロライド薬は抗菌薬であり，半量投与といえども細菌に対する抗菌作用を有すると考えられます．実際の臨床の場では小児の気道感染症の重症化，難治化要因にペニシリン耐性肺炎球菌や

表 F-12　小児慢性鼻副鼻腔炎に対するマクロライド療法（CAM）の有効性

報告者（年）	例数	投与期間	有効率	判定法
立花ら[7]（1994）	22	8週	81.6%	X線
山川ら[8]（1995）			36.8%	X線
工田ら[9]（1995）			90.6%	X線
飯野ら[2]（1997）	30	3か月	87%	自・他覚所見
			73%	X線所見
Iino et al[10]（2003）	54	8〜15週	94%	他覚所見・X線所見
渡邉ら[3]（2005）	415	3か月	70%	他覚所見・X線所見
		6か月	94%	
著者の統計（2008）	24	2〜3か月	96%	X線所見

アンピシリン耐性インフルエンザ菌などの関与が問題となっています．よって小児においてもマクロライド療法により耐性菌が誘導されないか否かが非常に重要な問題といえるでしょう．

小児慢性鼻副鼻腔炎では鼻汁から高頻度にマクロライド耐性肺炎球菌・インフルエンザ菌が検出されます．表 F-12 にこれまでの小児慢性鼻副鼻腔炎に対するマクロライド療法の有効率を示しました．有効性に関して以前の成績[7〜10]と近年著者がまとめた有効性はほとんど変化がなく，相変わらず小児に対しても高い有効性を示しています．小児慢性鼻副鼻腔炎は過分泌が本態であり，感染性炎症が優位であるため有効性が高いと思われます．

Ⅵ 小児慢性鼻副鼻腔炎に対するマクロライド療法の実際

小児慢性鼻副鼻腔炎に対するマクロライド療法の治療指針[4]では，投与はエリスロマイシン（エリスロシン®）を使用する場合は 8〜12 mg/kg/day，クラリスロマイシン（クラリス®）では 4〜8 mg/kg/day，投与期間は 3 か月とされています．しかし 2 か月の投与で効果の程度がわかるため，効果の低い症例に関しては漫然とした投与は控え，その鼻副鼻腔炎の病態を検討し他の治療法を試みるべきでしょう．

（飯野ゆき子）

文献

1) 工藤翔二ほか：びまん性汎気管支炎に対するマクロライド系抗生剤の少量長期投与の臨床効果．日胸疾会誌．22（増）：254，1984．
2) 飯野ゆき子ほか：小児慢性副鼻腔炎に対するマクロライド療法の有効性．耳展．40（補 2）：159-163，1997．
3) 渡邉昭仁ほか：マクロライド療法を行った小児副鼻腔炎症例の検討．耳鼻．51：432-436，2005．
4) 羽柴基之ほか：慢性副鼻腔炎に対するマクロライド療法のガイドライン（試案）．Jpn J Antibiotics. 51 Suppl A：86-89，1998．
5) 飯野ゆき子ほか：エリスロマイシン療法施行症例における副鼻腔粘膜の病理組織学的検討．日耳鼻．97：1070-1078，1994．
6) 宮澤哲夫ほか：小児鼻茸の免疫組織学的検討．日鼻科会誌．38：412-417，1999．
7) 立花文寿ほか：小児耳鼻疾患へのクラリスロマイシンの効果．—慢性副鼻腔炎・滲出性中耳炎への効果—．耳鼻臨床．87：421-427，1994．
8) 山川卓也ほか：慢性副鼻腔炎に対する Clarithromycin（CAM）の臨床効果について—投与量との関係—．日耳鼻感染症研会誌．13：143-147，1995．
9) 工田昌矢ほか：小児慢性副鼻腔炎の CAM 少量長期療法—カルボシステイン併用療法—．耳鼻臨床．88：825-829，1995．
10) Iino Y, et al：Nasopharyngeal flora and drug susceptibility in children with macrolide therapy. Laryngoscope. 113：1780-1785, 2003.

F．鼻副鼻腔炎・嗅覚

Q.19 生来，ニオイがわからない病気の原因は何ですか？

回答

先天性嗅覚障害で最も代表的なのは Kallmann 症候群と呼ばれる低ゴナドトロピン性性腺発育不全です．嗅球，嗅索部，嗅溝が頭部 MRI で確認できません．Kal1 遺伝子あるいは FGFR1（Kal2）遺伝子の異常といわれています．遺伝形式は X 連鎖劣性遺伝が多いです．知的障害はないことも多いですが境界領域とされる報告が多いです．

嗅球形成不全による無嗅覚症が中心であるが口唇口蓋裂，心奇形，睾丸萎縮，性毛減少などの症状を示します．最も重要なことは，周囲には全く気づかれないため診断時期が遅く，後に気づかれた際には二次性徴が遅れることなどです．

解説

I 先天性嗅覚障害

先天性嗅覚障害は聴覚障害や視覚障害と違い，患者側（両親）および医療者側にもほとんど認識されていないのが現状です．日常臨床でも問診の項目に嗅覚障害があるとはあまり聞いたことがありません．したがって先天性嗅覚障害の場合，成長にどのような注意が必要でどのような影響が出るのかも不明です．

わかっているのは性腺発育不全により二次性徴が遅れることなどです．

1944 年 Kallmann らが性腺機能低下と無嗅覚症の家族内発症を先天性嗅覚障害として初めて報告しました[1]．遺伝形式は X 連鎖劣性遺伝，つまり男性では X 染色体が 1 つのため，劣性形質が発現することになります．発生率は 1/5 万人といわれています．特に男子においては二次性徴がみられず，20 歳を過ぎ多くは 30〜40 歳代で泌尿器科や内分泌内科を受診し発見され，強いコンプレックスを抱いているケースが多いと報告されています．早期発見により早期からホルモン療法の開始が可能となります．**図 F-28** に Kallmann 症候群の頭部 MRI を，**表 F-13** に Kallmann 症候群 4 症例の臨床情報を示します．

II 他覚的検査

嗅覚障害の検査には T＆T オルファクトメーターとアリナミン静脈注射検査が一般的ですが，先天性嗅覚障害のほとんどである Kallmann 症候群は乳幼児期には検査が困難な

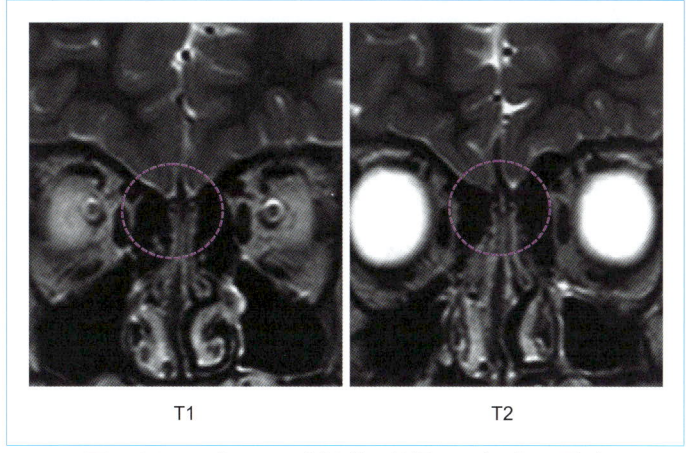

図 F-28　Kallmann 症候群の頭部 MRI（6 歳，男児）
○印は嗅球欠損を示す．

表 F-13　Kallmann 症候群 4 症例の比較

	年齢 初診	年齢 嗅覚（−）自覚	性別	アリナミンテスト	近赤外線分光法	MRI	二次性徴	合併症
症例 1	16	学童期（7 歳〜）	男	反応（−）		嗅球（−）嗅溝低形成 下垂体低形成	なし	なし
症例 2	26	学童期（7 歳〜）	女	反応（−）	反応（−）	嗅球（−）下垂体異常なし	あり	なし
症例 3	5	幼児時（1〜6 歳）	女	反応（−）	反応（−）	嗅球（−）嗅溝（−）下垂体低形成		チャージ症候群
症例 4	6	幼児時（1〜6 歳）	男	反応（−）		嗅球（−）嗅溝（−）下垂体異常なし		なし

　ことが多いです．診断時期が遅れるため早期発見が望ましいですが有用な検査がないのが現状です．今後難聴の診断に使用されている条件詮索反応聴力検査（COR）のような嗅覚刺激を乳児に行い，どのような反応を示すかなどの研究が望まれます．

　参考に現在著者の施設で行われている近赤外線分光法（NIRS）検査を示します．方法は前頭葉にプローブを装着し，嗅覚刺激は水をコントロールとし芳香剤であるアロマを使用しました．嗅覚刺激 50 秒・刺激なし 60 秒を各 3 回ずつ測定し加算処理しました．前頭葉にプローブを装着しているので，嗅覚以外の反応も捉えやすいという欠点もありますが，近赤外線分光法検査を 2 症例で実施し，水と同様にアロマで反応がみられなかったことから，近赤外線分光法検査は，嗅覚の他覚的な検査の 1 方法として有用である可能性があります（図 F-29，30）．

　先天性嗅覚障害の治療は，現在のところまだありません．しかし発見が遅れることは QOL 低下や二次性徴の遅れに直結します．今後は乳幼児健診などで行える簡易嗅覚検査を開発することや，二次性徴を迎える小学高学年・中学入学時の検診などにも検査を行うことにより，早期からホルモン療法などが開始できるのではないかと考えられます．

　しかし最も重要なことはまず先天性嗅覚障害が存在することの認識であり，障害を疑うことです．

（坂田英明）

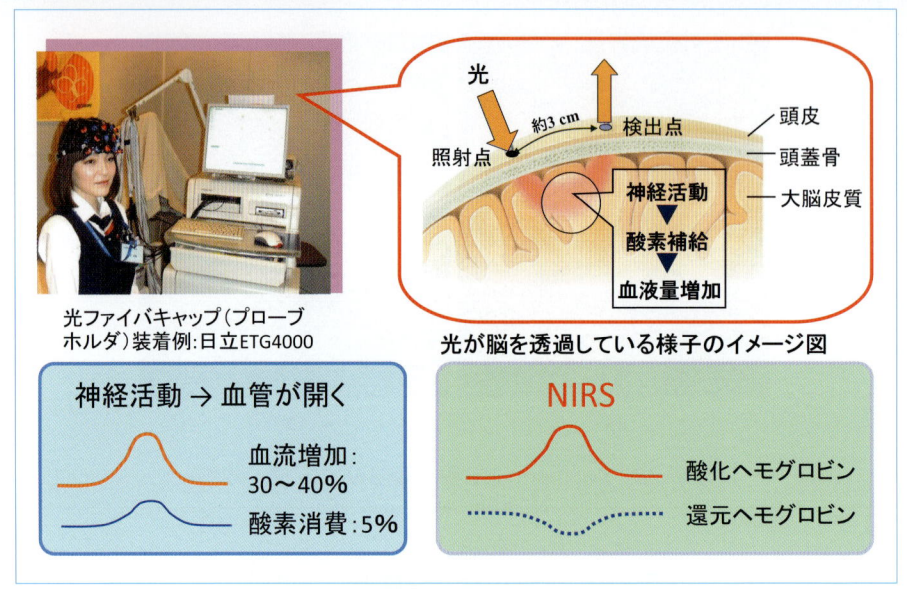

図 F-29　近赤外線分光法による脳活動計測
　　　　被験者に侵襲はない．

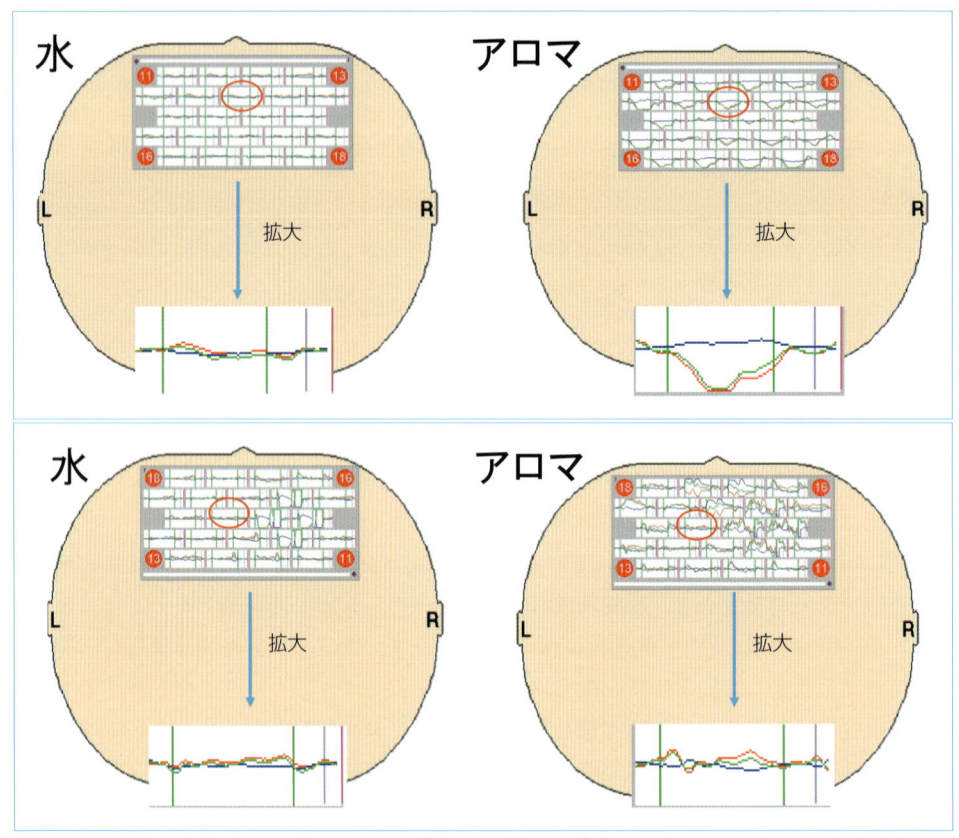

図 F-30　近赤外線分光法（NIRS）検査の結果
　　　　特徴的な箇所を拡大した．
　　　　a：健常者の NIRS 記録
　　　　b：Kallmann 症候群症例の NIRS 記録

$\dfrac{a}{b}$

文　献
1) Kallmann F：Am J Ment Defic. 48：203-236, 1944.

G. 咽頭・扁桃炎

Q.1 扁桃は役に立っているのですか？

回答 扁桃（口蓋扁桃）は，のど（咽頭）にあって，鼻腔や口腔から侵入する微生物に対して防御反応を示す免疫臓器です．しかし，小児において扁桃摘出により免疫機能が永続的に減少することを示した報告はなく，本機能は代償可能であると推測されます．

解説

I 扁桃の解剖と免疫応答

扁桃は，外来病原体の侵入門戸である咽頭でよく発達しており，咽頭に環状に存在する扁桃を総称して，ワルダイエル（Waldeyer）咽頭輪と呼んでいます（図 G-1）[1]．ワルダイエル咽頭輪は，口蓋扁桃，咽頭扁桃，舌扁桃，耳管扁桃から形成され，その中でも口蓋扁桃

図 G-1
扁桃の解剖学的位置とワルダイエル咽頭輪
ワルダイエル咽頭輪は，口蓋扁桃，咽頭扁桃，舌扁桃，耳管扁桃から形成され，その中でも口蓋扁桃は最も大きく中心的な役割を担っている．

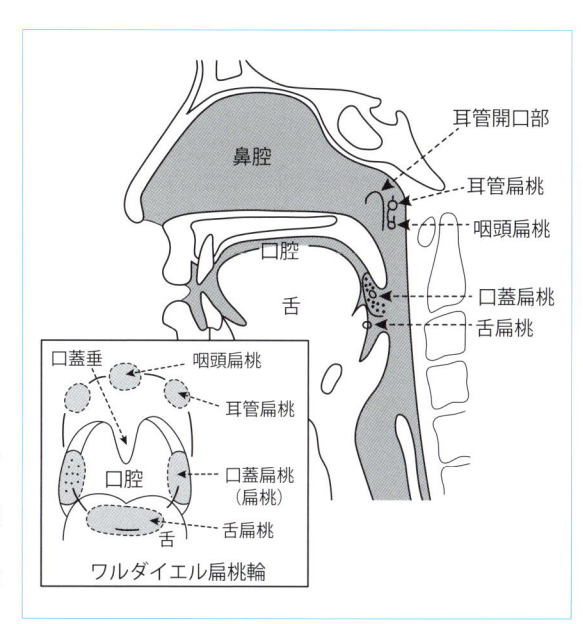

（文献 1 より引用）

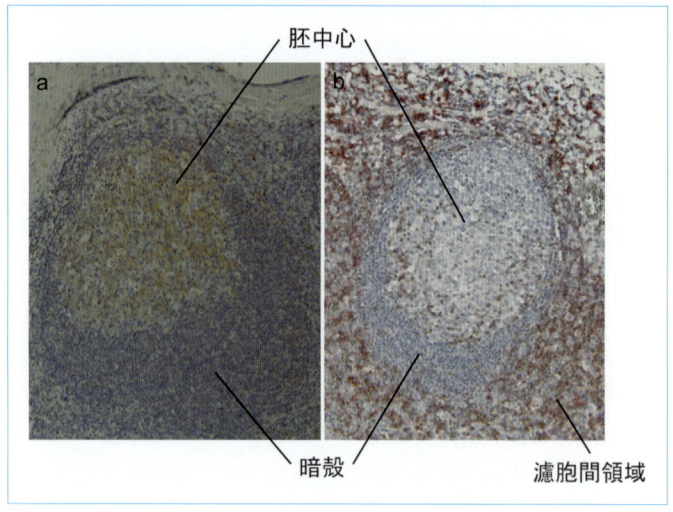

図 G-2　扁桃における組織像
a：抗 CD20 抗体（B 細胞マーカー）による免疫染色像．リンパ濾胞は CD20 陽性 B 細胞が中心をなす胚中心と小細胞が密に集積する暗殻から構成される．
b：抗 CD3 抗体（T 細胞マーカー）による免疫染色像．濾胞間領域は CD3 陽性 T 細胞が大部分を占めるが，暗殻と胚中心の境界部分にも陽性細胞を認める．

は最も大きく中心的な役割を担っています．口蓋扁桃は末梢リンパ節と同様に主にリンパ球により構成され，それに少数のマクロファージ系の細胞を含んでいます．口蓋扁桃の表面は非角化性扁平上皮で覆われ，この上皮は扁桃内に枝分かれして深く入り込み，陰窩と呼ばれるくぼみ構造を形成します．この陰窩構造により扁桃は咽頭粘膜全体の 6 倍の表面積を有します．陰窩先端の盲端部には陰窩上皮と扁桃実質が混在する部位があり，これはリンパ上皮共生部位と呼ばれ，扁桃に特徴的な構造です．このリンパ上皮共生部位には M 細胞（膜性上皮細胞），マクロファージ，樹状細胞などの抗原提示細胞や二次免疫応答の主体をなすメモリー B 細胞が分布し，扁桃における抗原認識の開始点であると考えられています．口蓋扁桃には通常の末梢リンパ節とは異なり輸入リンパ管が存在しませんが，このように外界から直接抗原を取り込み，抗原認識を行っています．

　上皮共生部位の深部は扁桃実質となり，末梢リンパ節と同様にリンパ濾胞と濾胞間領域から構成されます．リンパ濾胞は主に B 細胞が分布し，暗殻と胚中心に分けられます（図 G-2-a）．暗殻には小型の成熟（休止期）B 細胞が存在します．胚中心には暗殻側に帯状に分布するヘルパー T 細胞やマクロファージが存在し（図 G-2-b），これらの細胞の働きによって B 細胞は活性化しクラススイッチを経て，免疫芽球へ分化します．その後，体細胞超変異（somatic hypermutation）により抗体の多様性を得て，濾胞樹状細胞により選択，親和性の成熟が行われ，メモリー B 細胞へと分化します[2)〜4)]．一方，濾胞間領域は T 細胞依存領域とも呼ばれ，主に T 細胞が分布しています（図 G-2-b）．濾胞間領域では樹状細胞がその抗原を補足，高血管内皮細静脈から流入するナイーブ T 細胞などに抗原提示が行われています（図 G-3）[5)]．

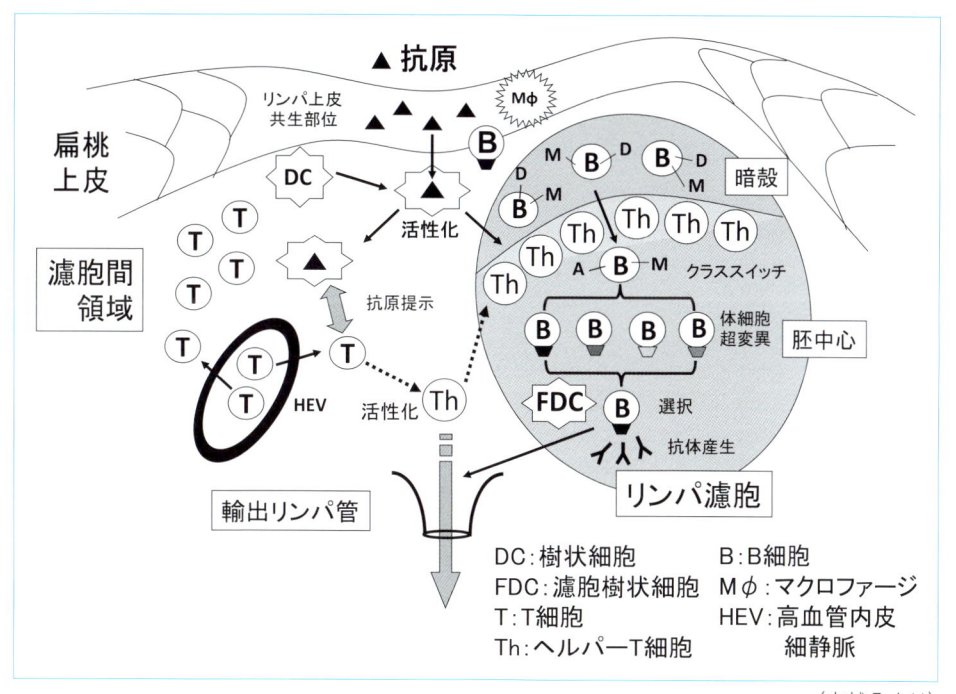

図 G-3 口蓋扁桃における免疫応答

リンパ上皮共生部位から進入した抗原は抗原提示細胞に取り込まれ濾胞間領域にて T 細胞に抗原提示を行う．リンパ濾胞は主に B 細胞が分布し，暗殻に存在するナイーブ B 細胞は濾胞内ヘルパー T 細胞などにより活性化しクラススイッチを経て，免疫芽球さらにはメモリー B 細胞へと分化する．

II 扁桃の免疫機能の特徴

扁桃の免疫機能には，以下の 3 つの特徴があります．

①扁桃リンパ球はマイトージェンの非存在下で培養しても，増殖反応がみられ活発な DNA 合成を示す[6]とともに，IgG，IgA などの免疫グロブリンの高い産生能を有する[7]．

②扁桃リンパ球は，肺炎球菌やインフルエンザ菌などの原因菌や上気道から侵入するダニやウイルスなどの抗原などで刺激すると活性化反応を示すが[7,8]，α 溶連菌などの扁桃常在菌に対しては活性化反応を示さない[9]．

③扁桃局所に破傷風ワクチンを感作すると，扁桃には特異的抗体を産生する細胞が数多く出現し，その後血清や咽頭分泌液中に抗体が検出されるようになる[2]．

これらの所見から，扁桃は生体内で咽頭に存在する細菌やウイルスにすでに感作され活性化状態にあり，抗原刺激によってメモリー B 細胞や免疫グロブリン前駆細胞を咽頭や全身に送り出す働きを有していると考えられます．粘膜の上皮細胞下にはリンパ組織が存在し，粘膜関連リンパ組織(mucosa-associated lymphoid tissue；MALT)と呼ばれています．扁桃は MALT の一員として，その解剖学的特徴から上気道における病原体への最初の免疫誘導組織としての機能を有していると考えられます．しかし，小児において扁桃摘出により免疫機能が永続的に減少することを示した報告はなく[10,11]，本機能は代償可能である

と推測されます．実際，本邦でも免疫系がほぼ成熟すると考えられている3歳以上の症例では適応に応じて積極的に手術を行っており，2歳以下の症例でも術後明らかな易感染性を認めた症例はなかったとの報告もあります[11]．乳幼児の免疫機能は個人差が多いことが知られていますが，習慣性扁桃炎や閉塞型睡眠時無呼吸障害は扁桃摘出術により劇的に症状改善が見込まれるため，特に2歳以下の症例は両親や小児科医などと相談し手術適応を判断することが必要と思われます[12]．

（高原　幹・林　達哉）

文　献

1) 朝倉光司：扁桃の臨床解剖―形態―．形浦昭克編. 38-44, 今日の扁桃学, 金原出版, 1999.
2) Quiding-Jarbrink M, et al：Induction of compartmentalized B-cell responses in human tonsils. Infect Immun. 63(3)：853-857, 1995.
3) 原渕保明：扁桃とアデノイドの免疫学的機能とその異常―中耳炎およびIgA腎症とのかかわり―．小児科診療. 65(9)：1487-1495, 2002.
4) Nave H, et al：Morphology and immunology of the human palatine tonsil. Anat Embryol(Berl). 204(5)：367-373, 2001.
5) 原渕保明ほか：IgA―腎症　明らかになったことと今後の問題点　扁桃病巣疾患としてのIgA腎症―．腎と透析. 72(1)：19-24, 2012.
6) Yamanaka N, et al：Spontaneous DNA synthesis in tonsillar lymphocytes and its clinical implications. Acta Otolaryngol(Stockh). 96：181-187, 1983.
7) Harabuchi Y, et al：Specific immune response of the adenoids to a respiratory antigen. Am J Otolaryngol. 10：138-142, 1989.
8) Paganelli R, et al：Differences in specific antibody responses of human tonsillar cells to an oral and a parenteral antigen. Scand J Immunol. 14(4)：353-358, 1981.
9) Murakata H, et al：Increased interleukin-6, interferon-gamma and tumour necrosis factor-alpha production by tonsillar mononuclear cells stimulated with alpha-streptococci in patients with pustulosis palmaris et plantaris. Acta Otolaryngol. 119(3)：384-391, 1999.
10) Kaygusuz I, et al：Evaluation of long-term impact of tonsillectomy on immune functions of children：A follow-up study. Int J Pediatr Otorhinolaryngol. 73(3)：445-449, 2009.
11) 工藤典代：小児の扁桃摘出術の長期予後：特に乳幼児について．口咽科. 14(2)：159-164, 2002.
12) 山中　昇：扁桃はとっても大丈夫なのですか？　山中　昇編. 139-145, のどの病気Q&A, 全日本病院出版会, 2014.

G. 咽頭・扁桃炎

Q.2 扁桃肥大は病気ですか？

回答 扁桃肥大というと，多くの場合，のどの両側にある口蓋扁桃の肥大を指します．口蓋扁桃以外に鼻の奥，口蓋垂の裏側に位置する咽頭扁桃の肥大（アデノイド）もしばしば病的異常の原因となります．どちらの扁桃も幼児期には人生で最も大きいことが普通であり（生理的肥大），肥大のみでは病気とはいえません．肥大が睡眠時の呼吸障害など病的状態の原因となる場合，検査と治療の対象となり病気として扱います．特に咽頭扁桃の腫れが大きいと，鼻呼吸が障害され，哺乳障害や摂食障害が起こります．これが原因となって体重増加不良を招くこともあります．

解説

I 扁桃肥大とは

　のど（咽頭）を取り囲むように存在するワルダイエル咽頭輪（Waldeyer's ring）という一連のリンパ組織を扁桃と呼んでいます．このうち，口を開けるとのどの両側に見える最も大きな扁桃が口蓋扁桃です．扁桃にはそのほかに咽頭扁桃，耳管扁桃，舌扁桃があります．咽頭扁桃および耳管扁桃は生後間もなく，口蓋扁桃はそれから1～2年後に生理的肥大が始まり，咽頭腔に占める相対的容積は5～7歳で最大となります．単に「扁桃肥大」という場合には「口蓋扁桃肥大」を指すことが多いです．口蓋扁桃肥大は前口蓋弓と後口蓋弓を結ぶ面から扁桃が突出する程度でⅠ度，Ⅱ度，Ⅲ度と分類されます（**図G-4**）[2]．しかし，扁桃肥大の臨床的意義は肥大の結果生じる機能異常にあると考えるべきであり，治療対象となるのはいびきや睡眠時呼吸障害など，何らかの病的機能異常が発症した場合に限られる点に注意して下さい．逆に，反復性扁桃炎に対する手術適応の決定に扁桃肥大の程度を考慮する必要はなく，IgA腎症や掌蹠膿疱症に代表される扁桃病巣疾患では，むしろ扁桃肥大を伴う頻度は低くなります．

Ⅱ 扁桃肥大の症状と診断

　口蓋扁桃肥大の睡眠中の症状として，いびき，睡眠時の努力性呼吸，陥没呼吸，無呼吸などの症状が挙げられます．また，日中の傾眠あるいは活動性の低下，昼寝の時間が長い，

図 G-4　口蓋扁桃肥大の分類
Mackenzie は口蓋扁桃肥大を，前口蓋弓と後口蓋弓を結ぶ面から扁桃が突出した状態と定義した．肥大の程度を 3 段階に分類したのは山本であり，この分類を Mackenzie 分類と呼ぶのは誤りである[1]．

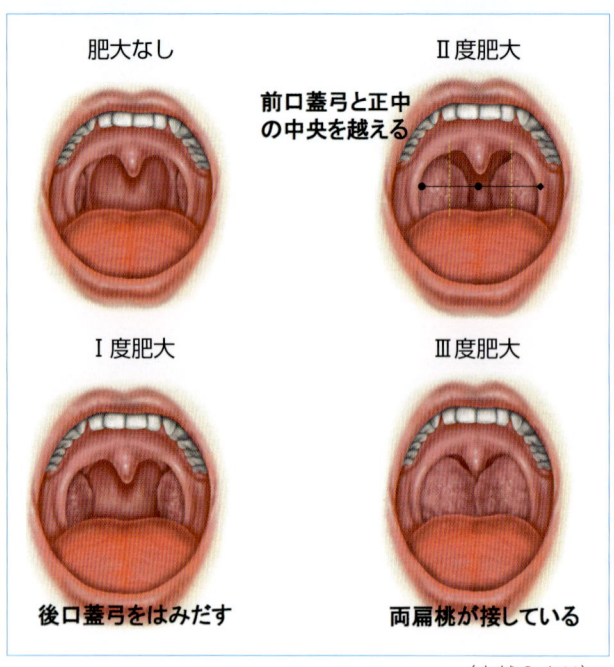

（文献 2 より）

寝相の悪さ，夜尿症などの症状が睡眠時呼吸障害の関連症状として重要です．

舌圧子で舌背を軽く圧排し，「あー」と発声してもらうと，軟口蓋が挙上し口蓋扁桃の観察が容易になります．

一側性の肥大，潰瘍や壊死を伴う場合には触診も行い，病変の硬さ，可動性を記録すると同時に，悪性腫瘍の可能性を考慮し生検を計画します．

睡眠時の呼吸障害が明らかであり，かつⅡ～Ⅲ度の肥大があれば，口蓋扁桃肥大の影響が疑われ，同時に，アデノイドの評価も必要となります．睡眠障害国際分類第 3 版（ICSD-3）では PSG（終夜睡眠ポリソムノグラフィー）が診断に必須とされますが，その実施は必ずしも容易ではありません．その場合，携帯型睡眠モニター（アプノモニター）のほか，ホームビデオ（携帯電話やスマートフォンを含む）で撮影した動画が睡眠時の呼吸障害の程度の評価に有効です．

睡眠時呼吸障害以外の症状として，哺乳障害や摂食障害があります．乳児期のアデノイドによって鼻閉が強い症例では，哺乳障害により体重増加不良を認める例があり，扁桃肥大の症状として重要です．

口蓋扁桃は 9～10 歳頃から小さくなりはじめ[2]，これに起因する症状は自然消退する可能性があります．この自然消退の可能性を念頭におき，治療の利益と害を考慮して手術適応を判断する必要があります．

Ⅲ 扁桃肥大の治療

口蓋扁桃摘出術やアデノイド切除術の適応となるのは，①扁桃肥大が証明され，睡眠時呼吸障害などの因果関係が強く疑われる場合，②同じく，扁桃肥大，特にアデノイドによる高度の鼻閉による哺乳障害や摂食障害が著明な場合，が挙げられます．

Ⅳ 手術の効果

手術により，いびきとともに睡眠時呼吸障害は著明に改善します．手術後のあまりに静かな寝姿に，息をしているのか心配になり，思わず耳を近づけて呼吸音を確かめた，という保護者の話をよく耳にします．また，哺乳障害による体重増加不良を認めた症例では，哺乳障害の改善により手術後に明らかな体重増加の改善を経験します．

Ⅴ 手術の決定

口蓋扁桃摘出術やアデノイド切除術が全身の免疫系に与える影響については，G．咽頭・扁桃炎 Q3(p.72)を参照して下さい．基本的にはこれらの手術で感染症に罹患しやすくなることはありません．扁桃肥大に伴う症状が重症であるほど，手術の効果は劇的です．繰り返しになりますが，見た目の肥大だけでは手術治療の対象にはなりません．

手術は入院を伴い，その間保護者は仕事を休まなければならないかもしれません．麻酔や術後の痛み，出血のリスクもゼロではありません．睡眠状態や体重増加の改善などの手術のメリットが手術に伴うリスクなどのデメリットを上回ることを患者家族に丁寧に説明し，同意を得ることが重要なのは言うまでもありません．

(林　達哉)

文　献
1) 切替一郎：新耳鼻咽喉科学 改訂 11 版．南山堂，2013．
2) 山中　昇編著：のどの病気 Q & A，全日本病院出版会，2014．

G. 咽頭・扁桃炎

Q.3 扁桃を取ると感染しやすくなりますか？

回答
口蓋扁桃摘出術およびアデノイド切除術後に感染症が増加することはありません．むしろ反復性扁桃炎の患者では，術後の発熱頻度の減少や，感冒罹患頻度の減少が報告されています．

解説

I 扁桃摘出，アデノイド切除により免疫能が低下しますか？

　上気道における粘膜免疫の最初の砦として重要な役割を果たしている扁桃組織を切除することに対する抵抗感は，一部で現在も根強いものがあります．このきっかけとなったのは，1971年Ograの報告でしょう[1]．この報告では，ポリオ生ワクチン接種後の鼻咽腔における抗ポリオIgA抗体値が，口蓋扁桃摘出術およびアデノイド切除術直後に一過性に低下すること，手術を受けた児はワクチンに対する免疫応答が不良であることが指摘されました．この報告は，小児科医を中心に免疫組織である扁桃を切除することに対する拒絶反応が高まるきっかけとなったのです．その後も，アデノイドや口蓋扁桃を切除した後に細胞性免疫，液性免疫の各種パラメータの変動が報告されています（表G-1）．しかし，注意しなければならないのは，いずれの変化も正常範囲内にとどまっているという点です．小児の免疫グロブリンをはじめとする免疫学的パラメータは各成長段階で正常値が異なります．したがって，年齢（月齢）を考慮して値を評価する必要があるのですが，基本的には，いずれの時期も口蓋扁桃やアデノイドの切除が，正常閾を下回るような免疫能の低下に影響を及ぼしているという証拠は得られていません．
　加えて，短期・長期の観察において，臨床的に免疫機能低下を示唆する感染症の増加などは観察されていないことから，免疫機能低下を懸念することは，扁桃摘出をためらう理由にはならないと考えられます．

II 扁桃は感染臓器でもあります

　実臨床の場面を想定すると，手術頻度の高い3歳以上で特別な免疫不全を伴わない小児の場合，術後の感染症増加のリスクは非常に低いと考えられます．2歳未満の手術例など，

表 G-1 口蓋扁桃摘出術 and/or アデノイド切除術前後の免疫学的パラメータの変化

各種パラメータの変動がみられるが，いずれも正常範囲内の変動であり，感染症の増加は認められない．

報告者（発表年） 観察期間・対象等	各種免疫学的パラメータとその変化						
Ogra PL（1971 年） 40 例：ポリオ生ワクチン接種後 術*前後の比較	鼻咽腔 IgG 術前：検出不能 術後：50％の 患者で検出 術後 2 か月で 消失	鼻咽腔 IgA ポリオ抗体 術前：全小児に 存在 術後：全例直後 に低下	血清 IgA ポリオ抗体 術後：4 人は消失 （最短でも 7 か月間）	ポリオ生ワクチンに対する反応は非扁摘群のほうが扁摘群よりも 2〜4 倍高かった．		
Friday GA（1992 年） 術**後 30 か月まで 268 例，術前後の比較	血清 IgG 低下 有意差なし その後の上気道炎数変化なし					
Böck A（1994 年） 0.5〜11 年，平均 6.6 年±2.1 年 160 扁摘*** vs. 302 非扁摘	CD21 陽性細胞 増加（男児のみ）	CD4 陽性細胞 増加（男児のみ）	血清 IgA 低下	補体系 変化なし	上気道炎 増加なし	
Kaygusuz I（2003 年） 1 か月後 37 例，術***前後の比較	CD3 陽性細胞 減少（有意差 なし）	CD8 陽性細胞 減少（有意差 なし）	CD19 陽性 細胞 減少 有意差なし	CD4 陽性細胞 減少 $p<0.05$	CD25 陽性 細胞 減少 $p<0.05$	C3（補体） 低下 $p<0.05$ 正常範囲内	C4（補体） 低下 $p<0.05$ 正常範囲内
van den Akker EH（2006 年） 1 年 手術群*63 例 vs. 経過観察群 60 例	血清 IgG1 分画 低下 正常範囲	血清 IgG2 分画 低下 正常範囲	血清 IgA 低下 正常値より上	血清 IgM 低下 正常値より上	IgA と IgM の低下例で術後の上気道炎増加なし IgA 低下例は上気道炎後に正常値に回復	
Kaygusuz I（2009 年） 54 か月後 1 か月後との比較 37 例，術後 1 か月 vs. 術後 54 か月	C3（補体） 低下 $p<0.05$ 正常範囲内	CD4 陽性細胞 増加 $p<0.05$ 正常範囲内	CD19 陽性 細胞 増加 $p<0.05$ 正常範囲内	CD25 陽性 細胞 減少 $p<0.05$ 正常範囲内	CD16/56 陽 性細胞 減少 $p<0.05$ 正常範囲内	

＊口蓋扁桃摘出術＋アデノイド切除術，＊＊アデノイド切除術または口蓋扁桃摘出術＋アデノイド切除術，＊＊＊口蓋扁桃摘出術
CD21 陽性細胞：リンパ球の一種，B 細胞，CD4 陽性細胞：リンパ球の一種，ヘルパー T 細胞など，CD3 陽性細胞：リンパ球の一種，T 細胞，
CD8 陽性細胞：リンパ球の一種，細胞障害性 T 細胞など
CD19 陽性細胞：リンパ球の一種，B 細胞，CD25 陽性細胞：リンパ球の一種，活性化した T 細胞または B 細胞など，CD16/56 陽性細胞：
ナチュラルキラー細胞
各 CD 陽性細胞は細胞性免疫の免疫グロブリンは液性免疫のパラメータである．

さらに低年齢では症例の蓄積が不足しているため，より慎重な対応が考慮されるのは言うまでもありません[2〜8]．

扁桃組織は免疫臓器であると同時に，扁桃炎を反復する感染臓器としての側面を持ちます．摘出後の扁桃炎の激減という大きな利益と，手術に伴う痛みや出血などの合併症の可能性とを天秤にかけて実施の妥当性を検討するのは当然です．しかし，免疫臓器としての側面を強調しすぎて，口蓋扁桃摘出術の効果を享受する機会を患者から奪うことがあってはならないと考えています．

（林　達哉）

文　献

1) Ogra PL：Effect of tonsillectomy and adenoidectomy on nasopharyngeal antibody response to poliovirus. N Engl J Med. 284：59-64, 1971.
2) Friday GA Jr, et al：Serum immunoglobulin changes in relation to tonsil and adenoid surgery. Annals of Allergy. 69：225-230, 1992.
3) van den Akker EH, et al：Long-term effects of pediatric adenotonsillectomy on serum immunoglobulin levels：results of a randomized controlled trial. Ann Allergy Asthma Immunol. 97：251-256, 2006.

4) Böck A, et al : Tonsillectomy and the immune system : a long-term follow up comparison between tonsillectomized and non-tonsillectomized children. Eur Arch Otorhinolaryngol. 251 : 423-427, 1994.
5) Kaygusuz I, et al : Early stage impacts of tonsillectomy on immune functions of children. Int J Pediatr Otorhinolaryngol. 67 : 1311-1315, 2003.
6) Kaygusuz I, et al : Evaluation of long-term impacts of tonsillectomy on immune functions of children : a follow-up study. Int J Pediatr Otorhinolaryngol. 73 : 445-449, 2009.
7) Sainz M, et al : Changes in immunologic response in tonsillectomized children. I. Immunosuppression in recurrent tonsillitis. Clin Otolaryngol Allied Sci. 17 : 376-379, 1992.
8) Sennaroglu L, et al : The effect of tonsillectomy and adenoidectomy on neutrophil chemotaxis. Laryngoscope. 103 : 1349-1351, 1993.

G. 咽頭・扁桃炎

Q.4 扁桃炎はなぜ繰り返すのですか？

回答 炎症反復の成因に関するいくつかの説が提唱されています（図 G-5）．なかでも咽頭・扁桃炎の主要な原因菌である溶連菌の除菌の失敗が炎症の再燃に大きく関わっています．

解説

I 溶連菌除菌の失敗

急性咽頭・扁桃炎の原因病原微生物で最も重要な A 群 β 溶血性連鎖球菌（GAS）はペニシリン系をはじめとする β-ラクタム薬（セフェム系，カルバペネム系を含む）に対して良好な感受性を有しています．しかし，何らかの原因により，これら β-ラクタム薬による除菌が不十分であることが，扁桃炎を反復する有力な原因の 1 つと考えられています．抗菌

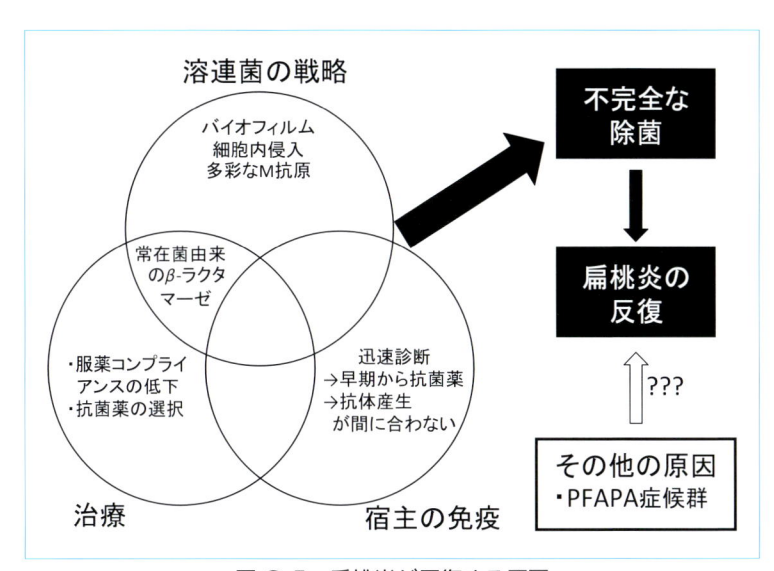

図 G-5 扁桃炎が反復する原因
扁桃炎を繰り返す原因として，細菌の要因，宿主（患者）の要因，治療の要因が絡み合っていると考えられる．結果として不完全な除菌を招き，炎症の再燃を招くことになる．その他の原因として PFAPA 症候群などの自己炎症性疾患の関与も想定されるが，現段階では未解明な点が多い．

薬の効果が不十分になる原因として，
　①ペニシリン系抗菌薬の服薬コンプライアンスが低下している（きちんと服薬していない）．
　②バイオフィルム形成や細胞内寄生等により溶連菌側の対抗菌薬防御機構が多様化した．
　③口腔内に常在するモラクセラ・カタラーリス菌が産生するβ-ラクタマーゼによってペニシリンが分解を受けて抗菌活性を失う．
などが考えられています．その他の原因も含め以下に解説します．

Ⅱ 抗菌薬による治療が不完全

　溶連菌性扁桃炎治療のゴールドスタンダードとして従来からペニシリンの10日間内服が行われてきました．これは溶連菌性扁桃炎に対する抗菌薬の有効性に関して1950年代に行われた，ランダム化比較試験（RCT）によりペニシリン10日間投与の有効性を示すことに成功したことに起源を有します[1]．しかし，この試験の最終目標はリウマチ熱発症の予防です．リウマチ熱がほとんどみられなくなった今日，感染症状が改善してしまうため途中で服薬を中止してしまう率が非常に高く，服薬コンプライアンスに問題がある10日間投与に代わる，セフェム系の5日間投与の有効性も多数報告されています[2]．また，口腔内に常在するモラクセラ・カタラーリスはペニシリンを分解する酵素であるβ-ラクタマーゼを産生します．β-ラクタマーゼ存在下でも有効なセフェム系抗菌薬がこの点でも有利であろうと考えられています．

Ⅲ 溶連菌のバイオフィルム形成や細胞の侵入

　摘出扁桃の検討では小児例，成人例ともに反復性扁桃炎群でバイオフィルムを形成する細菌が多く検出されます[3]．一方，細菌の細胞内侵入が抗菌薬抵抗性を示すもう1つの原因と考えられています．ペニシリン系をはじめとするβ-ラクタム系抗菌薬は細胞内に侵入した細菌に無効だからです．培養細胞を用いた実験では，細胞内に侵入した溶連菌に対して最も抗菌力を発揮したのが，細胞内移行性に優れたアジスロマイシンでした．次に効果を認めたのがセフェム系で，細胞内移行性に乏しいペニシリン系抗菌薬は細胞内に侵入した溶連菌に対して無効であることが示されました[4]．

Ⅳ 免疫防御の低下

　細菌の抗原性と宿主の免疫能も反復の原因と考えられています．A群β溶血性連鎖球菌の細胞壁タンパクであるM抗原に対する抗体がA群β溶血性連鎖球菌の主な中和抗体であると考えられています．ところが，このM抗原には100以上の血清型が知られており，次々と別のM抗原を持つ株に感染することにより，感染を反復すると考えられています．
　また，迅速診断の普及により，早期に抗菌薬が使用されるため，抗体が十分産生される時間的余裕がないことも感染反復の原因と考えられています．原渕らは，反復性扁桃炎患者は非反復性扁桃炎患者と比較して，溶連菌の菌体外毒素対する抗体価であるASO（anti-

表 G-2　PFAPA の診断基準

Ⅰ	5 歳までに発症する規則的に繰り返す発熱
Ⅱ	上気道炎症状を欠き，以下のうち少なくとも 1 つの臨床所見を有する
	a）アフタ性口内炎
	b）頸部リンパ節炎
	c）咽頭炎
Ⅲ	周期性好中球減少症を除外できる
Ⅳ	完全に無症状な間欠期がある
Ⅴ	正常な成長と精神運動発達

（文献 6 より）

streptolysin O antibody）値に差を認めないが，グラム陽性菌の共通抗原に対する特異的抗体価や，溶連菌以外の各種原因菌に対する特異的抗体価が低下していることを示しました[5]．発症 48 時間以内に抗菌薬治療を行わないほうが扁桃炎の再発率が低くなることも示されており，早期診断，早期治療が特異的抗体価低下の原因である可能性も示唆されます．

Ⅴ　PFAPA 症候群

　PFAPA 症候群と反復性咽頭・扁桃炎の関連も注目されます．PFAPA 症候群は周期性発熱（periodic fever）を主症状とし，アフタ性口内炎（aphthous somatitis），咽頭炎（pharyngitis），頸部リンパ節炎（adenitis）を伴うことで特徴付けられる非遺伝性の小児疾患です．本疾患は，病因，病態が未だに不明な自己炎症性疾患であり，診断は専ら症状，所見によってなされます（表 G-2）[6]．症状は必ずしもすべてがそろうわけではなく，周期性は非常に厳密であるとされていますが，報告により厳密性には差があります．また口蓋扁桃摘出術が有効であることから，しばしば反復性扁桃炎との異同が問題となります．従来，反復性扁桃炎として扁桃摘出を実施されてきた症例の中に，PFAPA 症候群が含まれていた可能性は否定できません．

（林　達哉）

文　献

1) Denny FW, et al：Prevention of rheumatic fever；treatment of the preceding streptococcic infection. J Am Med Assoc. 143：151-153, 1950.
2) Casey JR, et al：Meta-analysis of cephalosporins versus penicillin for treatment of group A streptococcal tonsillopharyngitis in adults. Clin Infect Dis. 38：1526-1534, 2004.
3) Torretta S, et al：Recurrences in chronic tonsillitis substained by tonsillar biofilm-producing bacteria in children. Relationship with the grade of tonsillar hyperplasy. Int J Pediatr Otorhinolaryngol. 77：200-204, 2013.
4) Kaplan EL, et al：Reduced ability of penicillin to eradicate ingested group A streptococci from epithelial cells：clinical and pathogenetic implications. Clin Infect Dis. 43：1398-1406, 2006.
5) 原渕保明ほか：習慣性扁桃炎患児における細菌に対する全身的免疫応答．口腔・咽頭科．9：223-228，1997．
6) Thomas KT, et al：Periodic fever syndrome in children. J Pediatr. 135：15-21, 1999.

G. 咽頭・扁桃炎

Q.5 反復性扁桃炎に対して扁桃摘出術は有効ですか？

回答 反復性扁桃炎に対して扁桃摘出術を行うことで，扁桃摘出術を行わない症例と比べて術後1年間の咽頭痛（咽頭扁桃炎）の回数を減らすことができます．特に重症の咽頭痛回数の減少に効果があります．さらに医療経済学的には扁桃摘出術に伴う支出は術後1年7か月で回収でき，発熱・咽頭痛による休学・休職期間を減らすことができるため，反復性扁桃炎に対する扁桃摘出術は有効な手術といえます．

解説

I 扁桃摘出術の適応となる反復性扁桃炎の定義

1984年にParadiseら[1]は反復性扁桃炎に対する扁桃摘出術の有効性に関するランダム化比較試験を報告しましたが，この中で扁桃摘出術の適応となる急性扁桃炎の罹患頻度を，
① 1年に少なくとも7回罹患とする．
② 1年に少なくとも5回罹患し2年間続く．
③ 1年に少なくとも3回罹患し3年間続く．
と定義しました．その後，世界的にはこの定義が一般的となり，今日の米国[2]，英国[3]における反復性扁桃炎のガイドラインでも採用されています．

本邦では1年に4回以上とする意見が多く，日本口腔・咽頭科学会のホームページ[4]では年に3〜4回以上を扁桃摘出術の適応とすることが多いと記載されています．Fujiharaら[5]は急性扁桃炎の年間罹患回数と罹患年数の積を扁桃炎インデックスとし，8以上であれば扁桃炎の自然寛解が望めず扁桃摘出術の適応であると報告しました（図G-6）．以降，和歌山県立医科大学では扁桃炎インデックス8以上を扁桃摘出術の適応基準としています．

II 扁桃摘出術により急性咽頭・扁桃炎の罹患回数は減少するのか？

Paradiseら[1]のランダム化比較試験では，発熱，頸部リンパ節腫脹，扁桃・咽頭の滲出物，A群溶連菌感染の項目，中等・重症咽頭炎回数は，術後2年目までは扁桃摘出術を行わなかった例に比べて有意に少ないが，術後3年になると有意差を認めないとの結果であ

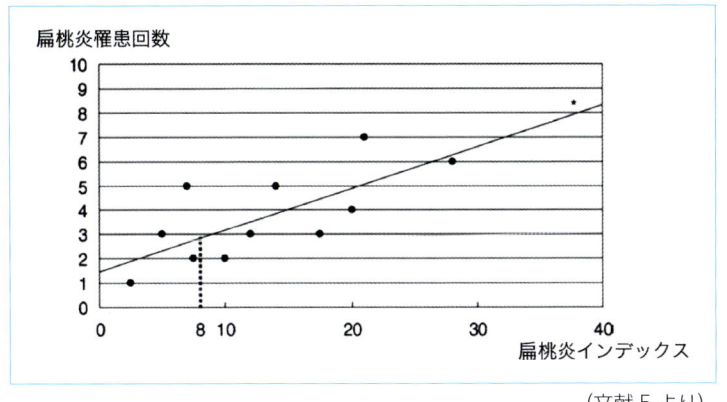

図 G-6 扁桃炎インデックスと扁桃炎罹患回数

扁桃炎インデックス＝(年間扁桃炎罹患回数)×(罹患年数)で示す．扁桃炎に年4回以上罹患し，扁桃摘出術を受けなかった11名の患児について平均5年間の経過観察を行った結果，初診時の扁桃炎インデックスとその後の扁桃炎罹患回数は有意に相関しており，扁桃炎インデックスが8以上の場合，さらに3回以上扁桃炎に罹患することが予測される．

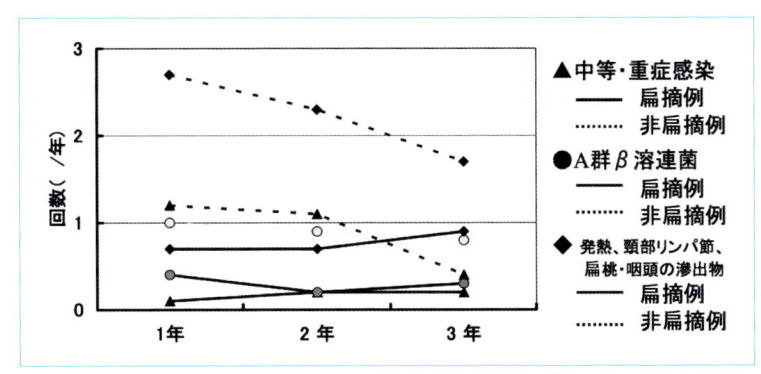

(文献5より)

(文献6より引用，データは文献1より)

図 G-7 咽頭炎回数(扁摘例，非扁摘例)の経過

対象年齢：3〜15歳
重症度分類：咽頭痛，口腔内温度，倦怠(あるいは活動性低下)，扁桃・咽頭の発赤，前頸部リンパ節腫脹の5項目で0, 1, 2点と重症になるほど高得点のスコアをつけ，合計0〜2点を軽症，3〜5点を中等症，6点以上を重症と判定する．
術後2年目までは中等・重症咽頭炎回数，A群β溶連菌の検出および発熱，頸部リンパ節腫脹，扁桃・咽頭の滲出物の回数は手術により有意に減少する．術後3年では非手術例では自然寛解を示すため手術症例との間で有意差が消失している．

り，術後3年以降にはその効果がなくなってしまうとの結論でした．これに対し，2008年，藤原[6]が同じデータを検証し，術後感染回数の図を作成しました(**図 G-7**)．これによると非扁摘例において，発熱，頸部リンパ節腫脹，扁桃・咽頭の滲出物，中等・重症咽頭炎のそれぞれの回数は3年目になると減少しています．つまり，非扁摘群において咽頭炎，上気道炎が減少するという自然寛解が含まれているために手術群との間で有意差が消失し，扁摘効果が低下するようにみえることを指摘しました．非扁摘例において扁桃炎の自然寛

解が起こっているために有意差が消失しているのであり，扁摘効果自体は有効であったと結論づけています．

Ⅲ 医療経済学的に扁桃摘出術は保存的治療よりも優れているか？

　ある手術の効果を医療経済学的に検証する方法として損益分岐点分析法があります．この方法はある手術を行う際の支出を，手術を行うことで削減できる支出から計算し，どのくらいの期間で手術に伴う支出分を回収できるかというものです．扁桃摘出術にあてはめると入院治療費は保存的治療費の何年分で上回るかという計算になりますが，小児の場合，休業分の損失を加味すると1年7か月という結果が得られました[7]．他の手術における損益分岐点は，例えば副鼻腔手術では7年，腎移植では1.7年，除細動器移植では3年，であることを考えると，扁桃摘出術が医療経済的に優れていることがわかります．

Ⅳ システマティックレビューによる反復性扁桃炎に対する扁桃摘出術の評価

1. Blakleyら[8]の報告
　①扁桃摘出術により咽頭炎の発症を43％減少させる．
　②術後1年間で月1回の咽頭・扁桃炎を予防するのに必要な扁桃摘出術の症例数は11（95％信頼区間；7-23）である．
　以上より，扁桃摘出術による咽頭炎罹患頻度の減少効果はあまり大きくないと結論づけています．

2. Barracloughら[9]の報告
　①重症の咽頭・扁桃炎は扁桃摘出術により有意に減少する．
　②中等症の咽頭・扁桃炎は扁桃摘出術により有意に減少するが，効果はわずかである．
　③軽症の咽頭・扁桃炎は扁桃摘出術により有意をもって減少しない．
　（重症度はParadiseの分類[1]に従う）
　以上より，扁桃摘出術により重症の咽頭・扁桃炎に対しては有効であるが，それ以外では利益はわずか，全くないと結論づけています．しかし，扁桃摘出術を受けた小児の両親の90％以上は扁桃摘出術に満足している事実やParadiseの定義に合わない小児を含めた研究もあることから，術後咽頭炎の回数だけではなく，患児/両親を中心とした新たな評価項目を用いたアプローチが今後必要であると述べています．

3. Burtonら[10]の報告（表G-3，4）
　①扁桃摘出術により術後1年の咽頭痛回数および日数を減らすことができる．
　②重症であるほど扁桃摘出術による効果が期待できるが，その効果は大きくない．
　③手術に伴う咽頭痛のタイミングは予測できるという点で非扁桃摘出術群に比較してメリットがある．
と結論づけています．

　　　　　　　　　　　　　　　　　　　　　　　　　　　　　　　　　　（山内一真）

表 G-3　小児反復性扁桃炎に対する扁桃摘出術（同時アデノイド切除症例を含む）の効果（1）

	対象群 （加重平均）	手術群 （加重平均）	エビデンス の質
咽頭痛回数/年 軽症・中等症・重症を含む 術後の咽頭痛を 1 回として含める	3.6	3.0	中
中等度・重度の咽頭痛回数/年 重症例 術後の咽頭痛を 1 回として含める	1.2	1.1	低
中等度・重度の咽頭痛回数/年 中等度症例 術後の咽頭痛を 1 回として含めない	0.4	1.2	中

　反復性扁桃炎の定義，重症度，咽頭痛の程度は Paradise[1]の論文に従う．
　エビデンスの質は GRADE (grading of recommendations, assessment, development and evaluation) working group の分類，高，中，低，超低の 4 段階で評価した．
　上段：軽症・中等症・重症を含む反復性扁桃炎全体を対象とした場合，手術をしなかった群（対象群）では年間 3.6 回の咽頭痛があるのに対し，手術群では 3.0 回（術後の咽頭痛 1 回を含む）であった．
　中段：重症例の反復性扁桃炎症例における 1 年間の中等度・重度の咽頭痛回数は対照群では 1.2 回であり，手術群では 1.1 回（術後の咽頭痛 1 回を含む）であった．
　下段：中等度の反復性扁桃炎における 1 年間の中等度・重度の咽頭痛回数は対照群では 0.4 回であり，手術群では 1.2 回（術後の咽頭痛を含まない）であった．

（文献 10 より引用改変）

表 G-4　小児反復性扁桃炎に対する扁桃摘出術（同時アデノイド切除症例を含む）の効果（2）

	対照群 （加重平均）	手術群 （加重平均）	エビデンス の質
咽頭痛日数/年 術後の咽頭痛日数を含める	23.2	18.1	中
学業あるいは仕事を休んだ日数	5.0	2.7	中

　上段：1 年間の咽頭痛の日数は非手術群（対照群）で 23.2 日であり，手術群では 18.1 日であった．
　下段：学業あるいは仕事を休んだ日数は対照群が 5.0 日に対し，手術群では 2.7 日であった．

（文献 10 より引用改変）

文　献

1) Paradise JL, et al：Efficacy of tonsillectomy for recurrent throat infection in severely affected children. Results of parallel randomized and nonrandomized clinical trials. N Engl J Med. 310：674-683, 1984.
2) Randel A：AAO-HNS guidelines for tonsillectomy in children and adolescents. Am Fam Physician. 84：566-573, 2011.
3) Guideline 117：Management of sore throat and indications for tonsillectomy.

2010. Scottish International Guidelines Network. www.sign.ac.uk/pdf/sign117.pdf. Accessed Dec 27, 2014.
4) 扁摘の適応. 日本口腔・咽頭科学会ホームページ. www.kokuinto.ne.jp/qa_8.html
5) Fujihara K, et al：Tonsillitis index：An objective tool for quantifying the indications for tonsillectomy for recurrent acute tonsillitis. Int J Pediatr Otorhinolaryngol. 69(11)：1515-1520, 2005.
6) 藤原啓次：扁桃摘出術は抗菌薬治療よりも優れているのか？ 口咽科. 20(2)：197-201, 2008.
7) Fujihara K, et al：Cost-effectiveness of tonsillectomy for recurrent acute tonsillitis. Ann Otol Rhinol Laryngol. 115：365-369, 2006.
8) Blakley BW, et al：The role of tonsillectomy in reducing recurrent pharyngitis：A systematic review. Otolaryngol Head Neck Surg. 140：291-297, 2009.
9) Barraclough J, et al：Tonsillecctomy for recurrent sore throats in children：indications, outcomes, and efficacy. Otolaryngol Head Neck Surg. 150：722-729, 2014.
10) Burton MJ, et al：Tonsillectomy or adenotonsillectomy versus non-surgical treatment for chronic/recurrent acute tonsillitis. Cocrane Database Syst Rev. 19(11)：CD001802, 2014.

G. 咽頭・扁桃炎

Q.6 兄弟や家族内で扁桃炎はうつるのですか？

回答

急性咽頭・扁桃炎（いわゆる扁桃炎）の主な原因菌として知られるA群β溶連菌（GAS）は，咳やくしゃみなどの飛沫感染によって兄弟や家族内に感染することはありますが，感染率は高くなく，普段はうつる心配はあまりありません．家族内で感染を繰り返すピンポン感染が疑われるときには，発症者以外の家族も検査と治療の対象となりますが，それ以外の場合はあまり神経質になる必要はありません．

解説

I 保育園や幼稚園で溶連菌がうつりますか？

　幼稚園・保育園・学校など小児が集団生活を送る場では，A群β溶連菌保菌者が5～10%存在しています．このような集団で1名が発症すると，数%が新たに発症し，別の数%が保菌者になるとされています[1,2]．溶連菌性咽頭・扁桃炎を発症した患者が集団生活を続けると，集団内に保菌者を増加させる危険性があるため，症状が消失するまで通園・通学は控えたほうがよいと考えられています．しかし，家族内で患者と他の家族の接触を絶つのは現実的ではありませんし，通常は家族への抗菌薬の予防投与も必要ありません．Kikutaらは兄弟姉妹が溶連菌性咽頭・扁桃炎を発症した1,440名を前方視的に検討した結果，抗菌薬の予防投与を実施しなかった492人においても，扁桃炎の発症はわずか26名，5.3%に過ぎなかったと報告しました[3]．抗菌薬投与のコストや耐性菌誘導の危険性を考慮し，予防的抗菌薬投与は不要と結論づけています．もし，発症があればその時点で抗菌薬治療を開始すれば問題ありません．

II ピンポン感染とは何ですか？

　発症者が一度治癒したにもかかわらず再発し，その後も家族内発症が繰り返される場合，家族内でA群β溶連菌のやりとりが行われている可能性があります．このような，いわゆる「ピンポン感染」が疑われる場合には，同意を得たうえで無症状の家族にも迅速診断検査を実施し，陽性者に対しては予防的な抗菌薬投与を考慮します．予防的投与の効果はペニシリン系よりもセフェム系抗菌薬で高いため[3,4]，この場合の抗菌薬選択はセフェム系の

ほうがよいでしょう．しかし，ピンポン感染以外の場合，たとえ家族の1人が急性咽頭・扁桃炎を発症しても，迅速診断や予防的抗菌薬投与は不要とするのが一般的です[5]．

　リウマチ熱を日本でみることはほとんどなく，糸球体腎炎の発症も減少し，しかもこれは自然治癒する病気です．急性咽頭・扁桃炎自体も多くは6日以内に自然治癒してしまいます．過度に神経質になる必要はありません．

（林　達哉）

文　献

1) 菊田英明：最近, 溶連菌感染症について思うこと. 日小児科医会報. 35：106-110, 2008.
2) 菊田英明：小児科からみたA群β溶血性レンサ球菌による咽頭扁桃炎. 日耳鼻. 115：1-7, 2012.
3) Kikuta H, et al：Efficacy of antibiotic prophylaxis for intrafamilial transmission of group A beta-hemolytic streptococci. Pediatr Infect Dis J. 26：139-141, 2007.
4) Holm S, et al：Is penicillin the appropriate treatment for recurrent tonsillopharyngitis? Results from a comparative randomized blind study of cefuroxime axetil and phenoxymethylpenicillin in children. The Swedish Study Group. Scand J Infect Dis. 27：221-228, 1995.
5) Shulman ST, et al：Clinical practice guideline for the diagnosis and management of group A streptococcal pharyngitis：2012 update by the Infectious Diseases Society of America. Clin Infect Dis. 55：1279-1282, 2012.

G. 咽頭・扁桃炎

Q.7 急性咽頭・扁桃炎の原因（ウイルス，細菌）は何が多いですか？

回答

小児ではアデノウイルス，EBウイルス，インフルエンザウイルス，パラインフルエンザウイルスなどのウイルス性が多く認められます．細菌ではA群β溶連菌（GAS）が最も重要であり，小児の急性咽頭・扁桃炎の15～30%を占めます．成人でも同様の傾向にあり5～10%がA群β溶連菌によるとされています．他に，インフルエンザ菌，ブドウ球菌も検出されますが（表G-5）[1,2]，これらの菌は常在菌でもあり，原因菌の可能性は低いと考えられます．

解説

　細菌性の急性咽頭・扁桃炎，特にA群β溶連菌による咽頭・扁桃炎は抗菌薬治療の対象になりますが，ウイルス性は解熱・鎮痛などの対症療法が主体となります[3]．このため，原因病原微生物について知り，これを同定することが重要となります．

I　扁桃膿栓の正体は？

　膿栓の形成を認めれば細菌性扁桃炎でしょうか．そんなことはありません．小児の咽頭・扁桃炎で一般的なアデノウイルスによる扁桃炎では陰窩に一致した膿栓を認めることがあります．また，若年成人の伝染性単核球症はEBウイルスなどを原因とするウイルス性扁桃炎を伴いますが，多くの症例で白苔が付着します．伝染性単核球症の場合，膿栓ではなく白苔である，というのは言葉の遊びに過ぎません．どこからが膿栓でどこからが白苔なのか，所見から区別が付けられないからです（図G-8）．
　急性咽頭・扁桃炎の原因細菌と検出菌は必ずしもイコールではない点にも注意が必要です．のどや扁桃には常在菌が細菌叢を形成し，感冒では各種ウイルスが炎症の原因となります．ウイルス性扁桃炎の患者の扁桃拭い液を細菌培養すれば細菌は検出されますが，原因菌とはいえません．陰窩内に綿棒を挿入して検体を採取したとしても同じことです．

II　細菌性とウイルス性咽頭・扁桃炎の鑑別は？

　A群β溶連菌による咽頭・扁桃炎は症状が強く，リウマチ熱や糸球体腎炎が続発するこ

表 G-5　急性咽頭・扁桃炎の原因病原微生物

病原微生物	疾患	原因微生物である割合（%）＊
ウイルス		
ライノウイルス	感冒	20
コロナウイルス	感冒	≥5
アデノウイルス	咽頭結膜炎（プール熱）	5
エンテロウイルス	咽頭・扁桃炎，ヘルパンギーナ，手足口病	NA
単純ヘルペスウイルス（Ⅰ型およびⅡ型）	歯肉口内炎，咽頭・扁桃炎	4
パラインフルエンザウイルス	感冒，クループ	2
インフルエンザウイルス（A型およびB型）	インフルエンザ	2
コクサッキーウイルスA（2，4〜6，8，10型）	ヘルパンギーナ	<1
EBウイルス	伝染性単核球症	<1
サイトメガロウイルス	伝染性単核球症	<1
細菌		
A群β溶連菌	咽頭・扁桃炎，猩紅熱	15〜30
C群，G群β溶連菌	咽頭・扁桃炎	5
エルシニア	咽頭炎，腸炎	NA
黄色ブドウ球菌	扁桃炎（ときに反復性）	NA
インフルエンザ菌	扁桃炎（ときに反復性）	NA
淋菌	咽頭炎	<1
ジフテリア菌	ジフテリア	<1
溶血性アルカノバクテリア	咽頭炎，猩紅熱様発疹	<1
コリネバクテリウム・ウルセランス	ジフテリア様	NA
クラミジア		
クラミドフィラ・ニューモニエ	咽頭炎，肺炎，気管支炎	不明
マイコプラズマ		
マイコプラズマ・ニューモニエ	咽頭炎・肺炎気管支炎，咽頭炎	<1

＊全年齢における推定値を示す．文献に数値の記載がない場合は NA と記載
ウイルスではライノウイルス，コロナウイルス，エンテロウイルスの頻度が高い．
細菌では A 群 β 溶連菌が頻度が高く，炎症が重症化しやすいため最も重要である．

（文献 1，2 より）

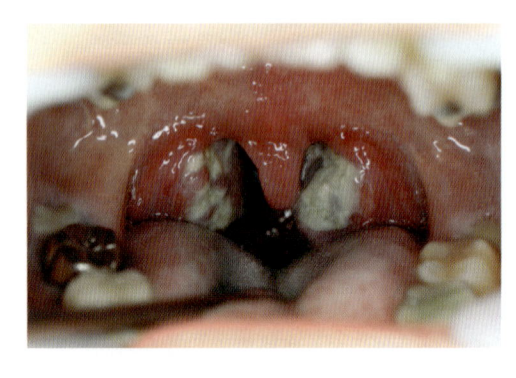

図 G-8
伝染性単核球症の扁桃所見
17歳，女性．両側頸部の有痛性のリンパ節腫脹と肝機能障害を伴い，最終的に EB ウイルス抗体価から伝染性単核球症の初感染と診断された．この症例では左の扁桃に付着する白苔が右に比べて厚い．症例によってはさらに薄い白苔しか認めない場合もある．白苔あるいは膿栓を細菌感染の根拠と考えていると，診断を誤る危険性がある．

とがあるため最も重要な原因菌と考えられています．しかし，日本をはじめとする先進諸国におけるリウマチ熱の発生は非常に稀で，糸球体腎炎の予後も良好なので必要以上に不安視する必要はありません．多くのウイルス性上気道感染症と異なり，咳や鼻汁などの感冒症状は伴いません（表 G-6）[1]．下顎角直下の上内深頸リンパ節（別名扁桃リンパ節）の有痛性の腫脹を認めることが多く，咽頭痛の症状もウイルス性と比較すると強いことが特徴とされます．軟口蓋の発赤や腫脹もウイルス性に比べて強いことが多いのですが，所見のみで鑑別が困難な例も少なくありません（図 G-9）．

図 G-9
溶連菌性扁桃炎の扁桃所見
35歳，男性．溶連菌性扁桃炎の成人例．両側口蓋扁桃には滲出物（白苔）が付着している．口蓋垂両側の軟口蓋は発赤し，小濾胞が多数隆起しているのが観察される．

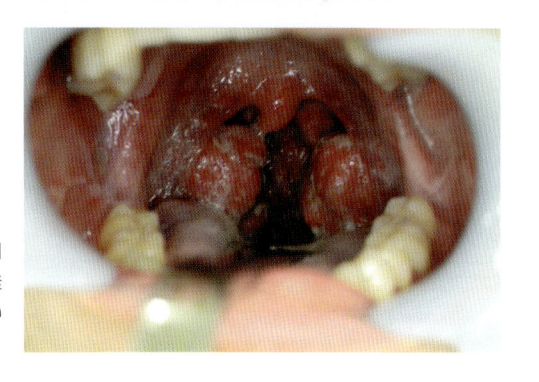

Ⅲ 溶連菌迅速診断キット

　ウイルス性と溶連菌性の咽頭・扁桃炎の症状や所見は，共通で重なり合う部分も多く，鑑別には培養または迅速診断キットによる溶連菌感染の証明が必要です（図 G-10）[3]．あくまでも培養検査がゴールドスタンダードですが，実臨床では結果の迅速性から迅速診断キットが優先されます．しかし，A群β溶連菌の迅速診断の感度は90％前後であり，小児患者で結果が陰性の場合には培養検査による確認が推奨されます．ただし，両検査の同日実施は保険請求上認められておりませんのでご注意下さい．成人症例では溶連菌感染症自体が少なく，続発するリウマチ熱や糸球体腎炎も非常に稀であることから，培養検査は省略可能とされています．

　偽陽性についても注意が必要です．小児の集団生活環境ではA群β溶連菌の保菌者が5～10％存在します．彼らが感冒に罹患した場合，結果は陽性となりますが，咽頭炎の原因は溶連菌ではありません．迅速診断を行うにあたって，臨床症状や所見および流行状況の確認が必要なのはこのためです．

　C群・G群溶連菌は扁桃炎の原因となり得ますが，一般に症状は軽く，リウマチ熱の原因にもならないことから，抗菌薬の投与はA群β溶連菌よりも短期間でよいとされます．ジフテリアは扁桃に灰褐色の偽膜を形成することで有名ですが，現在，非常に稀な疾患です．

表 G-6　A群β溶連菌による咽頭・扁桃炎の症状と所見

症状
特徴的症状
突然の咽頭痛
嚥下時痛
発熱
頭痛
腹痛
悪心・嘔吐
否定的症状
鼻汁（鼻風邪）
嗄声
咳
下痢
所見
特徴的所見
咽頭および口蓋扁桃の発赤
咽頭・扁桃部の滲出物（膿栓・白苔）
軟口蓋の点状出血
口蓋垂の発赤・腫脹
上内深頸部のリンパ節炎
猩紅熱様発疹
否定的所見
結膜炎
口腔前方の口内炎
限局性潰瘍病変
否定的症状および所見はウイルス感染症を示唆する．

（文献1より）

Ⅳ ウイルス性咽頭・扁桃炎

　小児の咽頭・扁桃炎の代表的原因ウイルスであるアデノウイルスは感染力が強く，小児咽頭・扁桃炎の20～40％を占めます．急性咽頭・扁桃炎は1，2，3，5，6型により発症し，他に3，7型が咽頭結膜炎（プール熱）の，8型が流行性角結膜炎（はやり目）の原因として有

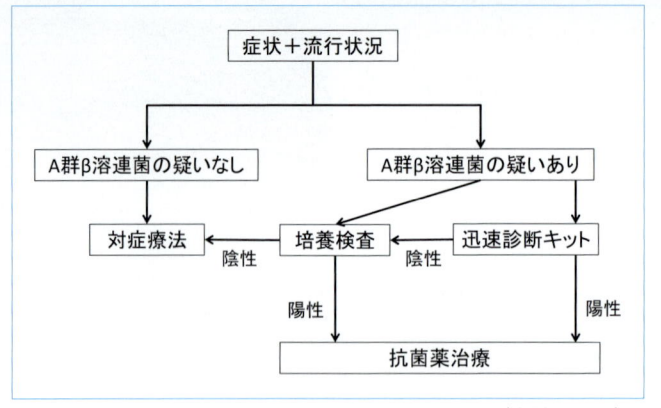

図 G-10　咽頭・扁桃炎の診療アルゴリズム
（文献 3 より）

迅速診断か培養にて溶連菌を同定する必要がある．培養検査がゴールドスタンダードだが，実臨床では結果の迅速性から迅速診断キットが優先される．ただし，迅速診断の感度は 90％前後であるため，培養検査を要する症例もある（同日実施は保険適用外である）．

迅速診断陽性者にはウイルス感染に罹患した保菌者も含まれる点に注意する．症状，所見，流行状況などから総合的に診断し，不要な抗菌薬投与を避ける．

名です．咽頭・扁桃炎の症状と所見のみでの鑑別は困難な例もあり，アデノウイルス迅速診断が有用です．迅速診断の特異度は 100％なので，陽性ならアデノウイルス感染症と考えてよいのですが，感度が 90％前後であるため，陰性の場合にも感染は否定できないとの認識が必要です．

伝染性単核球症は，思春期以降の成人が EB ウイルスに初感染した際に発症します．口蓋扁桃に厚い白苔が付着し（図 G-8），細菌性咽頭扁桃炎と似た所見を呈します．細菌性扁桃炎と見誤って抗菌薬を投与すると，高率に全身性の薬疹を生じます．これがいわゆる ampicillin rash で，アンピシリン以外のβ-ラクタム薬，例えばセフェム系抗菌薬でもみられます．EB ウイルスと溶連菌の混合感染が存在するため，抗菌薬の選択にはさらなる注意が必要です．この場合に溶連菌迅速診断キットは陽性となりますが，ペニシリンを使用しないのは前述の通りです．この年代の患者に比較的厚い白苔を伴う扁桃炎と高熱（38〜40℃）を認め，多発性の有痛性頸部リンパ節腫脹と肝機能異常が確認できれば伝染性単核球症を疑い，抗菌薬投与は控えます．EB 関連抗体の検査を実施し，EBNA 抗体陰性，VCA-IgM 抗体陽性により診断します．

（林　達哉）

文　献

1) Bisno AL：Acute pharyngitis. N Engl J Med. 344：205-211, 2001.
2) 菊田英明：小児科からみた A 群 β 溶血性レンサ球菌による咽頭扁桃炎．日耳鼻．115：1-7, 2012.
3) Bisno AL, et al：Practice guidelines for the diagnosis and management of group A streptococcal pharyngitis. Infectious Diseases Society of America. Clin Infect Dis. 35：113-125, 2002.

G. 咽頭・扁桃炎

Q.8 溶連菌性扁桃炎後のリウマチ熱や腎炎の後遺症の頻度はどのくらいですか？

回答 日本ではリウマチ熱の発症数は，年間10例以下です．また，腎炎の発症率も小児人口10万人あたり4.0と報告されています．後遺症を残す例もほとんどありません．現在両疾患とも日本では極めて低い頻度となっていますが，溶連菌の流行するタイプによっては，再び発症数が増す可能性もありますので，溶連菌感染症の早期診断と適切な抗菌薬投与は今後も継続していく必要があります．

解説

I リウマチ熱

1. リウマチ熱の発症機序と症状

A群β溶血性連鎖球菌（溶連菌）感染症の続発症として，リウマチ熱と急性糸球体腎炎は有名です（表G-7）[1]．リウマチ熱は咽頭・扁桃炎後に起こるとされ，感染後2～3週間で発症します．発熱，多関節炎，心炎，輪状紅斑，舞踏病など多彩な症状を呈する疾患です．発症に自己免疫的な機序の関与が疑われていますが，正確なことは明らかにはなっていません．溶連菌はその表層抗原因子のうちM蛋白によって100種類以上の型に分類されます．この中には，リウマチ熱を起こしやすい型が存在します．日本も含め先進国では1960年代まで，リウマチ熱は多数報告されていました．しかし，生活環境や抗菌薬の早期投与が可能な医療体制の整備により，1980年代頃から激減し，現在ではほとんど認められなくなっています．米国では流行する溶連菌のM蛋白の型が変化しており，このことも先進国でのリウマチ熱の減少に関与しているのではないかと考えられています[2]．

2. リウマチ熱の発症頻度

日本では，1980～90年にかけての全国調査で，調査期間中11年間にリウマチ熱の発症例は424例と報告されています[3]．最近の日本でのリウマチ熱の年間発症数に関しては，日本小児循環器学会の委員会報告として，2005～2009年まで全国の小児循環器学会評議員と理事，大学附属病院小児科，専門医修練施設・施設群にアンケート調査が実施されています．その結果によると，リウマチ熱は年間4～10例（平均6.4例）と極めて低い発症数となっていました．詳細なデータが公表されている4年間の結果をまとめてみると発症年齢

表 G-7　A 群 β 溶血性連鎖球菌の続発症

	リウマチ熱	急性糸球体腎炎	
疾　患	咽頭・扁桃炎	膿痂疹	咽頭・扁桃炎
疾患後発症時期	2～3 週間 (平均 19 日)	3～6 週間 (平均 3 週間)	1～3 週間 (平均 10 日間)
好発季節	冬	夏	冬
好発年齢	学童(5～15 歳)	幼児(2～5 歳)	学童初期(3～7 歳)
M 血清型別	1・3・5・6・14・18・19・24	2・49・55・56・57・59・60・61	1・4・12・25
主な病態	宿主側の要因＋免疫学的分子擬態 (Ⅱ, Ⅳ型アレルギー)	細菌の要因＋免疫複合体 (Ⅲ型アレルギー)	
症状と検査値	発熱，多関節炎，舞踏病，輪状紅斑，皮下結節など CRP 陽性，赤沈値の亢進，白血球数の増加	血尿，蛋白尿，乏尿，浮腫，高血圧 血清補体価の低下	

リウマチ熱と急性糸球体腎炎の発症時期・好発年齢・溶連菌の M 血清型別・病態等は異なる．

(文献 1 より引用改変)

表 G-8　日本におけるリウマチ熱の年間発症数と内訳

		2006 年	2007 年	2008 年	2009 年
症例数		10 例	6 例	4 例	6 例
年　齢	＜1 歳	0	0	1	0
	1～5 歳	2	0	0	1
	6～12 歳	6	6	3	5
	13～18 歳	2	0	0	0
性　別	男性	7	3	4	4
	女性	3	3	0	2
予　後	生存	10	6	4	6
	死亡	0	0	0	0
家族内発症	あり	0	0	0	0
	なし	10	6	4	6

リウマチ熱の発症数は年間 10 例以下で予後も良好である．

(文献 4 より引用改変)

は，6～12 歳，男児に多く，死亡例，家族内発症例は認めていません(**表 G-8**)[4]．

　一方，世界の状況をみるとリウマチ熱の発症頻度は発展途上国でまだまだ高く，リウマチ性心疾患は主な死因の 1 つとなっています[5]．日本でリウマチ熱が少ない理由として，発展途上国の小児の咽頭培養からは 15～20 種類の溶連菌が分離されるのに対し，日本の学童では数種類しか分離されないため，各種溶連菌 M 蛋白への曝露が低く，リウマチ熱に進展する機会が少ないのではないかという考え方もあります．海外との交流が盛んな現在，リウマチ熱を起こしやすい溶連菌株が日本で流行した場合に，リウマチ熱の頻度が再び増加する可能性はゼロではありません．実際，現在でもリウマチ熱の症例報告は国内でも散見されており，米国の一部の地域ではリウマチ熱の小流行が継続して認められています[6]．その意味からも溶連菌感染症の早期診断と適切な抗菌薬治療は重要です．北海道でのアン

ケート調査では，溶連菌による咽頭・扁桃炎で治療を適切に行った症例の中でのリウマチ熱発症は10年間で2例のみであったとされています[1]．

Ⅱ 糸球体腎炎

1. 糸球体腎炎の発症機序と症状

急性糸球体腎炎は，溶連菌による膿痂疹と咽頭・扁桃炎の両者の続発症となります．膿痂疹と咽頭・扁桃炎後では，腎炎の発症時期や好発年齢，季節が異なります．リウマチ熱と同様，急性糸球体腎炎も起こしやすいM蛋白型があるといわれていますが，発症機序は異なると考えられています．症状は，血尿，蛋白尿，乏尿，浮腫，高血圧などで，血清補体値の低下が認められます（表G-7）．

2. 糸球体腎炎の発症頻度

Carapetisの報告によると，先進国で15歳未満人口10万人あたり6，発展途上国で24.3と推定されています[5]．先進国においては，リウマチ熱と同様，年代を追うごとにその発症頻度は低下しています．米国フロリダでの小児を対象とした疫学調査では，1957～73年の発症頻度が10.9人/年であったのに対し，1999～2006年には6.4人/年へと減少したことが報告されています[7]．この報告によると，年代により発症年齢や発症時期，先行感染の状況が異なっており，急性糸球体腎炎の減少は，衛生状態や医療体制の改善だけではなく流行している溶連菌の型や宿主側の反応性の変化なども寄与していることが考えられています．

日本での発症頻度に関しては，武田らが1975～2005年まで31年間にわたり1施設において溶連菌感染後急性糸球体腎炎の発症頻度を調査しており，一時的な変動はあるものの患者数の減少傾向があることを報告しています．またこの中で，溶連菌感染症と診断された後に急性糸球体腎炎を発症していた例はほぼ皆無であったことから，溶連菌感染症への適切な抗菌薬投与により腎炎発症の予防が可能ではないかと考察しています[8]．人口をベースにした調査に関しては，坂田の北海道道東・道北地域での小児を対象とした調査報告があります．これによると2005～2007年の3年間で16人（4～13歳：平均6.9歳）の患者が確認され，小児人口10万人あたりの1年間の発症率は4.0でした．16人のうち，先行感染を認めた者は10人で腎炎発症前に溶連菌感染症と診断されていたのは1人のみでした．予後は良好で，後遺症を残すことなく改善しています[9]．

以上のように，リウマチ熱，腎炎とも日本では極めて低い頻度となっており，後遺症を残す例もほとんどありません．しかし，溶連菌の流行するタイプによっては，再び発症数が増す可能性もありますので，溶連菌感染症の早期診断と適切な抗菌薬投与は今後も継続していく必要があります．

（石和田稔彦）

文 献

1) 菊田英明：小児科からみたA群β溶血性レンサ球菌による咽頭扁桃炎．日耳鼻．115：1-7, 2012.
2) Lee GM, et al：Changing epidemiology of acute rheumatic fever in the United States. Clin Infect Dis. 42：448-450, 2006.
3) 渡辺言夫：X．膠原病，免疫異常 リウマチ熱．日本臨牀．51：505-511, 1993.
4) 市田蕗子ほか：委員会報告 平成21年度稀少疾患サーベイランス調査結果．日小循誌．26：348-350, 2010.
5) Carapetis JR, et al：The global burden of group A streptococcal diseases. Lancet Infect Dis. 5：685-694, 2005.
6) Martin JM, et al：Continued high caseload of rheumatic fever in western Pennsylvania：possible rheumatogenic emm types of *Streoptococcus pyogenes*. J Pediatr. 149：58-63, 2006.
7) Ilyas M, et al：Changing epidemiology of acute post-streptococcal glomelulonephritis in Northeast Florida：a comparative study. Pediatr Nephrol. 23：1101-1106, 2008.
8) 武田修明ほか：溶連菌感染後急性糸球体腎炎の最近の動向と発症予防の可能性．小児科臨床．60：1003-1008, 2007.
9) 坂田　宏：近年の小児の溶連菌感染後急性糸球体腎炎の実態調査．日児誌．113：1809-1813, 2009.

G. 咽頭・扁桃炎

Q.9 溶連菌性扁桃炎後は必ず尿検査が必要ですか？

回答 溶連菌性扁桃炎後の尿検査は，溶連菌感染後急性糸球体腎炎の早期発見目的に行われていることが多いのですが，尿検査で腎炎が見つかることは稀であり，必ず尿検査を行う必要はありません．むしろ，腎炎の症状を説明しておき，症状が認められた場合に早めに医療機関を受診するよう勧めることのほうが大切です．

解説

I 溶連菌性扁桃炎後の尿検査実施状況

A群β溶血性連鎖球菌（溶連菌）感染後の急性糸球体腎炎は，溶連菌感染後の合併症の最も注意すべき疾患の1つです．腎炎の合併症を早期に見つけるために，溶連菌感染症の診断時に抗菌薬治療終了後，一定の期間をあけて尿検査を実施している医療機関も多く，辻らの小児腎臓病専門医と一般臨床を行っている小児科医52名を対象としたアンケート調査結果によると，検尿を行っている医師は，48名(92.3%)にのぼっていました．一般に，扁桃炎後の腎炎発症は，感染成立後7〜21日が高頻度とされていますが，検尿の時期は，1週間以内44.2%，1〜2週間後26.9%，2〜3週間後26.9%，3〜4週間後21.2%，4〜6週間後1.9%と一定しておらず，検尿回数は1回のみが92.3%と大多数を占めていました．検尿の理由は，急性糸球体腎炎の発症の有無を知るためという意見が主体でしたが，念のため，病院の方針，他の医師も行っているからといった消極的な意見も認められていました[1]．この調査は，日本の現状をよく反映しているものと思います．

II 尿検査実施の意義

積極的に検尿を行う理由としては，浮腫や乏尿などの急性糸球体腎炎の典型的な症状出現前に，検尿で腎炎を早期発見し重症化を予防するということであると思います．実際にこのような症例を経験している医師は少ないものの，一度経験したことがあると積極的に定期的な検尿を行うようになり，また他の医師に対しても検尿を勧めるようになると考えられます．しかしながら，ワンポイントの尿検査で腎炎の早期発見をすることは，現状では確率的にも極めて困難であり，無駄な検尿検査の費用とそのための患者や保護者の通

表 G-9　溶連菌感染症後の検尿異常と急性糸球体腎炎発症数

報告者	報告年	症例数	検尿異常数	急性糸球体腎炎発症数
坂田[2]	2010年	211例	5例	0例
金井ら[4]	2010年	159例	1例	0例
鳥海ら[3]	2013年	155例	8例	0例

溶連菌感染症後に全例検尿を実施しても，急性糸球体腎炎の発症を早期発見できる可能性は低い．

院の時間的，経済的な負担を強いることにつながるように思います．というのは，最近の日本の急性糸球体腎炎の発症率は低く，坂田の北海道道北・道東地域での調査によると3年間で15歳未満の小児急性糸球体腎炎患者は16名のみで，小児人口10万人あたりで計算すると1年間で4.0人でした．また，この16名のうち10名に先行感染が認められましたが，溶連菌感染症と診断されていたのは1名のみであったと報告されています[2]．一方，鳥海らは尿検査を行う意義を検証するため，溶連菌による咽頭・扁桃炎を発症した小児に対して，検尿のための来院を指示しその臨床経過と尿検査結果を後方視的に検討しています．その結果をみると，検討期間中に溶連菌による咽頭・扁桃炎と診断した症例は185症例あり，検尿が行えた150症例の中で検尿異常を認めたのは8症例（5.2%）でしたが，経過観察の中で急性糸球体腎炎発症例はなかったと報告しています[3]．このほか，最近の同様の検討をみるといずれも検尿検査により，急性糸球体腎炎を早期に発見できた事例はありません[2]～[4]（表G-9）．また，世界的にも急性糸球体腎炎の発症率の低い国や地域において，溶連菌感染後の尿検査が急性糸球体腎炎の予後を改善させるというエビデンスはありません．

III 尿検査の必要性と説明

　一方，軽度の尿異常や一過性の低補体血症のみで典型的な急性糸球体腎炎の所見を欠く無症候性急性糸球体腎炎という疾患概念があり，溶連菌感染症後20〜25%に認めるとされます[5]．検尿を実施することにより無症候性急性糸球体腎炎の早期診断が可能になるのではないかという考えもあると思います．しかしながらこの疾患は，10年以上経過を観察しても，腎予後に問題はなかったと報告されています[6]．また，症候性でなければ基本的には治療不要であり，また，ワンポイントのみの検尿でこの疾患を的確に見つけることができるかということを考えると難しく，かといって検尿を溶連菌感染症後一定期間，連日行うことも現実的ではないように思います．溶連菌感染症診断時に検尿の必要性を説明することで，抗菌薬内服のコンプライアンスが向上する，保護者との信頼関係が構築できるという意見もありますが，治癒後の検尿のための外来受診は，受診時に他の流行している感染症に罹患するリスクもあるということを考慮する必要もあるでしょう．

　以上のように，急性糸球体腎炎の頻度の低い日本の現状では，溶連菌感染症後に全例尿検査を実施する必要性はなく，むしろ，溶連菌感染症診断時に，処方された抗菌薬をすべて内服すること，急性糸球体腎炎の臨床症状を説明し，乏尿，浮腫や肉眼的血尿などの異

常が認められた場合には早期に医療機関を受診することを，きちんと患者本人と保護者に説明し理解していただくことのほうが大切であると思います．なお，地域の医療機関で溶連菌感染症後の尿検査について方針が異なると，複数の医療機関を受診しているような患者や保護者は混乱することがありますので，日頃から地域で溶連菌感染症のフォローアップの方針について話し合っておき，共通認識を持っておくことをお勧めします．

〈石和田稔彦〉

文　献

1) 辻　祐一郎ほか：A群β溶血性連鎖球菌感染症後の検尿についてのアンケート調査結果．日児腎誌．20：105-110，2007．
2) 坂田　宏：近年の小児の溶連菌感染後急性糸球体腎炎の実態調査．日児誌．113：1809-1813，2009．
3) 鳥海尚久ほか：溶連菌感染症を発症した全例を対象とする尿検査の意義についての検討．小児科診療．76：863-866，2013．
4) 金井宏明ほか：溶連菌感染後の定期尿検査の必要性についての検討．小児科臨床．63：2151-2155，2010．
5) 吉沢信行ほか：無症候性急性糸球体腎炎の発症頻度ならびに臨床的意義．日腎会誌．13：1035-1055，1981．
6) Yoshizawa N, et al：Asymptomatic acute poststreptococcal glomerulonephritis following upper respiratory tract infections caused by Group A streptococci. Clin Nephrol. 46：296-301, 1996．

G. 咽頭・扁桃炎

Q.10 溶連菌性扁桃炎の治療はアモキシシリン10日間が必須ですか？

回答 溶連菌性扁桃炎治療のゴールドスタンダードはペニシリンの10日間投与とされてきましたが，その目的はリウマチ熱を予防することにありました．リウマチ熱の発症率が極端に低い現状では，その予防のためにペニシリンの10日間投与は必要とされなくなりました．

解説

I リウマチ熱，糸球体腎炎の予防のための10日間投与は必要ですか？

半世紀以上の長きにわたって，ペニシリンVの10日間投与が溶連菌性咽頭・扁桃炎のゴールドスタンダードの座に君臨し続けてきました．アモキシシリン（AMPC）の10日間投与も代替治療として広く認められており，多くの教科書にも記載されています．これは，ペニシリンが溶連菌性咽頭・扁桃炎後に続発するリウマチ熱を予防できることが証明された唯一の抗菌薬だからです[1,2]．ペニシリンを10日間投与するのは，リウマチ熱を予防できるというエビデンスに基づくものです．抗菌薬治療により，急性糸球体腎炎を防げるというエビデンスはなく，リウマチ熱の発症率も極めて低い現状を考慮する必要があります．

II そもそも抗菌薬は必要ですか？

発熱や咽頭痛などの症状に乏しいものの，溶連菌迅速診断が陽性となった場合は抗菌薬投与が必要でしょうか．この場合，溶連菌の保菌状態にウイルス感染（感冒）が重なっただけかもしれません．たとえ溶連菌性扁桃炎だったとしても，重症化を予防するという現在の抗菌薬の役割を考えると，軽症例には必ずしも抗菌薬投与は必要ないといえます．実地臨床では症状スコアと咽頭・扁桃スコアから重症度を決定し，スコアにより抗菌薬の投与を決定するフローチャートが有用です（表G-10，図G-11）[3]．中等症以上の場合は抗菌薬投与を考えます．

表 G-10 急性咽頭・扁桃炎の重症度スコア（成人）

		0点	1点	2点
症状スコア	日常生活の困難度	さほど支障なし	支障はあるが，休む程ではない	仕事，学校を休む
	咽頭痛・嚥下痛	違和感または軽度	中等度	摂食困難な程痛い
	発熱	37.5℃未満	37.5〜38.5℃	38.6℃以上
咽頭・扁桃スコア	咽頭粘膜の発作器・腫脹	発赤のみ	中等度	高度に発赤・腫脹
	扁桃の発赤・腫脹	発赤のみ	中等度	高度に発赤・腫脹
	扁桃の膿栓	なし	扁桃に散見される	扁桃全体

症状スコアと咽頭・扁桃スコアの合計点を計算し，軽症（0〜3点），中等症（4〜8点），重症（9〜12点）を決定する．

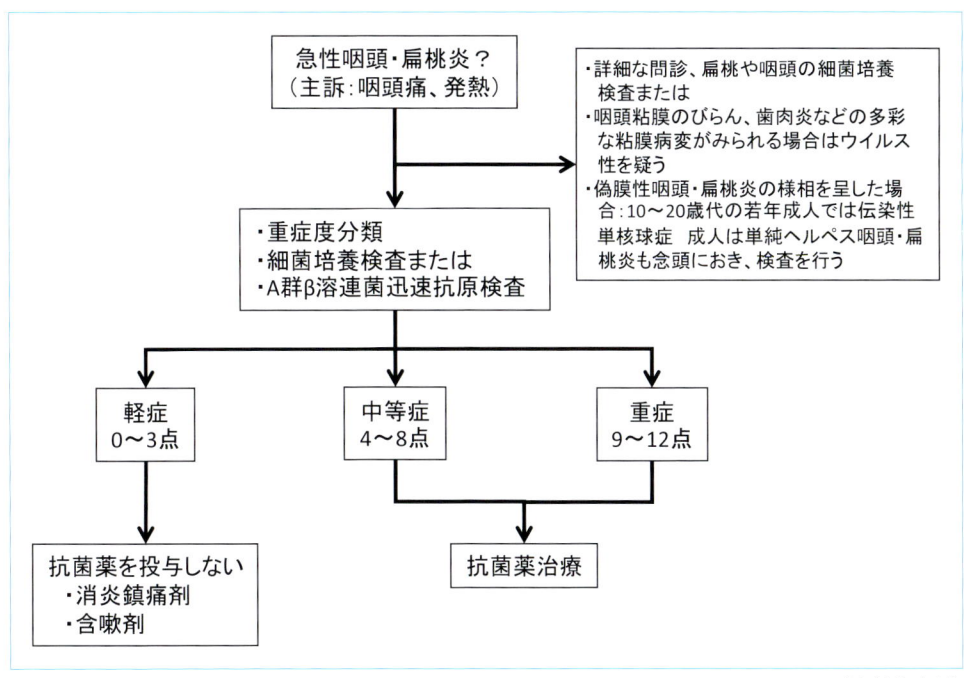

(文献3より)

図 G-11 急性咽頭・扁桃炎の診療フローチャート
軽症例には少なくとも3日間は抗菌薬を投与せず対症療法により経過をみる．

(文献3より)

Ⅲ 溶連菌の抗菌薬感受性はどうですか？

現在までA群β溶連菌（GAS）はペニシリン，セフェムをはじめとするβ-ラクタム薬に良好な感受性を有し，同薬に対する耐性菌の報告はありません．ペニシリンのほうが抗菌スペクトラムが狭く，薬価も安いことから，アモキシシリンが第一選択抗菌薬であることに変わりはありません．

しかしながら，近年セフェム系抗菌薬の短期療法がペニシリン治療の成績を上回るとする報告がなされ，現在ペニシリン対セフェムの熱い論戦が交わされています．
　セフェム派の主張を見てみましょう．Casey らは 35 の臨床研究を基に行ったメタ分析の結果，セフェム系抗菌薬の 10 日間投与はペニシリン系の 10 日間投与より除菌率，臨床効果に優れていると報告しました[4]．さらに，12 の臨床研究を基に行ったメタ分析の結果から，セフェム系抗菌薬の 5 日間投与はペニシリン系抗菌薬の 10 日間投与より除菌率に優れていると結論づけました．
　一方，ペニシリン派の Shulman らは Casey らの最初の報告が掲載された同じ誌面上でその報告の問題点を克明に指摘し，ペニシリンの第一選択薬としての地位は揺るがないことを強く主張しました[5]．彼らの指摘は検討集団から保菌者や再感染者が適切に除外されていない，検査時期が不適切であるという研究の質に関する点ばかりでなく，研究資金の出所といった倫理的問題点にまで及んでいました．

Ⅳ　ペニシリン 10 日間投与かセフェム 5 日間投与か？

　日本においても同様の議論があります．ペニシリン系がセフェム系よりも除菌率が低いのは，10 日間という長期投与の服薬コンプライアンスが悪いことに起因するとの分析もなされています[6]．現在の抗菌薬投与の目的は病悩期間を短縮し，扁桃周囲膿瘍などの化膿性続発症を減らし，他人への感染を予防することにあるといえます．セフェム系抗菌薬の 5 日間投与が除菌率に優れるなら，この投与方法も有力な選択肢になります．ただし，A 群 β 溶連菌性咽頭・扁桃炎の再発症例を対象にして行った研究によると，6〜7 歳の男児で，前回発症からの期間が短い症例ではセフェム系抗菌薬の 5 日間投与の群は 10 日間投与群に比べて，3 週間以内の再発例が多い結果が得られました．A 群 β 溶連菌咽頭・扁桃炎再発例に対するセフェム系の 5 日間投与は慎重に行う必要があることを示す結果といえます．
　ペニシリン 10 日間投与は時間のふるいをくぐり抜けてきた治療です．セフェム系短期投与の歴史は浅く，スタンダードを知ったうえで行うべき治療だと思います．
　ちなみに，米国のガイドラインの最新版(2012 年版)でペニシリン 10 日間投与以外に推奨されている抗菌薬治療は，ペニシリンアレルギーがある患者に対するセフェム系 2 種の 10 日間投与，クリンダマイシン(経口)(ダラシン®)の 10 日間投与，アジスロマイシン(ジスロマック®)の 5 日間投与，クラリスロマイシン(クラリス®)の 10 日間投与のみです[7]．筆頭著者は Casey らの報告の問題点を詳細に指摘した Shulman らであるのは興味深い点です．

(林　達哉)

文 献

1) Denny FW, et al：Prevention of rheumatic fever；treatment of the preceding streptococcic infection. J Am Med Assoc. 143：151-153, 1950.
2) Catanzaro FJ, et al：Prevention of rheumatic fever by treatment of streptococcal infections. II. Factors responsible for failures. N Engl J Med. 259：53-57, 1958.
3) JAID/JSC感染症治療ガイド・ガイドライン作成委員会：急性咽頭・扁桃炎（成人）．75-78, JAID/JSC感染症ガイド2014，ライフサイエンス出版，2014.
4) Casey JR, et al：Meta-analysis of cephalosporins versus penicillin for treatment of group A streptococcal tonsillopharyngitis in adults. Clin Infect Dis. 38：1526-1534, 2004.
5) Shulman ST, et al：So what's wrong with penicillin for strep throat? Pediatrics. 113：1816-1819, 2004.
6) 坂田　宏：小児A群溶血連鎖球菌感染症に対するcefcapene pivoxil 7日間投与の多施設共同研究．日化療会誌．54：526-530, 2006.
7) Shulman ST, et al：Clinical practice guideline for the diagnosis and management of group A streptococcal pharyngitis：2012 update by the Infectious Diseases Society of America. Clin Infect Dis. 55：1279-1282, 2012.

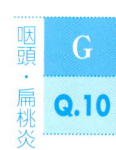

H. 音声・言語

Q.1 "さかな"を"たかな"や,"さしすせそ"を"たちつてと"と発音するなど,さ行を正しく言えない場合はどのように対応すべきですか?

回答 子どもの生活年齢が6歳以下であれば,構音の獲得過程と考えられます.しかしながら,7歳以上になっても同様であれば,構音障害が疑われるため,評価および訓練が必要になる可能性があります.

解説

I 子どもが正常な構音を獲得するのは大よそ6歳前後

　構音の獲得時期は,子どもによって異なりますが,約9割の子どもは5〜6歳で正常な構音を獲得するといわれています.母音が完成するのは子音よりも早く,3歳になると全母音の明瞭度が80％以上になるといわれています[1].

　子音の獲得については研究間で若干の差がみられますが[1)〜3)],大よそ6歳前後には完成するといわれています.表H-1に示す通り,[p],[b],[k],[g]のように両唇や軟口蓋を使った破裂音,[m]や[n]のような鼻音は獲得が早く,3〜4歳頃には完成しやすいとされます.しかしながら,[s]のような摩擦音,[ts],[dz]のような破擦音については習得が遅れやすく,完成時期は5〜6歳代になります.子音が出始めてから完成するまでの間は,正しい音が浮動的に使用されはじめ,正しい使用の率が変動しながら上昇しつつ完成に至ります[2].

　このため,これらの子音の完成時期より低年齢の段階で,構音の誤りを訴えた場合には,「構音の獲得過程であるため,経過を観察するように」伝えるべきです.

II 構音の獲得過程では誤りがみられることがある

　正常な構音が獲得されるまでの間には,構音の誤りがみられることがあります.構音の誤りについては,表H-2のように省略,置換,歪み,の大きく3つに分類されています.習得過程にみられる構音の誤りについては,既に習得している音の中で,目標とする未習得音との類似性が高い音が置換や歪みとして出現することが多く,幼児音(未熟構音)として認知されることが多いです[1].

　例えば[s]では,同じ歯茎音(歯茎と舌先の音)である[t]に置換されることも多く,サ

表 H-1 習得しやすい子音と習得しにくい子音の獲得時期

| 比較的早期に習得される子音 | /p, b, t, d, k, g, w, h, m, n/ | 3〜4 歳までに完成 |
| 比較的習得が遅い子音 | /s, ts, dz, r/ | 5〜6 歳代で完成 |

表 H-2 構音の誤りに関する分類

	誤り方	具体例
省略	子音が脱落し，後続母音のみが聴取される	sakana [s] が脱落する
置換	目標音がほかの音に替わって聴取される	takana [s]→[t] に替わる
歪み	上記 2 つに分類されない誤りであり，日本語としての歪みや，日本語として同定されにくい程の歪みも含む	s̬akana [s] が歪む

表 H-3 発生機序による構音障害の分類

器質性構音障害	構音器官の形態や機能の異常が原因と考えられるもの
機能性構音障害	構音器官の器官の形態や機能に明らかな異常がなく，原因が特定できないもの．言語発達の遅れや聴覚障害に伴う構音障害は除外され，言語獲得過程において何らかの要因によって誤った構音習慣を身につけたと考えられるもの
運動障害性構音障害	発話に関連した運動を制御する神経・筋系の異常に起因するもの

カナ [sakana] がタカナ [takana] になることがあります．そのほかにも類似性の高い [tʃ]，[ts]，[ʃ] への置換がみられますので，チャカナ [tʃakana] やシャカナ [ʃakana] になることがあります．

Ⅲ 構音障害には 3 つの分類がある

正常な構音発達過程に照らしても，遅れがある，あるいは異常な構音操作であると判断される場合には，構音障害があると判断されます．

構音障害は，発生機序により，表 H-3 に示すように器質性構音障害，機能性構音障害，運動障害性構音障害の 3 つに分けられます[4]．

発現時期から分類すると，発達性（developmental）と後天性（aquired）の構音障害に分類できます．前者は，何らかの原因により言語発達過程において誤った構音習慣を習得したものであり，後者は正常言語習得後に生じた構音障害を指します[4]．

7 歳以上でも「さ行が言えない」という訴えの場合には，機能性構音障害の可能性が高く，適切な評価と訓練が必要となります．

Ⅳ 適切な評価と訓練

構音検査については，一般的に，新版構音検査法（日本音声言語医学会・日本聴能言語士協会作成）が用いられます．会話の観察，単語検査，音節検査，音検査，文章検査，構音類似運動検査から構成されており，対象児者の発話の聴覚的印象と構音操作の視覚的な観察，

触覚判断から評価を行うことになります．評価結果より，構音障害の有無，内容，構音訓練の必要性について判断することになります．

　また，構音に対しては，構音器官の形態，運動の巧緻性，語音認知，言語発達などが関係するため，構音障害の原因を見極めるうえでは，それぞれに対する評価が必要となります．これらの評価で構音障害が疑われたら，正常な構音獲得のための訓練を行う必要があります．

（小渕千絵）

文　献

1) 大平章子：音韻・構音の発達と加齢に伴う変化．藤田郁代監，熊倉勇美ほか編．102-112，標準言語聴覚障害学　発声発語障害学，医学書院，2010．
2) 舟山美奈子：子どもの構音障害．笹沼澄子監，大石敬子編．99-126，子どものコミュニケーション障害，大修館書店，1998．
3) 野田雅子ほか：幼児の構音能力の発達に関する研究．153-171，日本総合愛育研究所紀要，1969．
4) 今井智子：構音障害の概念と分類．藤田郁代監，熊倉勇美ほか編．113-121，標準言語聴覚障害学　発声発語障害学，医学書院，2010．

H. 音声・言語

Q.2 子どもの構音障害の構音訓練はどうするのですか？

回答 構音訓練を開始する年齢は，言語発達レベル4歳程度以上に達していることが望ましいといわれています[1)2)]．構音訓練の方法は，大きく2つの柱で構成されており，1つは，誤り音を自覚するために行う「耳の訓練」です．そしてもう1つは正しい構音操作を獲得するために行う「口の訓練」です．

解説

I 構音障害の評価・診断

1. 構音障害とは，当然発音できるときになっても，うまく発音できない状態です

　構音障害とは，属する言語社会における音韻体系の中で，同年齢の人が正しく構音できる音を誤って構音したり，聞き手に不自然な印象を与えてしまう状態のことをいいます．しかしながら，構音の誤りは正常な構音発達の過程でも多くみられるものです．構音の発達には順序性があり，「音が誤っている＝構音障害」ではないのです．つまり，2歳の子どもが「さかな」を「ちゃかな」と言い間違えても，構音障害にはなりませんが，8歳の子どもでは構音障害となります．

2. 構音障害の訓練の前に，細やかな評価が必要です

　症状として音に誤りが認められた場合，それを構音障害と診断するためには，様々なことを考慮しなければなりません．構音障害は言語発達や聴力も関係するため，聞こえや知的発達の検査も必要となります．また，身体運動能力や巧緻動作における観察も指標になります．更に，先天性の口唇口蓋裂のように構音器官そのものの形態や機能に明らかな異常があったり，また異常が認められなくても，鼻咽腔閉鎖機能に異常がある場合もあるので，その評価も必要となります．このように，構音障害を引き起こしている原因を様々な側面から推定し，治療方針が決まります．

3. 構音訓練の前に外科的治療が必要な場合があります

　構音訓練を始める前に，器質的な問題が明らかなときには，外科的な治療が必要な場合があります．例えば，先天性の口蓋裂や鼻咽腔閉鎖機能不全症が認められる場合，再手術

や補綴的治療が必要になると考えられます．また舌小帯短絡症がある場合，舌小帯切除術を進められることが多くあります．それぞれ専門医に相談するのが良いでしょう．

Ⅱ 構音障害の訓練

　構音障害の訓練は，誤っている音を正常な状態の音にするためのアプローチを行うことです．構音訓練は耳の弁別能力を高める訓練と音の産生訓練を並行して行います[3]．

1. 耳の訓練：語音弁別力を高める訓練

　構音障害の子どもは，自分自身が誤って構音している音に気づいていないことがあります．正しい音と誤った音との違いを聞き分けられることができなければ，子どもにとって構音訓練は難しくなります．まずは「誤り音の自覚」が必要なのです．

1）準備遊び

　まずは，子ども自身が音に意識を集中し，心を傾け，耳を澄ませ，注意深く音を聞き取る力を養うことが必要です．例えば，「モーモー」など動物の鳴き声を聞いて子どもに絵カードを取らせたり，カルタ遊びなども傾聴態度の育成には役に立つ遊びです．このときに段々声を小さくしてより注意や集中を必要とする課題に難易度を上げたりもします．

2）ターゲットとなる音を聞き出す訓練

　耳の訓練は，様々な音の中からターゲットとなる音（ここでは「カ」をターゲットにします）を抽出する＝聞き出すことができるようにします．例えば，様々な単音節を聞きながら，「カ」が出てきたら手を挙げる（このときに報酬としてシールを1枚貼る，線つなぎで線を1本描くなど，モチベーションが高められると，より集中ができます），それ以外のときは手を挙げないといった具合です．これを，1音節，2音節，3音節，と徐々に長くしていっても，ターゲットの音の有無に気づくことができる力を養います．

3）ターゲット音の位置弁別の訓練

　2）ができるようになったら，語内位置弁別ができるようにします．例えば，ターゲット音が単語の中でいくつ聞こえたか，何番目に聞こえたか，といったように，単語になってもターゲットの音が正しく認識できることが大切です．

4）ターゲット音の異同弁別の訓練

　異同弁別訓練とは，ターゲットの音や誤音を含む2音の組み合わせが，同じ音同士の組み合わせであったか，違う音の組み合わせであったかを聞き比べる訓練です．例えば，「タコ」「タコ」同じ？違う？（正解：同じ），「タコ」「カコ」同じ？違う？（正解：違う）といった感じです．

5）ターゲット音の正誤弁別の訓練

　正誤弁別訓練とは，正しいか誤っているかを聞き分ける訓練です．例えば，鯛の絵を見せながら，これは「カイ」です．合っている？間違っている？（正解：違う）といった感じです（語音弁別ができる場合は，必ずしもこれら語音弁別の訓練を行う必要はない）．

2. 口の訓練：音の産生訓練

1）発語器官の感覚や運動の機能を高めるための指導

　音の産生訓練の前に，口腔器官の運動や，意識的に動かす練習をします．例えば「フ」

を誘導するために楽器や玩具を使った吹く練習や，音を作るための基礎作りを行います．

2) 構音操作を音につなげる訓練

意識的に口腔器官の運動が可能になったら，徐々にターゲットとなる音に近づけていきます．1)の「フ」の構音動作ができるようになったら，徐々に「フ」の音に近づけていきます．

3) 語音として産生する訓練

安定してターゲットの音が出せるようになったら，単音に後続母音をつけて訓練を行います．例えば，安定して「ス」の子音部分が出せるようになったら，「ス」「サ」「セ」「ソ」といったように後続母音を変えても安定して音が出せるようにします．

4) 単語，文で産生する訓練

安定して1音節が出せるようになったら，子どもが生活の中で親しみのある単語を用いて練習をします．単音で出せるようになった「シ」の音を，シが含まれる単語や文章中でも，正しく産生できるようにします．これにも順序性があり，ターゲットとなる音が，語頭(例：しか，しまうま)，語尾(あし，おかし)，語中(あした，うしろ)の順序で産生できるようにします．次に既に単語で正しく言えるようになった単語を使って，2-3語文を作り，文章中でも正しく言えるように練習します(例：しかにおかしをあげた)．

5) 歌や会話の中で産生する訓練

訓練場面で注意を集中し気をつけていれば産生できるようになったら，そのターゲット音を日常生活においても，確実に正しく出すことができるようになることが最終段階です．そして，全く意識しなくても，また様々な状況下でも出すことができるようになることを目指します．しかしながら，単音や文章で注意すれば正しく産生できるようになっても，すぐに日常会話で汎化するとは限りません．そして，ついついここを急いでしまう場合がありますが，確実に定着させるためにも，丁寧にゆっくり，そして，ときには戻る勇気を持って臨むことが求められます．ここを急いでしまうと，「訓練場面では，ちゃんと言えるのに，日常生活になると途端に前の言い間違いに戻ってしまう」といった厄介な状況を招く恐れがあります．まずは，歌や会話の中で，自然と正しい構音ができるように練習をします．例えば，買い物ごっこやゲームなど子どもの音への意識が低下する場面を設定し，誤った場合に，「あれ？」や「え？」と聞き返すことで，自己修正を促します．子ども自身が気づき，自己修正ができた場合もしっかりと褒めて推奨します．これは家庭においても可能な方法ですが，1日中，音の修正や他者から監視をされているのでは，子ども自身が話すことに自信をなくしたり，また直されるという恐怖感を抱くこともありますので，1日中練習することは決してやってはいけません．自尊心を傷つけないようにしながら，できたときにしっかりと褒めてあげ，最終的に意識しなくても正しい音が会話で使えるようになれば，おおよそ訓練は終了となります．

〔大金さや香〕

文　献

1) 阿部雅子：構音障害の臨床―基礎知識と実践マニュアル―，金原出版，2007.
2) 藤田郁代監，熊倉勇美ほか編：標準言語聴覚障害学　発声発語障害学，医学書院，2010.
3) 涌井　豊：音の出し方とそのプログラム　構音障害の指導技法，学苑社，1992.

H. 音声・言語

Q.3 舌小帯の短い場合，切除すべきですか？

回答

5歳前後で，構音障害を認める場合には手術適応となることが多いです．手術適応や手術時期に関して決まった基準があるわけではありません．しかし，舌小帯短縮は，生下時に認められても，年齢とともに自然改善してくる場合が多く，すぐに手術を考慮しなければならないわけではありません．

主な症状は哺乳障害と構音障害といわれています．哺乳障害に関しては，実際に手術適応となる場合は少ないですが，重度の短縮を認め体重増加不良などの症状を認めた場合にのみ手術により切断をすることがあります．構音障害では，舌尖音であるt, d音，s, z音，r音などが問題となることが多いです．ただ，舌小帯短縮があっても構音障害を生じない場合もあります．さらに，構音の発達が完成するのは5～6歳頃といわれています．よって，まずは構音の評価を行い，必要があれば構音機能訓練を開始します．訓練によって症状が改善する場合も少なくありません．5歳前後を目安に，構音障害が残存する場合には，手術を検討すべきであると考えられます．

解説

I 舌小帯短縮症とは

舌小帯とは，舌下面の正中から口腔底にかけてひだ状に伸びる索状物です（図H-1）．これが短かったり肥厚したりして，舌尖が十分に前方に突出や挙上しない状態を，舌小帯短

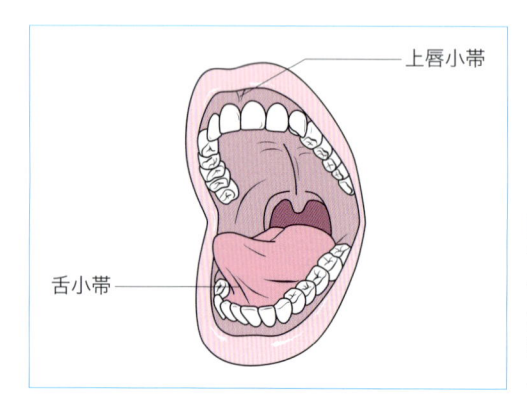

図H-1
舌小帯
舌小帯とは，舌下面の正中から口腔底にかけてひだ状に伸びる索状物である．上唇小帯は，上口唇粘膜と歯槽粘膜をつなぐひだ状の索状物であり，上口唇前庭の正中に位置している．

縮症と呼びます．見た目は正常粘膜に近くてある程度可動性を持つものから，硬い線維組織となり運動障害を起こしやすいものまで，様々な程度のものがあります．

舌小帯短縮症という名称以外にも，舌小帯癒着症，舌小帯拘縮症，短舌症，舌小帯異常症などとも呼ばれ，診断や手術適応，手術時期については，統一した見解は得られていません．

本邦での有病率は1～10%で，男女比はほぼないか男児に多い傾向にあるといわれています[1)2)]．もともと新生児期には舌小帯は短くて太い傾向にありますが，成長や年齢とともに細くなっていくため，一部の重症例を除いて，多くの場合は自然改善していきます．

Ⅱ 診断方法

1. 局所所見からの分類

舌小帯の短縮の程度により分類する方法です．

1）望月らの分類[3)]

1度：開口時に舌尖を挙上しても口蓋に接触せず，また舌尖がくびれているもの
2度：舌尖を挙上しても咬合平面から多少上がる程度のもの
3度：舌尖の挙上がほとんど不可能なもの

2）丸山の判定基準[4)]

① 舌を前方に突出させたときハート型にくびれる．
② 開口させておいて舌を上口唇に触れさせると，下顎が舌をサポートする．
③ 上口唇に触れさせたとき，舌尖が下方を向いている．

3）根本の分類[5)]

十分に開口させた状態で，舌尖を上顎切歯乳頭に接触するように指示したときに，舌尖を同部位に接触することができず，

① 軽度：舌尖の挙上量が最大開口域の1/2以上の場合
② 中等度：咬合平面から最大開口域の1/2まで
③ 重度：咬合平面に達しない

2. 運動機能に関しての分類（表H-4）[6)]

舌尖の到達範囲で分類する方法です．舌挺出，舌挙上，口角接触，口唇トレースの4つの項目に注目し，舌の運動の程度を評価します．

表H-4 運動機能に関しての分類

評価点	舌挺出	舌尖挙上	口角接触	口唇トレース
0	下顎前歯まで不可能	口蓋方向に挙上不可能	口角接触不可能	口唇をなめることが不可能
1	下顎前歯まで可能	口蓋方向に挙上可能	片側口角接触可能	下唇をなめることが可能
2	下顎赤唇まで可能	上顎前歯に接触可能	両側口角接触可能	上唇をなめることが可能
3	下顎赤唇以上可能	切歯乳頭に接触可能	片側口角に水平接触可能	下唇を正確になめることが可能
4	水平に挺出可能	舌打ち可能	両側口角に水平接触可能	上唇を正確になめることが可能

（文献6より）

Ⅲ 症状と手術適応

　舌小帯の短縮の程度や，舌の運動評価によって得られた重症度が，必ずしも哺乳障害・摂食障害や構音障害の重症度と一致するものではありません．よって，手術を行うにあたっては，以下のようなことを考慮して手術適応かどうか判断を行います．

1. 哺乳障害・嚥下摂食障害

　哺乳障害の原因が本症である割合は1～5％といわれています[7]．かつては主な原因となると考えられていた時代もありますが，現在では，関連性はほとんどないという報告もあり[8]，乳児期に哺乳障害の改善目的で手術適応となることは多くありません．哺乳には，舌小帯以外にも，児の吸啜力や乳汁の分泌量，乳首の大きさや硬さなども関与してくるため，これらの評価も行う必要があります．ただし，短縮が重度であると，哺乳に支障をきたして体重増加不良となることもあり，こうした症状を認める場合には手術適応となります．

　また嚥下摂食障害に関しては，中等度以上の短縮がある場合には，咀嚼部位が前方に限られてしまうため，舌による食塊の左右への移送，後方への送り込みに障害が生じることもあるといわれています[9]．また，舌尖の動きが制限されるために，アイスクリームがなめられないなどといった訴えを認めることがあります．幼児期以降にこうした症状を認める場合には，手術を考慮します．

2. 構音障害

　舌尖を使うt，d音，s，z音，r音などが問題となることが多くみられます．特にr音が影響を受けやすく，日本語の場合にはそれほど舌を挙上しませんが，外国語のrでは支障をきたす場合があります．ただし，短縮の重症度がそのまま構音障害の程度と相関しているわけではありません．短縮があっても構音障害は認めない症例も多く[10]，構音の評価が大切となります．構音は，成長や発育とともに完成されていくため，評価の際には，発達や構音器官の未熟さとの関連も考慮しなくてはなりません．また，舌小帯は年齢とともに後退して細くなる傾向があるため，発育によって徐々に自然改善する可能性もあります．言語評価が可能となるのは3歳頃であり，この頃より言語機能訓練を開始します．t，d，s，z音は4～5歳頃，r音は5～6歳頃を目安に完成します．よって，5歳前後を目安に手術適応を検討していくことが望ましいでしょう．諸家の報告でも，多くは4～5歳以降で構音障害を認める場合には手術を行うべきとしています[9〜13]．構音機能訓練を行うことによって症状が改善することも多く[10][11]，適切な評価や訓練を行わずに，早期に手術を行うべきではないと考えられます．

3. 形態異常

　舌尖の動きが制限されるため，舌の突出時や挙上時にハート型に舌尖が引きつれるようになります．こうした舌の変形は，見た目上すぐにわかるものが多いため，保護者は不安になりがちです．しかし，形態異常の程度が必ずしも摂食や構音などの機能障害の程度と相関するわけではないことや，治療対象となる症例はそれほど多くないことを保護者に説明するとよいと考えられます．しかし，審美的な問題が本人にとっては大きな精神的負担

となることもあり，こうした場合には，たとえ機能障害が軽微であっても，手術を考慮すべきと考えられます．

さらに，歯科的には，歯列や咬合への影響があるともいわれています[9]．また，形態上の問題とは異なりますが，管楽器が演奏できない，歯磨きができないなど，QOLに影響する場合もあります．

4．その他

かつては，高度の舌小帯短縮が上気道の変異をもたらし呼吸障害を引き起こすと考えられたり，乳幼児突然死症候群と関連すると考えられたりしたこともありましたが，2001年日本小児科学会の調査委員会の報告では，こうした事実を裏付ける根拠はなく，呼吸器障害や突然死を予防するという目的で手術を行うことへの正当性はないと結論付けています[8]．

5．上唇小帯

上唇小帯は，上口唇粘膜と歯槽粘膜をつなぐひだ状の索状物であり，上口唇前庭の正中に位置しています（図 H-1）．上唇小帯も，舌小帯と同様に年齢とともに退縮する傾向があります．

上唇小帯が上顎中切歯の間まで太く伸びると，切歯間に隙間が生じるため，審美的な改善を希望する場合には歯科矯正と合わせて切断します．あらかじめ予想される場合には，歯列が完成する前に切断することもあります．また，付着部が歯槽の高位となると，口唇が閉鎖しにくくなることもあります．

Ⅳ 手術方法

乳児期に粘膜を切断するのみの処置では，無麻酔や局所麻酔下に手術を行う場合もあります．しかし，癒着防止のため縫合を行う場合や出血の危険性を考慮すると，全身麻酔下での手術が望ましいと考えられます．

① 開口器をかけ，舌尖部に糸をかけるか，有鈎鑷子で把持して舌を挙上し，舌小帯を十分に伸展させる（図 H-2）．

② 粘膜下に局所麻酔を行う．

③ 舌小帯を中央部で横に切開する．粘膜下に硬い線維性の索状物を認める場合があるが，その場合にはこれも切断する．舌の挙上や突出が十分に可能になったことを確認する（図 H-3）．

④ 舌の挙上や突出が不十分な場合には，粘膜下を舌筋に沿って縦方向に剥離したり，筋層にも横切開を加えたりして，舌の動きを良くする．

⑤ 切開だけでは癒着してしまうことがあるため，創面を縫合して予防する．切開方向とは垂直になるよう粘膜を合わせ，縦に縫合する．縫合によって止血も得られる．

⑥ Z形成術を行い，術後の拘縮を防ぐ場合もある．

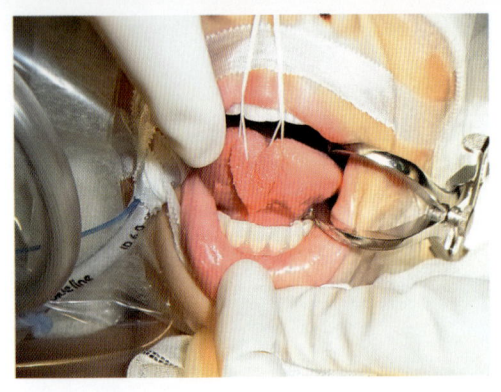

図 H-2 切断前の状態
舌尖部に糸をかけて挙上し，舌小帯を十分に伸展させる．

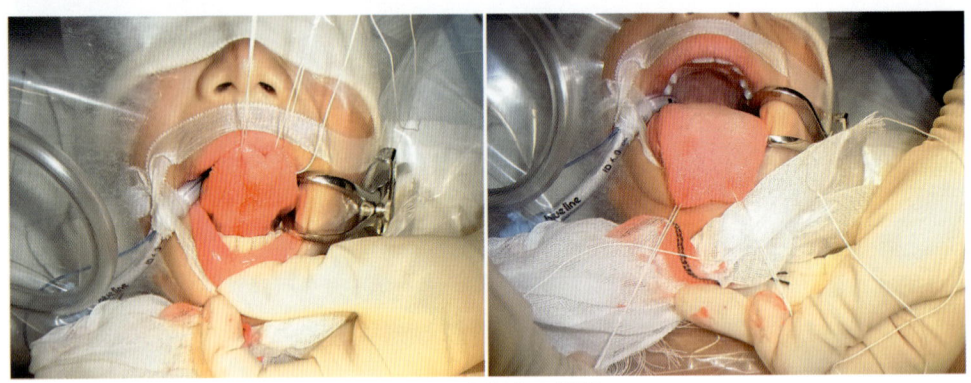

図 H-3 切断後の状態
舌の挙上や突出が十分に可能になったことを確認する．

V 症例提示

<手術前>
　舌を突出すると舌尖がややくびれ，舌尖の挙上制限がある．アイスクリームをなめることができない状態であった(図 H-4)．

<手術後>
　舌の突出は十分に可能となった(図 H-5)．

VI 合併症

　成人では局所麻酔下の手術が行われることもありますが，小児では全身麻酔下の手術が望まれます．よって，全身麻酔におけるリスクや合併症も考慮すべきであり，特に乳幼児はその可能性が高くなるため留意すべきです．また，稀ではありますが，術後出血を起こすことがあり，出血量が多い場合には気道管理を要することもあります．

　舌小帯の近くにはワルトン管が走行しており，損傷した場合には顎下腺の腫脹や疼痛を生じる場合があります．また，体質によっては術後瘢痕化したり，筋層まで切断した場合には癒着が起きたりして，術後に舌の可動性がさらに悪くなる可能性もあり，注意が必要です[9)12)]．

(原 真理子・守本倫子)

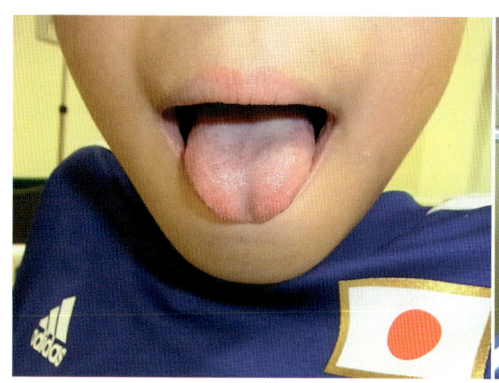

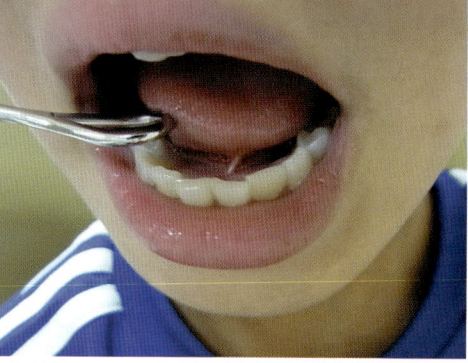

図 H-4　手術前
舌尖のくびれや挙上制限を認める．

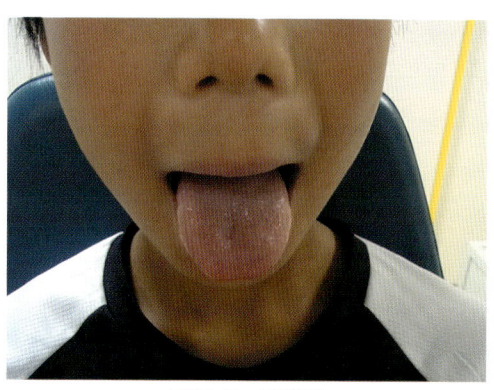

図 H-5　手術後
十分に突出可能となった．

文　献

1) 黒岩　実ほか：上唇小帯，舌小帯短縮症，耳前瘻，副耳．小児科診療．75：195-200，2012．
2) Hong P：Ankyloglossia(tongue-tie)．Canadian Medical Association．185：E128，2013．
3) 望月重巳ほか：岩手県下3地区における口蓋垂裂および舌強直症の統計学的観察ならびに両症の関連性について．口腔病会誌．28：296-302，1961．
4) 丸山進一郎：小児歯科のトピックス，舌強直症への対応．小児科診療．62：1353-1359，2000．
5) 根本京子ほか：舌小帯短縮症患者における機能障害の認識度と自覚症状について．日口腔科会誌．49：356-362，2000．
6) 石野由美子ほか：舌小帯短縮症の重症度と機能障害について．日口腔科会誌．50：26-34，2001．
7) 飯塚忠史ほか：舌小帯と母乳保育．小児保健研究．58：665-671，1999．
8) 仁志田博司ほか：舌小帯短縮症に対する手術的治療に関する現状調査とその結果．日小児会誌．105：520-522，2001．
9) 香山智佳子：舌小帯短縮症．小児耳鼻咽喉科学会編．228-230，小児耳鼻咽喉科診療指針，金原出版，2009．
10) 金子忠良ほか：小帯切除術—特に舌小帯と上唇小帯について—．小児口腔外科．21：25-32，2011．
11) 宇田川晃一：舌小帯が短いのですが切ったほうがよいですか．小児科診療．75：2049-2052，2012．
12) 高山幹子：舌小帯の異常．小児科臨床．54：2320-2322，2001．
13) 銘苅泰明ほか：小児における舌小帯短縮症の手術時期の検討．小児口腔外科．21：69-72，2011．

I. めまい

Q.1 子どもにもメニエール病やBPPVはありますか？

回答 子どものめまいにメニエール病や良性発作性頭位めまい症(BPPV)はほとんどありません．回転性のめまい発作という点からは，小児良性発作性めまいが最も多く，他に小児良性反復性めまいがあります．

解説

I 小児良性発作性めまい

　幼児期に多くみられる特殊なめまいとして，小児良性発作性めまいがあります．1～4歳で発症し，数秒～数分間継続するという回転性めまいが発作性に出現します[1]．小児科を受診し，MRIや脳波などで全く異常が見つからないため診断がつかず，無用な検査を反復することが多いです．短時間で発作がおさまる特徴があり，周囲は大変驚きますが「体調が悪いのだろう」とか「パニックを起こしたかな」などと気にされない場合も多いです．
　片頭痛の機構が関与していると考えられ，幼児期の橋から延髄の前庭神経核の虚血を反映しているとされています．経過観察で自然に減少し消失することがほとんどです．

II 小児良性反復性めまい

　小児良性発作性めまいの異型として良性反復性めまいがあります．急激なめまい，平衡障害，悪心，自発性眼振，頭位性眼振が出現しますが，耳鳴り，聴力低下，耳閉感，頭痛は訴えません．小児良性発作性めまいと比べ発作時間が長いのが特徴です[2]．

III 子どものめまい診断のための問診の重要性

　まず出生時の状況を聴取します．出生時体重や頭囲，新生児集中治療室(NICU)への入院歴，合併症が重要となります．特に出生時臍帯がからまってしまう臍帯倦落は，後に椎骨脳底動脈の循環に影響をきたすことがあります．次に運動発達の経過です．正常発達に比べ歩行開始時期など，経過で遅れがないかを聴取します．次に家族歴の聴取です．両親の体質，兄弟の既往歴や体質を聞きます(アレルギー歴，高血圧，低血圧，頭痛の有無など)．

患者名：		発作月日：	朝・昼・夜・不定期		
出生児状況：自然　仮死			定頸：	歩行：	
めまいの種類	○回転性　　○動揺性　　○眼前暗黒感　　○動揺視 ○浮動性　　○起立性　　○失神発作　　○平衡失調				
誘　　　因	○自発性　　○発作性 ○誘発性（○頭位性　　○頸捻転性　　○頭位変換性）				
持 続 時 間	○数秒　　　○数分　　　○数時間				
随 伴 症 状	蝸 牛 症 状	○耳鳴　○難聴　○耳閉塞感　○リクルートメント			
	神 経 症 状	○意識障害　　○頭痛　　○頭重感 ○複視　　　○手足のしびれ　　○筋トーヌスの低下			
	歩 行 障 害	○矢調性　　○浮動性			
	自律神経症状	○悪心　　○嘔吐　　○動悸・息切れ　　○便秘　　○下痢			
性　　　格					
既　往　症	○外傷　○低血圧　○貧血　○立ちくらみ　○動揺病　○自律神経失調 ○高熱　○側弯　○心疾患　○歯科疾患　○てんかん　○心身症 ○有機溶剤使用歴				
家　族　歴					
運　　　動	得意　苦手　　　マット運動　　　コーヒーカップ				

図 I-1　問診表
特に既往症は重要な背景である．

この際，特に両親の頭痛歴は必須です[3]．

　続いて年齢にもよりますが普段の生活態度について聞きます．生活は規則正しいか，乗り物酔いはどうか，夜間の睡眠で鼻閉によるいびき・無呼吸はあるかなどです．続いてめまいの性状です．これは基本的に成人の場合と同様で起床時，昼，夕，食後，歩行時，起立時などいつ起きるのか，一貫性はないかなどが重要となります．さらにめまいの種類，誘因，持続時間，随伴症状などを聴取します．この際のポイントはパニック状態となるかです．これは子ども特有の小児良性発作性めまいなどの鑑別に重要となります．

　高熱の既往は小脳炎後遺症をきたすことがあります．外傷は画像検査で異常がなくても受傷後数週間でふらつきやめまいを訴えることが多いです．また側弯は頸椎の変形をきたし慢性浮動性めまいである小脳症候をきたすことがあります．既往歴でどこまで掘り下げ聴取し，後の検査に繋げることができるかが問診の最大の山場です．

　ここまでの問診においてきちんとした診断をつけないと，続いて行う検査はただ形だけの一方的な検査となってしまいます．検査はあくまで問診から得られた診断の裏付けに過ぎず過大評価も過少評価もできません．参考に図 I-1 に著者の行っている子どものめまい診断での問診票を示します．

IV　小児のめまい・平衡機能検査[3]

　検査は基本的には成人と同様です．しかし，検査自体ができなかったり両親の同意が得られなかったりすることも多いです．したがって親からの適切かつ精密な問診は，先に述べたように極めて重要です．この問診と年齢別に考慮するめまい疾患の特徴に沿って必要な検査を施行することとなります．

　我々の施設では段階的に検査を行っています．一次検査は必須検査であり，二次・三次

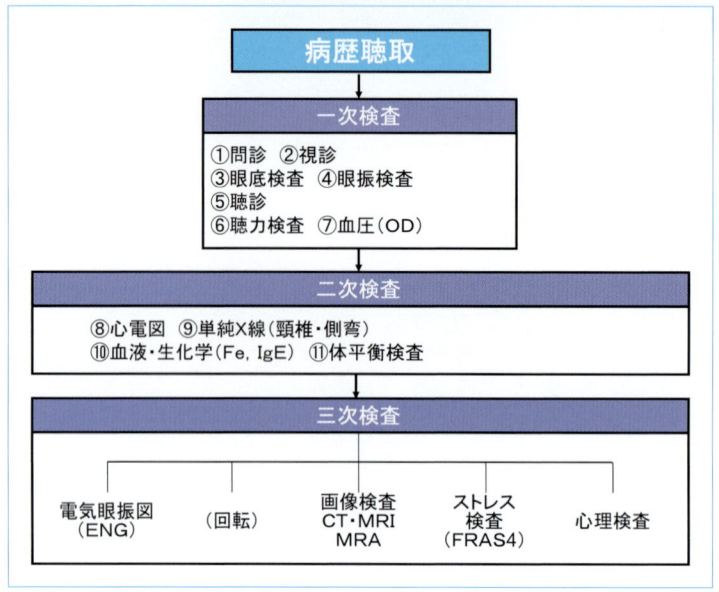

```
                    ┌─────────────┐
                    │  病歴聴取   │
                    └──────┬──────┘
                    ┌──────┴──────┐
                    │   一次検査  │
                    ├─────────────┤
                    │ ①問診 ②視診 │
                    │ ③眼底検査 ④眼振検査 │
                    │ ⑤聴診       │
                    │ ⑥聴力検査 ⑦血圧（OD） │
                    └──────┬──────┘
                    ┌──────┴──────┐
                    │   二次検査  │
                    ├─────────────┤
                    │ ⑧心電図 ⑨単純X線（頸椎・側弯） │
                    │ ⑩血液・生化学(Fe, IgE) ⑪体平衡検査 │
                    └──────┬──────┘
                    ┌──────┴──────┐
                    │   三次検査  │
                    └─────────────┘
```

電気眼振図　　（回転）　　画像検査　　ストレス　　心理検査
（ENG）　　　　　　　　　CT・MRI　　検査
　　　　　　　　　　　　　MRA　　　（FRAS4）

図 I-2　めまい・平衡障害検査フローチャート
病歴聴取と一次検査でほぼ診断や背景因子を絞る．

　検査は適宜組み合わせて行っています．参考に検査のフローチャートを図 I-2 に示します．
　一次検査での眼底所見は重要となります．これは，慣れると小児では成人より所見が取りやすいです．眼底検査でうっ血乳頭などがみられた場合は脳腫瘍や水頭症などの脳圧亢進状態が示唆されるため直ちに MRI などの画像検査を行います．
　眼振検査は裸眼，フレンツェル眼鏡，CCD（赤外線 CCD カメラ）などで行います．聴診検査は学童期で不整脈が多いことから習慣づけることが望ましいです．可能な年齢の場合，純音聴力検査を施行し，起立調節障害の診断に必要な血圧（シェロングテスト）測定は必須です．
　二次検査は適宜選択し可能な場合行います．一次検査の聴診で異常があったり動悸やシェロングテスト陽性である場合，心電図検査を行います．学童期では生理的不整脈が多いですが，稀に WPW 症候群，心筋障害，著明な上室性期外収縮などが見つかり，めまいと関連していることもあります．X 線検査は頭痛，肩こりなどを訴える場合，頸椎中心に撮影し，前屈姿勢で不整がある場合，側弯診断のため胸椎も撮影します．さらに採血（貧血，IgE などアレルギー，コルチゾール）検査も適宜行います．重心動揺検査などの体平衡検査は適宜開眼・閉眼で行います．さらに確定診断を要する場合，三次検査を追加します．電気眼振検査（ENG）は症例によっては 5 歳頃より可能です．

(坂田英明)

文　献
1) 坂田英明ほか：幼児期のめまい・平衡障害. Equilibrium Res. 71(4)：253-263, 2012.
2) Aust G：Gleichgewichtsstörungen und ihre Diagnostik im Kindesalter. Laryngo-Rhino-Otol. 70：532-535, 1991.
3) 坂田英明：救急・ER ノート. 244-253, 小児のめまいをみるヒント, 羊土社, 2011.

I. めまい

Q.2 先天性の三半規管の機能低下で運動発達は遅れますか？

回答

乳幼児の運動発達獲得のマイルストーンを図I-3に示します．先天性難聴児の中には画像診断で内耳奇形，あるいは内耳道狭窄による前庭機能低下を呈する場合と，内耳奇形も内耳道狭窄は認めないにも関わらず前庭機能低下を呈する場合があります．前庭機能低下の診断には，温度眼振検査は協力が得られないので回転椅子眼振検査を行います（図I-4，5）．どちらにしても，首のすわり，独立歩行の獲得は遅れます．獲得年齢は，首のすわりは正常児が3〜4か月に対し5〜6か月と遅れ，独立歩行は，前庭機能の部分的低下では1歳半〜2歳，完全低下の場合は2〜2歳半と遅れますが，成長とともに小脳と大脳の機能の発達により，運動発達は獲得されるようになります．前庭機能が低下している場合は乳幼児期にバランスの発達が遅れるだけでなく，頸部の反り返りや，いざり這いによる移動などがみられます（図I-6）．筋肉が柔らかく，フロッピーインファントであるのも特徴で，小児科で脳性麻痺の初期症状と間違われることがしばしばあります．

解説

乳幼児期は，迷路の前庭半規管の感覚細胞からの神経信号が頸筋，四肢の筋にトーヌスを与えます．迷路に障害があると神経信号が届かないため首のすわりも独立歩行もバランスも遅れますが，発達とともに小脳や大脳からの筋に神経信号が届くようになり，運動機能もバランス機能も獲得されるようになります．

運動は視機能の働きが大きな影響を与えています．視細胞が1億2千6百万もあるのに対し，前庭感覚細胞は7万4千しかなく，視神経の数は2百万であるのに対して，前庭神経は1万9千しかないことでも視機能の運動やバランスに対する役割は極めて大きいのです（図I-7）．前庭半規管の感覚細胞が障害されているため部分信号が乏しいとしても，視覚，触覚，関節感覚などからの感覚信号が脳に送られ，中枢性前庭代償によって運動もバランス機能も就学年齢になるまでには獲得されます．

（加我君孝）

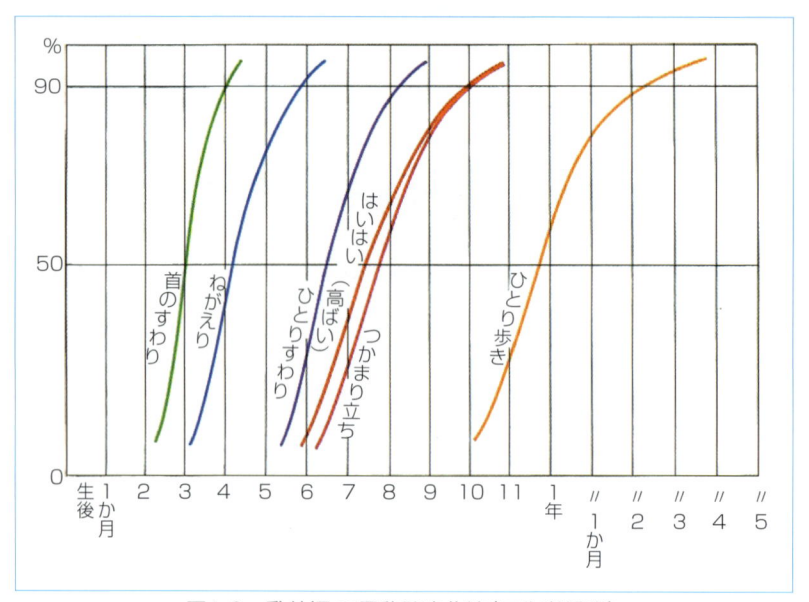

図I-3　乳幼児の運動発達曲線（厚生労働省）

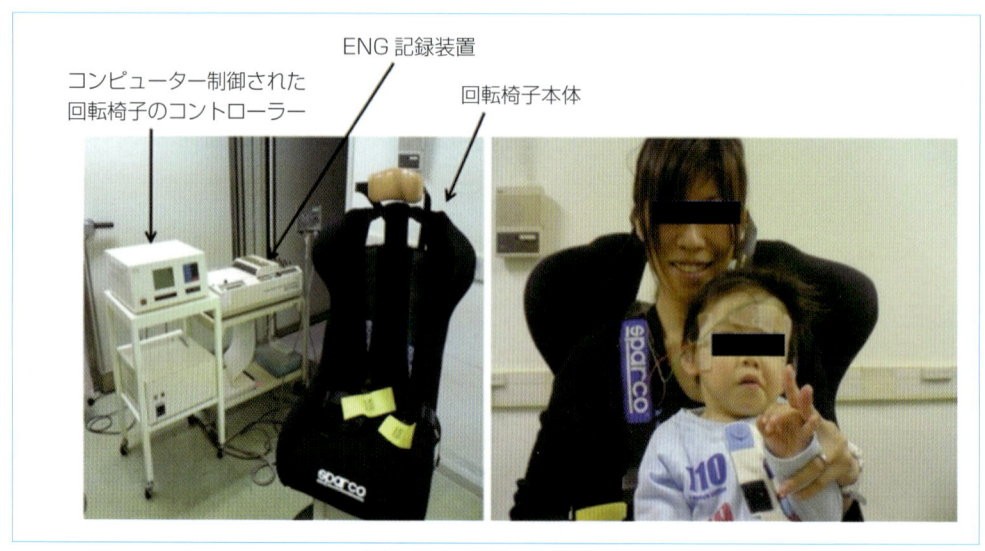

図I-4　回転椅子眼振検査
母親の膝の上に子どもを座らせて行う．

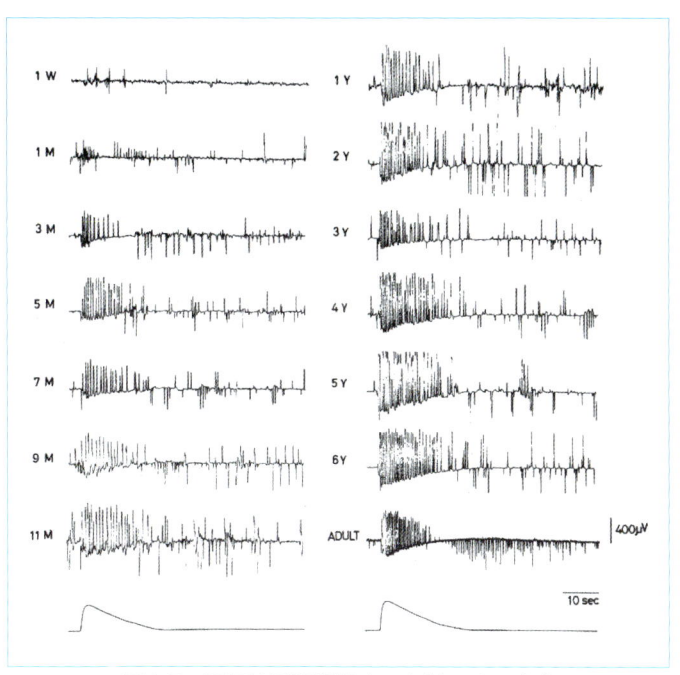

図I-5 回転椅子眼振検査の年齢による変化
回転中眼振数と持続時間が発達とともに増加する．

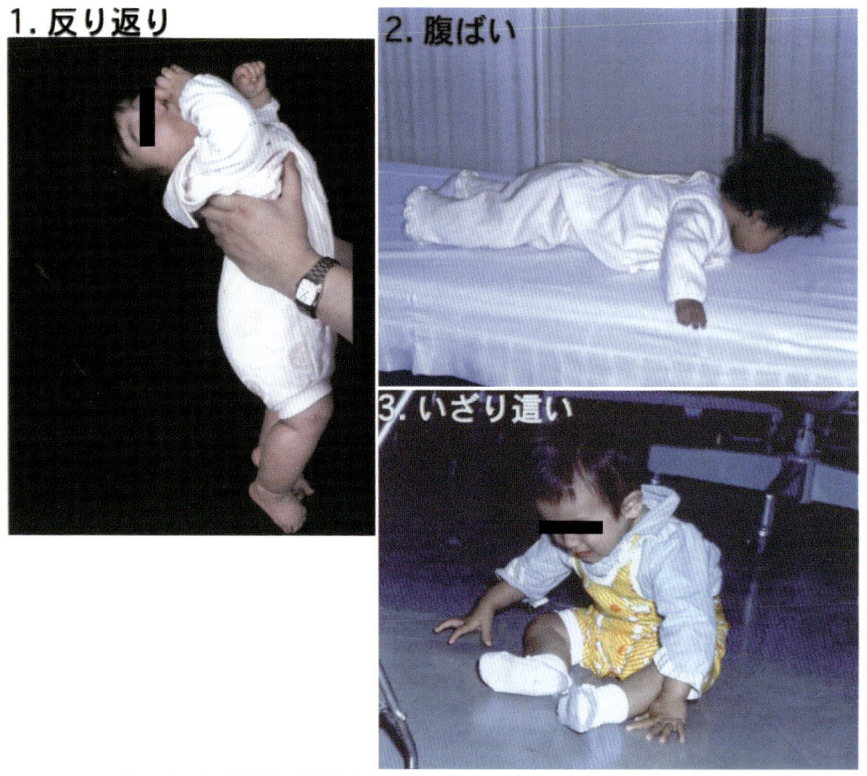

図I-6 先天性前庭機能低下の幼児に観察される3つの異常姿勢

聴細胞と蝸牛神経の数	視細胞と視神経の数	前庭三半規管の感覚細胞と前庭神経の数
内有毛細胞　3,500 外有毛細胞　13,000 蝸牛神経　30,000	杆体視細胞　120,000,000 錐体視細胞　6,000,000 視神経　2,000,000	三半規管　23,000 耳石器　51,000 前庭神経　19,000

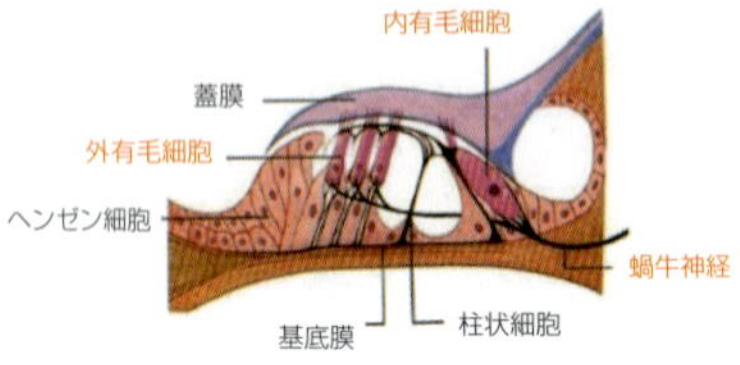

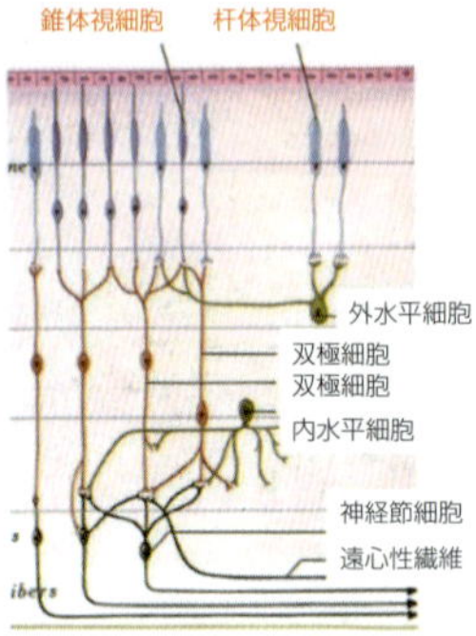

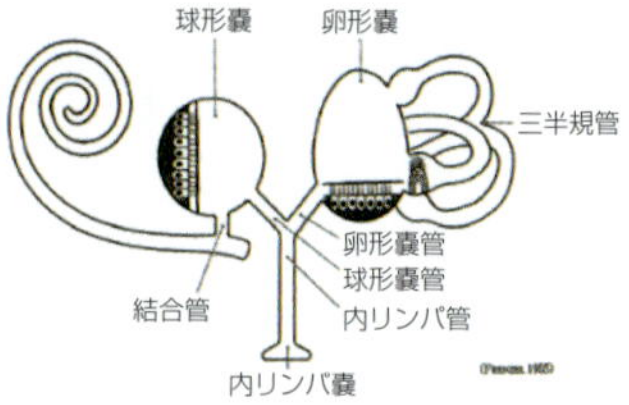

図I-7　視覚・聴覚・平衡覚の感覚細胞と感覚神経の数の比較

I．めまい

Q.3 良性発作性斜頸とはどのような病気ですか？

回答

良性発作性斜頸（benign paroxysmal torticollis；BPT）は，その名称が良性発作性頭位めまい症と類似していますが全く異なる稀な疾患です．良性発作性斜頸は 1969 年 Synder が初めて報告しました[1]．良性発作性斜頸は突然回転感を伴うめまい発作が出現し数分〜数時間出現します．意識は清明で蝸牛症状はなく発作後は何事もなくなります．頭痛を伴うことが多いです．発作時に斜頸に似て首をかしげた状態になり，かつバランスが悪くなります．多くは予後良好で 6 歳以降で消失しますが稀に長期に罹患する場合もあります．

解説

本疾患は突然の回転性めまい発作を起こすためパニック状態となり，初期に保護者はかなり動揺します．保護者に疾患概念をよく説明し予後良好であることを丁寧に話すことで，その後発作が起きても落ち着いた対処が可能となります．

また発作とまでいかなくてもテレビなどを見ているときや，一点を見つめている際に首を傾けめまいを起こすことがあり片頭痛に類似しています．斜頸があるため整形外科を初診しているケースが多いのです．1〜5 歳に発現する反復性，発作性の斜頸で転倒傾向がみられます．眼球の偏位，歩行異常なども認められますが，発達とともに軽快します．中脳被蓋の虚血を反映している可能性が考えられます[2]．

表 I-1 に典型的良性発作性斜頸 2 例の主要症状を示します[3]．

鑑別すべき疾患には，後頭蓋窩腫瘍，脊髄腫瘍，頸椎の脱臼や石灰化症，てんかん，薬物中毒，眼性の頭位異常，点頭痙攣（spasmus nutans）などがあります．点頭痙攣は眼振，うなずき，斜頸を三徴とし，良性発作性斜頸と同様に乳児期に発症し数か月〜数年持続します．

病態生理については Synder は斜頸発作時の眼症状，めまいおよび失調，カロリックテスト陰性，聴覚障害の 4 点とそれまでの報告例 12 例中 4 例が後に良性発作性頭

表 I-1　良性発作性斜頸の主要症状

	症例 1	症例 2
発症時間（朝覚醒時）	−	−
不機嫌	＋	−
嘔吐	−	−
不安定歩行	＋	＋
姿勢異常	＋	＋
眼球異常	−	＋
頭痛	−	−

（文献 3 より）

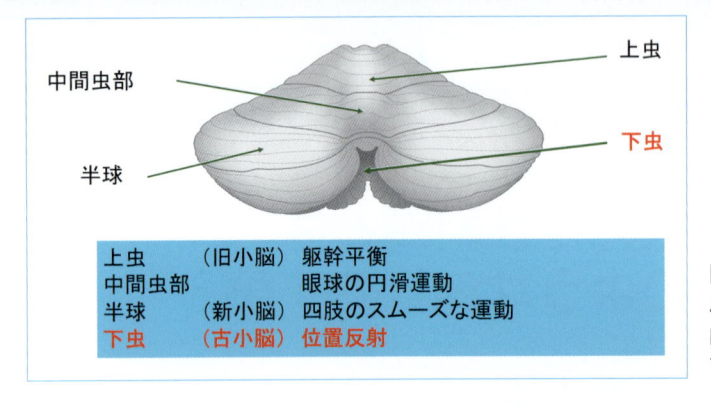

図 I-8
小脳の各部位とその働き
BPTは下虫が関与している可能性がある.

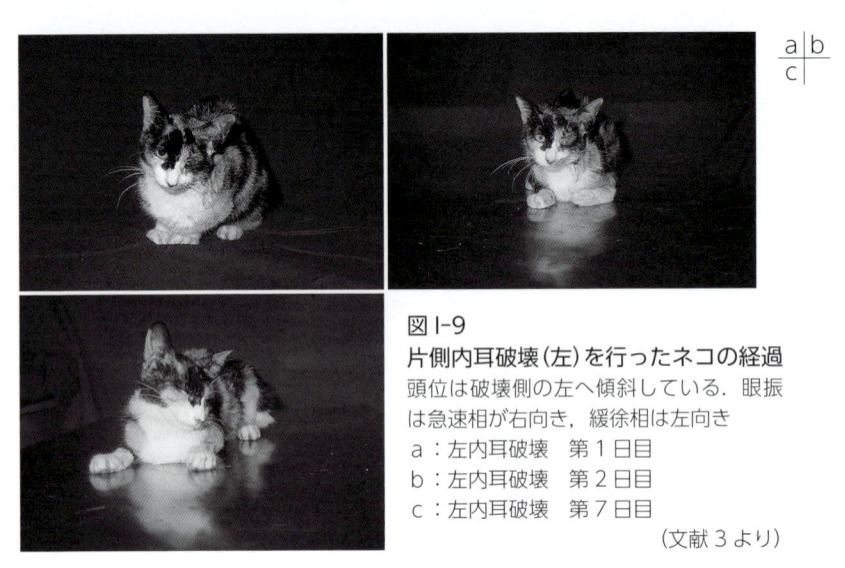

上虫　　（旧小脳）　躯幹平衡
中間虫部　　　　　　眼球の円滑運動
半球　　（新小脳）　四肢のスムーズな運動
下虫　　（古小脳）　位置反射

図 I-9
片側内耳破壊（左）を行ったネコの経過
頭位は破壊側の左へ傾斜している．眼振は急速相が右向き，緩徐相は左向き
a：左内耳破壊　第1日目
b：左内耳破壊　第2日目
c：左内耳破壊　第7日目
（文献3より）

位斜頸に変容したことから末梢前庭機能障害であろうと推測しました．ほかにSannerら[4]は後に小脳失調と企図振戦を呈した症例を経験し前庭小脳系の異常としています．小児は前庭小脳系が未熟であり小児のめまい・平衡障害には小脳がかなり関与していることから何らかの関与が否定できません．図I-8に小脳の各部位とその働きを示します．

良性発作性斜頸発症のメカニズムについて加我ら[3]は，前庭神経炎と同様に一時的な内耳・前庭障害であるとすると眼振の緩徐相の側に頭は傾くので類似しているとしています．発作を繰り返す一過性の前庭三半規管障害が疑われるとしています．これは一側の迷路を破壊した後に麻痺性眼振の緩徐相側である破壊側に頭が傾くのと似ています（図I-9）．

（坂田英明）

文　献
1) Synder CH：Paroxysmal torticollis in infancy：a possible form of labyrinthitis. Am J Dis Child. 117：458-460, 1969.
2) Thomas B：めまい，135-139，診断と治療社，1994.
3) 加我君孝ほか：見逃されやすい小児のめまい―良性発作性斜頸―. MB ENT. 47：1-6, 2005.
4) Sanner G, et al：Benign paroxysmal torticollis in infancy. Acta Paediatr Scand. 68：219-223, 1979.

I. めまい

Q.4 人工内耳手術で子どもにもめまいが生じますか？

回答

人工内耳手術直後の数日，稀に，めまい（前庭眼振と平衡障害）が生じることがあります．近年の人工内耳の挿入電極は細くなっており，その頻度は少なくなりました．術側と反対側に向かう麻痺性眼振で，頭部は術側に傾斜，歩行も難しくなります（図I-10）．しかし症状は日々改善し，術後7日以内には回復します（図I-11）．これは電極挿入により一過性の迷路障害が生じるためと考えられます．残存聴力の低下も合併することがあります．人工内耳手術を受けた患者の側頭部病理の報告によると，挿入電極の周囲に外傷性の病変があることもそれを裏付けています．

解説

ネコの実験で片側の迷路を破壊すると，破壊側と反対側に向かう水平回旋状の大打性の眼振が生じます．同時に歩かせると破壊側を中心として回る行動をします．これは健側の四肢への迷路性トーヌス優位となるためと考えられます（図I-12）．ネコは四肢歩行であるために生じ，二足歩行のヒトでは障害側にバランスを失いながら偏椅します．

人工内耳手術の電極挿入は，近年では正円窓膜に1〜1.5 mmの長さの切開を加えてゆっくり行います．それ以前の時代にはcochleostomy，すなわち蝸牛の基底回転に相当する岬角の骨壁を削開して鼓室階に至り，電極を挿入しました．この時代は術後の前庭眼振が現在よりも頻度が高かったように思います．人工内耳術後の迷路眼振が出現した場合は，患者は体を動かすと，より強い眼振が出現し，悪心，嘔吐を伴うため，ベッドの上で側臥位のままじっとしていることが多くなります．しかし日々改善し，術後7日以内にはすっかり回復し，後遺症もありません．人工内耳手術を担当する術者は，いくら電極が細く改良されたとしても，鼓室階への電極挿入は内部構造や残存感覚細胞の障害を避けるために慎重を期す心構えと精細な手技を行うことが要求されます．

（加我君孝）

参考文献
1) 加我君孝：めまいの構造 第2版，金原出版，2007.
2) Kaga K：Vertigo and balance disorders in children, Springer, 2014.

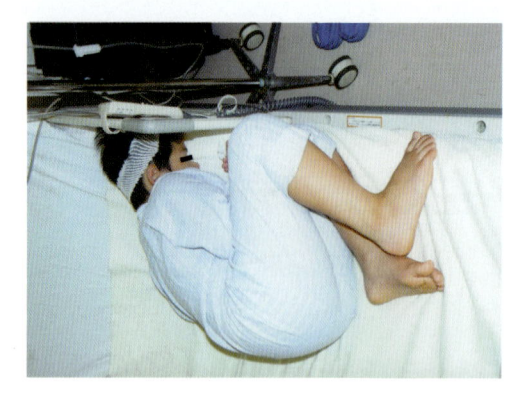

図 I-10
人工内耳術後，左下にして横になる小学生男子
めまいが生じないような姿勢をとっている．

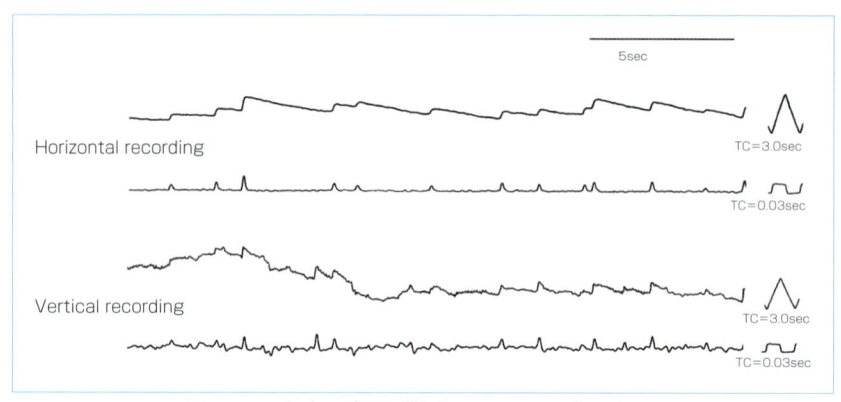

図 I-11　左人工内耳手術後 1 日目の電気眼振図
右向き自発眼振を認める．

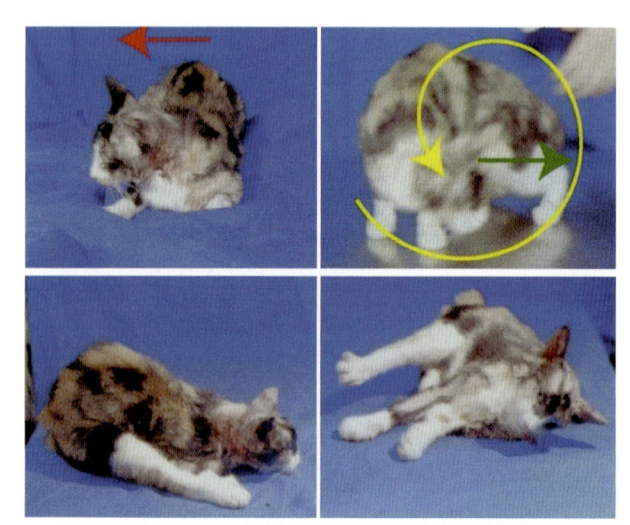

図 I-12　ネコの左側ついで両側の迷路破壊後の眼振と体のバランスと異常姿勢　a/b
a：左迷路破壊後 1 日目．水平眼振が右向きに出現．頭部は下向き，身体は反時計方向に回っている．
b：両側迷路破壊後 1 日目．眼振は出現せず，立つことができない．

J．いびき・睡眠時無呼吸・呼吸・気道

Q.1 睡眠時無呼吸症候群は扁桃やアデノイドを手術で摘出すると改善しますか？

回答

小児睡眠時無呼吸はそのほとんどが咽頭扁桃肥大（アデノイド）と口蓋扁桃肥大が原因で生じます．アデノイド，口蓋扁桃による上気道閉塞が睡眠時無呼吸の原因であれば，アデノイド切除術と口蓋扁桃摘出術を施行すると症状は改善します．高度のアレルギー性鼻炎や肥満を合併している場合でも通常は症状の改善は見込めますが，手術だけでは完全に症状が消失しない場合もあります．

解説

I アデノイド切除術と口蓋扁桃摘出術の有効性について

小児の睡眠時無呼吸症候群（SAS）の大部分は，扁桃肥大やアデノイドによる閉塞型睡眠時無呼吸症障害（OSAD）であり，アデノイド切除術と口蓋扁桃摘出術（adenotonsillectomy）が治療の第一選択となります．表 J-1 は米国多施設研究の，アデノイド切除術・口蓋扁桃摘出術術前術後のポリソムノグラフィー（PSG）の結果の抜粋です．睡眠効率，無呼吸・低呼吸指数（AHI），無呼吸指数（AI），覚醒指数などに改善がみられています．また，AHI は全体の 90.1％の症例で改善を認めたと報告されています[1]．

表 J-1　閉塞性無呼吸小児例のアデノイド切除術・口蓋扁桃摘出術術前術後の PSG の変化

Variable	術　前	術　後	P 値
睡眠効率，％（n＝397）	83.8±11.2	85.5±11	<0.001
覚醒回数（n＝300）	12.9±11	10.6±8.2	<0.001
総閉塞性低呼吸回数（n＝408）	90.7±100.3	25.5±38.8	<0.001
総閉塞性無呼吸回数（n＝408）	37.9±69.2	5.8±20	<0.001
無呼吸/低呼吸指数，回/総睡眠時間（n＝578）	18.2±21.4	4.1±6.4	<0.001
閉塞性無呼吸指数，回/総睡眠時間（n＝476）	6±10.3	1.3±4.4	<0.001
総無呼吸指数，回/総睡眠時間（n＝420）	6.7±10.7	1.6±3.3	<0.001
呼吸性覚醒指数，回/総睡眠時間（n＝173）	7.7±8.1	2.4±3	<0.001
総覚醒指数，回/総睡眠時間（n＝285）	14.8±16.2	9.8±6	<0.001
血中酸素飽和度最低値，％（n＝493）	80.2±13.1	86.2±8.3	<0.001

（文献 1 より）

術後の症状残存の定義をPSGでAHI≧1/時間とすると，症状が残存するものは19〜73％で，AHI≧5/時間では13〜19％[2]と，治療対象や手術適応の基準，評価の基準によるものと考えられますが，報告により大きく異なります．しかし，症状残存例でも，臨床的には症状の改善がみられています．手術治療に関してはランダム化比較試験が難しいことからエビデンスレベルが高いとはいえませんが，そのため手術効果が過少に評価され，手術治療の恩恵を受けるべき患者に手術を躊躇させるようなことがあってはならない，と考えられています[3]．

　アデノイド切除術・口蓋扁桃摘出術で症状が改善しない場合は，原因診断の誤りか合併症の存在，アデノイドの再増殖などが考えられます．

II　閉塞性睡眠時無呼吸の原因について

1. アデノイド，口蓋扁桃肥大による場合

　小児のいびき，無呼吸をきたす代表的な疾患はアデノイドと口蓋扁桃肥大です．扁桃組織は生理的肥大があり咽頭扁桃は4〜6歳で，口蓋扁桃は5〜7歳で最大となります．また，炎症性にも肥大します．

　低年齢の場合は，口蓋扁桃肥大は軽度で咽頭扁桃だけが高度に肥大し，鼻閉，睡眠時無呼吸となっていることがありますので，X線あるいは鼻咽腔内視鏡による確認が必要です．ただし，アデノイドは鼻咽腔内視鏡での確認では，嚥下運動などにより，実際より高度の閉塞と診断されてしまうこともあり注意が必要です．アデノイド切除術だけを施行した場合，その後の生理的な口蓋扁桃肥大(代償的肥大の可能性もあり)により，睡眠時無呼吸症状が再発する可能性があります．1歳6か月以降であれば，口蓋扁桃摘出術後の免疫系の変化はないと報告されており[4]，アデノイド切除術・口蓋扁桃摘出術の施行が望ましいと考えます．ただし，低年齢に対する手術は，術中術後の合併症や麻酔の問題もあり，小児科や麻酔科との協力体制が整っている施設で実施するほうが安全です．

　口蓋扁桃は，視診上一見小さく見えても下方に大きく伸びている場合や，上極側が大きく上咽頭を閉塞するような場合は呼吸障害をきたしやすいようです．さらに下顎が小さい小児では，中等度の口蓋扁桃肥大であっても閉塞型睡眠時無呼吸障害の原因となり得ます．

2. 肥満を伴う場合

　小児の閉塞性睡眠時無呼吸は成人と異なり，痩せている子どもに多くみられます．しかし肥満を伴う症例も少なくなく，特に学童期以降の症例では肥満症例も増えています．術後の症状改善率が悪くなるリスクファクターとして，肥満症例，高度な閉塞性睡眠時無呼吸症例，年齢7歳以上といわれています[1]．学童期以降では，口蓋扁桃肥大があっても肥満を合併する高度な閉塞性睡眠時無呼吸は，手術だけで十分な効果が得られない可能性があります．持続陽圧呼吸装置(CPAP)の導入も治療選択肢の1つですが，小児ではアドヒアランスは低く，ある程度の手術により改善を期待できるのであればアデノイド切除術・口蓋扁桃摘出術は施行されるべき治療法と考えます．

　Bhattacharjeeらの米国6施設で実施された多施設研究では，閉塞型睡眠時無呼吸障害の治療目的にアデノイド切除術・口蓋扁桃摘出術を受けている小児の50.6％がBMI z-score 1.65以上の肥満であり[1]，本邦の症例とは多少異なっています．BMI(body mass index)は，肥満度を示す体格指数であり体重/身長^{2}で(kg/m^2)計算されますが，データの標準化のために年齢別基準値との差を標準偏差(SD)で割ったスコア(BMI z-score)が用いられています．年齢別の基準値であればBMI z-score 0であり，標準偏差であればBMI z-score 1となります．肥満であれば閉塞性睡眠時無呼吸の症状が出現しやすいものの，閉塞性睡眠時無呼吸症状を呈する肥満児の45％にはアデノイド口蓋扁桃肥大を認めるという報告[5]もあります．学童期以降では肥満症例が含まれる比率が高くなり，閉塞性睡眠時無呼吸も重症であり術後も症状が残存する例が多くなっていると推測されます．逆に，本邦に多くみられる，幼児期の痩せている閉塞性睡眠時無呼吸症例では，手術による改善が期待でき，手術の有効率は高いと考えられます．

3. アレルギー性鼻炎を伴う場合

鼻閉，アレルギー性鼻炎による鼻呼吸障害が睡眠障害を起こすことが知られています．その要因として，鈴木らは以下のように説明しています[6]．1つは，鼻閉のための開口により舌根沈下が生じ，また下顎が下方に回転することにより咽頭虚脱が生じること，もう1つは，鼻呼吸障害による鼻粘膜上の受容体刺激が減少し，呼吸中枢への呼吸を促進する反射が低下することによることです．これらの影響がどの程度小児の閉塞型睡眠時無呼吸障害でみられるのかは不明ですが，アレルギー性鼻炎による鼻呼吸障害への影響は少なからず存在しているはずです．喘息合併例[1]やアレルギー性鼻炎合併例では術後の症状残存率が高いという報告[7]もあります．

小児のアレルギー性鼻炎は保存的治療が中心となりますが，年齢が高く，下甲介粘膜が高度に肥厚している場合は同時に手術をすることも勧められています[8]．しかし，アレルギー性鼻炎による下甲介の肥厚が比較的高度であっても，アデノイド口蓋扁桃肥大による上気道閉塞を認める例ではアデノイド切除術・口蓋扁桃摘出術により閉塞型睡眠時無呼吸障害の症状は著明に改善します．術後の症状残存例にはロイコトリエン受容体拮抗薬や点鼻ステロイドの使用も有用です．

4. 顎顔面奇形，神経筋疾患，染色体異常を伴う場合

顎顔面奇形(Pierre Robin sequence，トリーチャー・コリンズ症候群など)やダウン症，プラダー・ウィリー症候群などでは，閉塞型睡眠時無呼吸障害に対して手術療法だけでは改善が見込めない場合も多いのですが，アデノイドや口蓋扁桃による上気道閉塞が著明な場合は手術も検討します．術前の十分な評価と術後の気道管理が必要となります．

（仲野敦子）

文 献

1) Marcus CI, et al：Diagnosis and management of childhood obstructive sleep apnea syndrome. Pediatrics. 130(3)：714-755, 2012.
2) Bhattacharjee R, et al：Adenotonsillectomy outcomes in treatment of obstructive sleep apnea in children. Am J Respir Crit Care Med. 182(5)：676-683, 2010.
3) 片田彰博ほか：小児睡眠時無呼吸に対するアデノイド切除・扁桃摘出術のEBMとは？ 池田勝久ほか編．387-391，EBM耳鼻咽喉科・頭頸部外科の治療 2010-2011，中外医学

社，2010.
4) 新谷朋子：小児睡眠時呼吸障害の治療―アデノイド・扁桃摘出術の効果と免疫学的な影響について―. 日小児呼吸器会誌. 18(1)：27-31, 2007.
5) Tan HL, et al：Obstructive sleep apnea in children：a critical update. Nat Sci Sleep. 25(5)：109-123, 2013.
6) 鈴木雅明ほか：鼻呼吸障害の睡眠への影響. JOHNS. 30(4)：424-428, 2014.
7) Huang YS, et al：Treatment outcomes of adenotonsillectomy for children with obstructive sleep apnea：A prospective longitudinal study. Sleep. 37(1)：71-76, 2014.
8) Cheng PW, et al：Improved objective outcomes and quality of life after adenotonsillectomy with inferior turbinate reduction in pediatric obstructive sleep apnea with inferior turbinate hypertrophy. Laryngoscope. 122(12)：2850-2854, 2012.

J. いびき・睡眠時無呼吸・呼吸・気道

Q.2 睡眠時無呼吸を放置しておくと子どもの体にどのような影響がありますか？

回答 小児睡眠時無呼吸は身体的発育と精神発達に影響を及ぼすとされています．身体的発育面では，身長および体重増加不良，漏斗胸，肺性心などがあります．

睡眠時無呼吸の重症度，期間，子どもの年齢などにより，どの程度体に影響がみられるかは様々です．重症であれば体に及ぼす影響は大きいと考えられますが，上気道炎罹患時だけ重症であってもそれ以外のときは症状がない場合などは，体に及ぼす影響は少ないかもしれません．しかし，保存的治療や手術的治療により改善が見込まれるものであり，子どもの体に明らかな影響がみられる前に治療をすべきと考えます．

解説

I 睡眠時無呼吸とアデノイド切除術・口蓋扁桃摘出術の身体発育への影響

1. アデノイド切除術・口蓋扁桃摘出術術前後の変化について

小児の閉塞型睡眠時無呼吸障害（OSAD）は体重，身長などの身体発育不良を引き起こし，アデノイド切除術・口蓋扁桃摘出術（adenotonsillectomy）により改善がみられることは以前から報告されています[1)2)]．身体発育不良は閉塞型睡眠時無呼吸障害の27～56%にみられると報告されています[3)]．体重はほとんどの報告で術後の増加がみられます[1)～6)]が，身長には影響を及ぼさないとの報告[3)4)]もあります．

図J-1は当院で経験した重症な閉塞型睡眠時無呼吸障害で，合併疾患があり継続的に通院していたために出生時からの身長と体重のデータが確認できている症例の成長曲線です．閉塞型睡眠時無呼吸障害の症状が出現したと考えられる生後7か月頃より約1年間体重増加はみられていませんが，身長は順調に増加していました．1歳10か月にアデノイド切除術・口蓋扁桃摘出術を施行し，術後体重は著明に増加傾向を認めています．この症例では，夜間だけでなく日中の努力呼吸も著明で，摂食障害もみられていました．保護者も小児科主治医も合併疾患ゆえのものと考えて対応していましたが，術後に閉塞型睡眠時無呼吸障害は著明に改善し，日中の努力呼吸は消失しました．体重は増加し行動も活発になりましたが，身長の伸びには大きな変化はみられませんでした．1年近く体重増加がない閉塞型睡眠時無呼吸障害は少なからず経験し，術後に一気に体重の増加をみることもしば

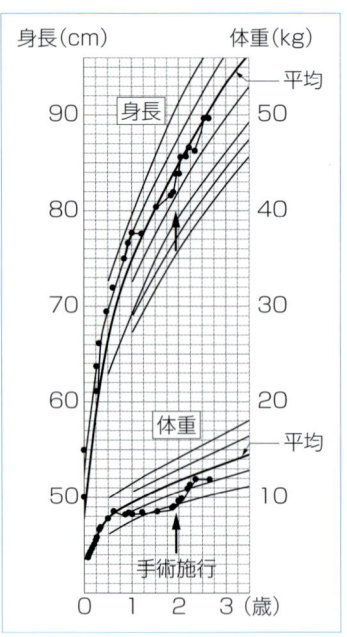

図 J-1　重症閉塞型睡眠時無呼吸障害症例の成長曲線
1 歳 10 か月でアデノイド切除術・口蓋扁桃摘出術を施行した.

しばあります．

2. 睡眠時無呼吸はなぜ成長を抑制するのか

　閉塞型睡眠時無呼吸障害に対する手術治療後の体重増加は，物理的な摂食障害の改善，食欲の亢進，夜間の努力性呼吸によるエネルギー消費の増大の改善などによると考えられています．また，閉塞型睡眠時無呼吸障害により徐波睡眠が減少し睡眠依存ホルモンである成長ホルモン（GH）やインスリン様成長因子 I（IGF I）分泌が障害されることにより，成長が抑制されると報告されています[4)5)]．

3. アデノイド切除術・口蓋扁桃摘出術の効果

　Nieminen らは 2〜11 歳の小児症例を，AHI≧1 の閉塞型睡眠時無呼吸障害 30 例と，AHI＜1 の単純いびき症例 40 例，コントロール群 35 例を比較検討し，身長や体重には有意差は認めなかったと報告しています．AHI≧2 以上の 19 症例に対してアデノイド切除術・口蓋扁桃摘出術を施行すると，術後に手術例では体重増加がみられています．
　Katz らの報告では，5〜9 歳の閉塞型睡眠時無呼吸障害 464 例をランダムに手術群と経過観察群に分けて，7 か月後のポリソムノグラフィー（PSG）および身体発育の変化を報告しています．PSG の結果は手術群で著明に改善しており，体重と BMI z-score（肥満度を示す指数である BMI（body mass index）（体重/身長^2），データの標準化のために年齢別基準値との差を標準偏差（SD）で割ったスコア）は手術群（特に術前に肥満のない症例）で有意に増加を認めていました．身長は手術群も経過観察群もどちらともに増加を認めており有意差はみられず，z スコアでは手術群に有意差を認めたとの報告です[3)]．
　閉塞型睡眠時無呼吸障害には後述する肥満症例も多く，全体的には身長や体重に有意差

は出ないのかもしれません．しかし，肥満のない症例では術後に体重増加がみられることは確実であり，閉塞型睡眠時無呼吸障害が体重に大きな影響を与えていると考えられます．

4．肥満との関連について

　閉塞型睡眠時無呼吸障害を放置すると身体発育不良の原因となるという報告の一方で，閉塞型睡眠時無呼吸障害の治療目的にアデノイド切除術・口蓋扁桃摘出術を受けている小児の50.6％が肥満であるという報告[7]や，閉塞性睡眠時無呼吸症状を呈する肥満児の45％にはアデノイド口蓋扁桃肥大を認めるという報告[8]もあります．閉塞型睡眠時無呼吸障害を放置していても体重が増加することもあり，体重が増加したために閉塞型睡眠時無呼吸障害が出現することもあります．

5．手術適応に関して

　小児の閉塞型無呼吸障害の原因の大部分はアデノイドおよび口蓋扁桃肥大であるため，手術摘出による改善が見込まれます．手術適応の判断は，ポリソムノグラフィー（PSG）などによる睡眠検査，睡眠時のビデオ録画による評価，OSA-18などのチェックリストを用いた評価，視診やX線所見による評価などから行います．しかし，アデノイドおよび口蓋扁桃の生理的肥大のピークを過ぎると症状は改善していきますので，放置してもほとんど身体に影響がみられないこともあり得ます．また，炎症性に肥大することによる一時的な症状悪化であれば，放置しても短期間で改善が見込まれると考えられます．閉塞型睡眠時無呼吸障害の程度，年齢などにより影響のみられ方は異なりますので，症例ごとに判断が必要です．夜間熟睡できていないような場合は，日中の行動に影響が出ることも報告されており，身体的な側面だけでなく，子どもの心身発育に対する影響も考慮し，治療方針を検討していきます．

II　その他身体への影響

1．漏斗胸

　小児の閉塞型睡眠時無呼吸障害では陥没呼吸を認めることがしばしばあります．成人とは異なり，胸郭が未発達で肋軟骨が骨化していない小児では上気道の閉塞が起こり強い努力性呼吸により下気道に強い陰圧が生じて胸郭が高度に陥凹します．これが長期にわたり続くことにより，漏斗胸となっている可能性もあります．夜間の陥没呼吸が著明でも，漏斗胸にまでならない例も多く，また漏斗胸全体からみると閉塞型睡眠時無呼吸障害が関係している割合は低いといわれています[9]．

2．肺高血圧

　成人では，閉塞型睡眠時無呼吸障害による循環器系への影響が大きく問題となりますが，小児では高血圧や狭心症，心筋梗塞等の合併症は問題となることは稀です．しかし，4〜11歳の小児においても，閉塞型睡眠時無呼吸障害群52例とコントロール群33例では有意に閉塞型睡眠時無呼吸障害群で肺動脈圧が高く，閉塞型睡眠時無呼吸障害群では術後に有意に肺動脈圧が低下したとの報告もあります[10]．

3. 顎顔面形態の発育

　アデノイドによる口呼吸，閉塞型睡眠時無呼吸障害が継続すると，下顎・舌骨が後下方へ変異し，下顎後退となり，アデノイド切除術・口蓋扁桃摘出術後に年齢相応に正常化すると報告されています[11]．閉塞型睡眠時無呼吸障害の症例でアデノイド顔貌が継続すると，顔面形態の発育も不良となり，成人以降の閉塞型睡眠時無呼吸障害の原因ともなり得ます．

4. 学習障害，行動障害

　身体発育への直接的な影響ではありませんが，閉塞型睡眠時無呼吸障害を放置すると学習障害や行動障害，注意欠陥・多動性障害などの原因にもなります．

（仲野敦子）

文　献

1) Williams EF, et al：The effect of adenotonsillectomy on growth in young children. Otolaryngol Head Neck Surg. 104(4)：509-516, 1991.
2) Bonuck K, et al：Growth failure and sleep disordered breathing：a review of the literature. Int J Pediatr Otorhinolaryngol. 70(5)：769-778, 2006.
3) Katz ES, et al：Growth after adenotonsillectomy for obstructive sleep apnea：An RCT. Pediatrics. 134(2), 282-289, 2014.
4) Bar A, et al：The effect of adenotonsillectomy on serum insulin-like growth factor-1 and growth in children with obstructive sleep apnea syndrome. J Pediatr. 135(1)：75-80, 1999.
5) Nieminen P, et al：Growth and biochemical markers of growth in children with snoring and obstructive sleep apnea. Pediatrics. 109(4)：e55, 2002.
6) 千葉伸太郎：SASの身体発育への関与の詳細と特徴．MB ENT．52：13-18, 2005.
7) Marcus CI, et al：Diagnosis and management of childhood obstructive sleep apnea syndrome. Pediatrics. 130(3)：714-755, 2012.
8) Tan HL, et al：Obstructive sleep apnea in children：a critical update. Nat Sci Sleep. 25(5)：109-123, 2013.
9) 齊藤秀行：テレビで胸がくぼんでいるのは睡眠時無呼吸症候群と関係があると言っていました．ほんとうですか？　JOHNS．26(9)：1456-1457, 2010.
10) Yilmaz MD, et al：The effects of tonsillectomy and adenoidectomy on pulmonary arterial pressure in children. Am J Otolaryngol. 26(1)：18-21, 2005.
11) 千葉伸太郎：小児の睡眠呼吸障害の特徴に関する研究—睡眠呼吸障害からみたアデノイド顔貌—．耳展．50(3)：142-156, 2007.

J. いびき・睡眠時無呼吸・呼吸・気道

Q.3 いびきが生じるメカニズムを教えて下さい

回答　いびきは睡眠中に生じる異常呼吸音と定義されます．上気道の狭窄部位を呼吸気流が通過する際に生じます．小児では，鼻閉を生じる疾患，アデノイド増殖症，口蓋扁桃肥大が原因となることがほとんどです．いびきは，小児の睡眠呼吸障害の存在を知らせる重要なサインです．

解説

I　いびきとは？

　いびきは睡眠中に生じる異常呼吸音と定義されます．鼻腔から喉頭までの空気の通り道である「上気道」の狭窄により生じます．
　いびきは音響学的に振動型と狭窄型に大別されます[1)2)]．
　振動型いびきは，軟口蓋や口蓋垂の粘膜が振動して音が生じます．狭窄型いびきは上気道の狭窄した空間を空気がむりやり通過する際に生じます．小児でみられるのは，主に狭窄型いびきです．睡眠中に生じるのは，通常入眠とともに上気道を構成する骨格筋の緊張が緩むため上気道としての空間が保持しにくくなり，仰臥位では，重力の影響が強く加わり，軟口蓋や舌根が後方へ沈下し，咽頭腔はさらに狭小化するためです．

II　いびきの原因は？

　いびきの原因となる疾患（表J-2）は，①鼻閉を生じる疾患，②アデノイド増殖症，③口蓋扁桃肥大，④咽頭腔の狭小化を生じる疾患，ですが，小児では①～③がほとんどです．また，いびきの急激な発症は，咽後膿瘍，扁桃周囲膿瘍，EBウイルス感染症などの感染症疾患や気道異物を考えなければなりません．
　睡眠中は鼻呼吸が主ですが，鼻閉を生じる病態（疾患）では口呼吸となり，口呼吸によって下顎と舌根部がのどの奥に下がるため，気道が狭くなりいびきを生じる原因となります．
　いびきは小児の睡眠呼吸障害の存在を知らせるサインであり，睡眠時無呼吸の有無を精査しなければなりません．
　また小児では，無呼吸を伴わなくても低換気状態が持続し，睡眠時無呼吸と同様の症候

表 J-2　いびきの原因疾患

①鼻閉を生じる疾患
　　鼻アレルギー，副鼻腔炎
　　鼻中隔弯曲症
　　鼻腔狭窄
　　後鼻孔ポリープ
　　後鼻孔閉鎖症
②アデノイド増殖症
③口蓋扁桃肥大
④咽頭腔の狭小化を生じる疾患
　　小顎症（ピエール・ロバン症候群，トリーチャー・コリンズ症候群など）
　　頭蓋顔面骨の異常（アペール症候群，クルーゾン病）
　　巨舌
　　その他（肥満，甲状腺機能低下）

を呈することが多いことが知られています．いびきの大きさは換気努力とよく相関する[3]ので，無呼吸のみにとらわれず，高度のいびきは睡眠呼吸障害として対処する必要があります[4]．

小学 1 年生，5 年生あるいは 6 年生を対象にした学校保健の立場からの全国調査によれば，保護者の回答で小学 5・6 年生では，いびきをかく群ではいびきをかかない群と比べ，①有意に学習意欲が低下している，②有意に落ち着きがないことが判明しています[5]．

また，いびきをかく小児では，4 年後の多動性のリスクが高いとの報告[6]もあります．小児の場合，高度のいびきや睡眠時無呼吸は成長・発達に大きく関わり，また生活の質や学習などにも影響しているため，その管理は極めて大切です．

（浅沼　聡）

文　献

1) 高橋宏明：鼾の診断と治療．医療．23：1349-1356，1969．
2) 寺井　修：鼾の音響学的研究．耳鼻臨床．68：373-397，1975．
3) Miyazaki S, et al：Acoustic analysis of snoring and the site of airway obstruction in sleep related respiratory disorders. Acta Otolaryngol.(suppl 537)：47-51, 1998.
4) 宮崎総一郎ほか：いびき・睡眠時無呼吸．JOHNS．26(9)：1448-1449，2010．
5) 工藤典代ほか：小児睡眠時無呼吸症候群に対する学校保健の取り組み．口腔・咽頭科．22(2)：143-148，2009．
6) Chervin RD, et al：Snoring predicts hyperactivity four years later. Sleep. 28：885-890, 2005.

J. いびき・睡眠時無呼吸・呼吸・気道

Q.4 喘鳴の生じるメカニズムを教えて下さい

回答

一般に呼吸雑音は聴診器を用いない限り聴取や鑑別が難しい場合が多いです．呼吸雑音が吸気呼気にわたり出現し，声門周辺や気管が音源の場合がstridor（喘鳴）です．この場合，聴診器を用いなくとも聴取できる場合が多いです．

声帯は呼気時に声門を閉鎖させることにより狭い空間を通る空気が音となり発声するわけですが，吸気時に意図的に声門を閉じたまま空気を吸い込むと健康な人でも吸気発声として音が出ます．簡単にいうと，喘鳴は患者が意識せず呼吸して吸気時に狭くなった気道を通過する際に生じる雑音であり，その原因は舌根の沈下，喉頭蓋，喉頭咽頭の腫脹をきたす病態，喉頭脆弱症，声帯麻痺，異物など様々です．ガス交換における上気道の狭小化を意味する呼吸音です．

解説

喘鳴と聞いて，まず耳鼻咽喉科一般医が思い浮かべるのは，おそらくstridorであり，喘息専門医はwheezingととらえるかもしれません．日本語訳は同じ「喘鳴」であり，呼吸雑音を示し，stridorの場合は上気道閉塞傾向を，wheezingの場合は喘息に伴う呼気性の呼吸音を指す場合が多いです．

ここでは耳鼻咽喉科が扱うことの多い上気道内腔の狭小化を示唆する呼吸雑音であるstridorについて，より理解を深めるために，まず音をつくる声帯の振動の解説をします．声帯の振動は，ポリープやがんはもちろん，心因性失声など他の発声障害を理解するうえでも基本となります．

I 音としての声の出る仕組み

声の高さは声帯の振動数で決まります．例えば成人男性の場合1秒間に100〜150回，成人女性の場合200〜300回左右の声帯がぶつかり合って振動しています．この振動が喉頭原音としての音源となり，この音が人間独自の長い声道としての構音器官（咽頭腔，口腔，鼻腔，咽頭壁，舌，軟口蓋，口唇）を駆使して音色を加え言語音に生成されます．この際，声門はしっかり閉じていて内視鏡で見てもストロボスコピーやハイスピード撮影を用いなければ振動そのものを観察することはできません．

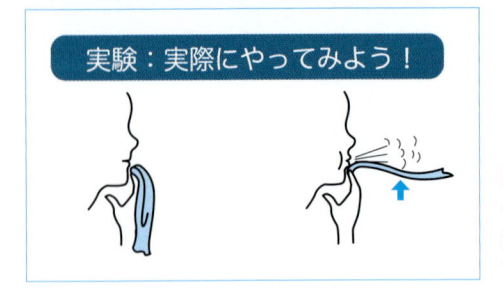

図 J-2
ベルヌーイ効果の実験
柔らかい紙の上方を勢いよく吹くと，紙が持ち上がってくる．

　その振動は声帯の痙攣（声帯そのものが随意的に小刻みに震えての振動）ではありません（筋肉で数百回の振動が起きうるべくもない）．少なくとも痙攣のようなものであれば声門振動は内視鏡により確認できるはずです．

　駅のホームでは，安全のため白線の内側に下がって電車を待ちます．また，シャッターの閉じた狭い商店街を車で移動すると触りもしないシャッターが揺れて音を出すのはなぜだろう？など疑問に感じる人も多いかもしれません．これらの現象と声帯振動はともにベルヌーイ効果という空気力学的な現象と密接な関係があります．簡単にいえば，流れの早い空気の方向に物質が引っ張られる現象です．図 J-2 に示すように実際にちり紙などを指で唇の下に当てて，強く口笛を吹くように息を吐き出すと，重力に反してちり紙が浮き上がってきます[1]．この際，硬い紙や重い紙ではうまく持ち上がりません．口を大きく開けて息を吐く状態が声門閉鎖不全で，ちり紙が重くなっている状態が，がんやポリープなどと考えればわかりやすいでしょう．

II　声帯の構造とベルヌーイ効果

　左右の声帯がぶつかりあう振動音が発声における喉頭原音となるわけですが，その振動のためのエネルギー源として使用するのが一般に肺を動力源とする呼気です．解剖学的に肺から出た呼気を用いて呼吸筋により排出された呼気は 1 本の気管に集束され，最終的に声門下に集まります．声門の構造を冠状断（図 J-3）で見ると，まっすぐな気管から声門に向けて呼気は集束され，声門へと流れる声門下の構造があります．この構造こそが喉頭原音生成に重要な役割を果たしており，狭い声門へのなだらかな集束は安定した呼気流の加速をもたらします．

　図 J-4 は呼気による声帯振動の仕組み[2]を示したものですが，ポイントは，
① 加速した呼気は，随意的に内転筋により閉じられた声門に，左右対称に衝突すると左右の声帯粘膜は下から吹き上げられ，声門を通過する．
② しかしながら加速した呼気が粘膜面を通過すると，同時にベルヌーイ効果により左右の粘膜が再び順次波のように下から閉鎖する（これを粘膜波動という）．
この①②の繰り返しで 1 秒間に数百回の左右対称の声帯振動を起こします．

　声門の上部構造には仮声帯がありますが，左右の仮声帯は主に嚥下における気道保護の側面が大きいため，声門から流れた呼気としての喉頭原音は音声生成の邪魔をすることなく，スムースに構音器官に流れ，そこで喉頭原音に言語音としての音色が加えられ言葉が発声されます．

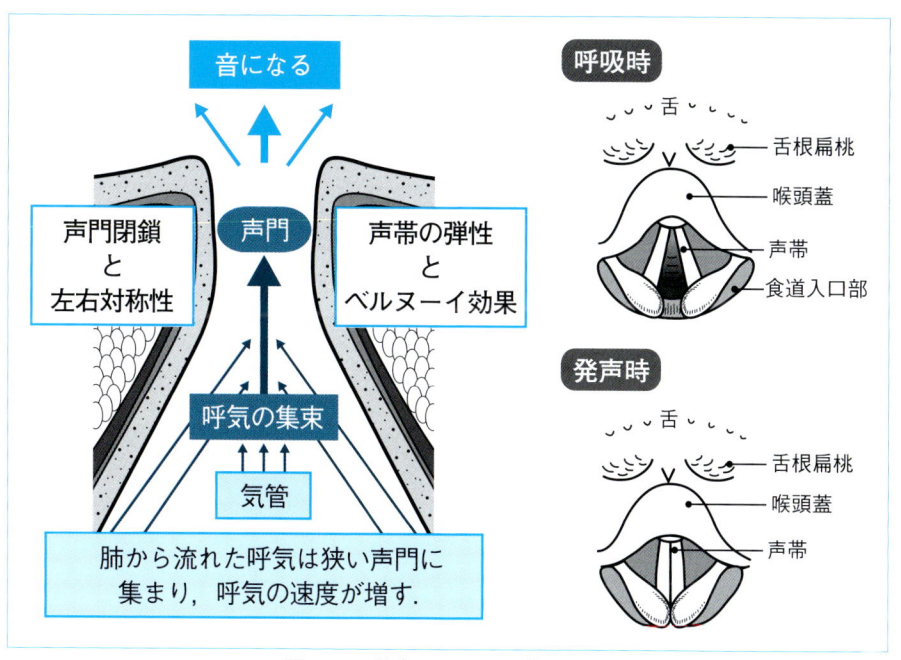

図 J-3　発声における声帯の構造

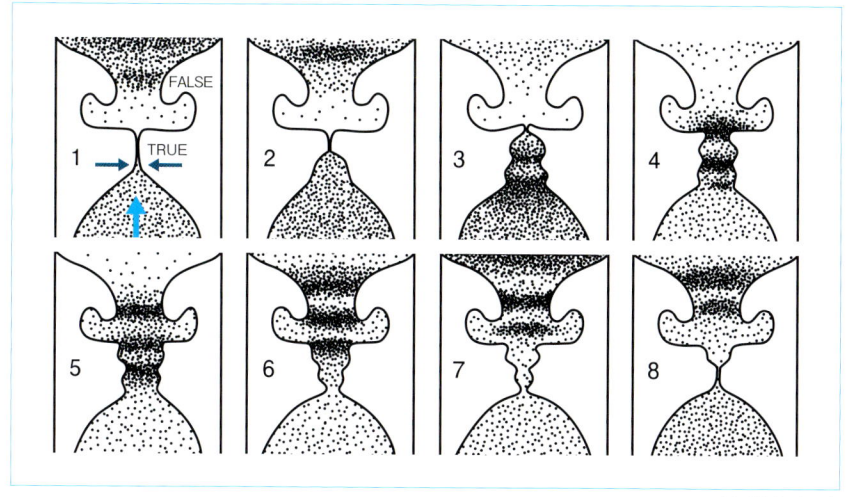

図 J-4　声帯振動の仕組み
声門閉鎖している粘膜を呼気は吹き上げる(1〜4)．勢いの良い呼気は柔らかい声帯粘膜をベルヌーイ効果で引き寄せる．再び声門は閉鎖する(5〜8)．

（文献1より）

Ⅲ　Stridor の発生機序と嗄声

　以上のように，正常な音声の生成は呼気を用いて行われます．嗄声とは声帯振動の阻害により発声する喉頭原音の乱れです．つまり嗄声をきたさないためには，
①安定した呼気の声門への流入
②左右対称の声門下の声帯粘膜のなだらかな気管粘膜への移行

③左右対称の声門閉鎖，声帯粘膜の弾性
④喉頭原音の構音器官へのスムースな流出と声門上部構造の対称性

が声帯振動に不利益を与えない，つまり呼気における嗄声を起こさない条件といえます．

　激しい運動の後の息づかいは別として，声門は吸気時においては誤嚥防止の単なる空気の通り道であるため開いており，機能的には音がしません．しかしながら吸気時にも音（雑音）が発生する状態が stridor であるとして，先に述べた発声の仕組みと嗄声の発生機序を踏まえて対比して，吸気の立場から以下に解説します．

1. 構音器官と声門上部構造に問題がある場合（図 J-5-Ⓐ）

　この場合，声門への呼気のスムースな流入が音を出さない条件となります．解剖生理学的にも，本来吸気の場合，喉頭は発声に適さない構造となっており，咽頭腔，喉頭蓋，仮声帯の腫脹，がん，腫瘍などスムースな呼気の流入を妨げる病変があれば当然そこで空気や分泌物の乱流も起こり雑音が発生します．

2. 声門に問題がある場合（図 J-5-Ⓑ）

　この場合，声門で雑音が発生します．声門がんや，声帯の炎症や，腫脹をきたす様々な原因による声帯炎や，アレルギーなどでみられる声門浮腫，巨大なポリープ様声帯などで，声帯の弾性に関係なく吸気時に呼吸器としての声門が相対的に狭くなった場合に雑音が発生します．乳児期の喉頭脆弱症でみられる場合もあります．激しく泣いたとき，stridor は特に強くなり，内視鏡では声帯のみならず仮声帯・喉頭蓋も声門へ引き込まれたり，気管が吸気時に頸部で陥没する場合があります．両側の喉頭麻痺の場合は左右対称ですが，この場合声門が閉鎖した状態であるため，声門へのスムースな流入を認めず声帯振動も本来の声帯振動は起きるべくもなく，stridor のみならず粗糙性の強い吸気性発声も出現します．

3. 声門直下に問題がある場合（図 J-5-Ⓒ）

　典型的なのはクループであり，声門下の浮腫により，呼吸器としての気管へ移行する声門下が腫脹すれば雑音が出現します．浮腫の原因はアレルギーの場合でも多くみられ，炎症や気管炎の進展でもみられます．声門下がんなど腫瘍病変による場合は進行に伴い出現します．

4. 安定した呼気の気管への流入が損なわれた場合（図 J-5-Ⓓ）

　声門下と気管ですが，気管は基本的に太い管であり stridor が出現することは少ないですが，肺雑音がなく気管からの場合は異物による気道の狭小化を考えます．

　いずれにしても stridor は気道の狭小化を示唆し，極めて重篤であり，原因の除去や気道の確保を念頭において診察にあたることは必須です．特に乳幼児では喉頭軟骨が柔らかく，何より解剖学的に狭いため，チアノーゼなどが出現していなくとも，必要に応じて小児科と相談し酸素テントや気道の確保も念頭において診察にあたる必要があります．小児，乳幼児で新生児期から続いている場合，喉頭脆弱症，両側喉頭麻痺，喉頭奇異性運動[3]など

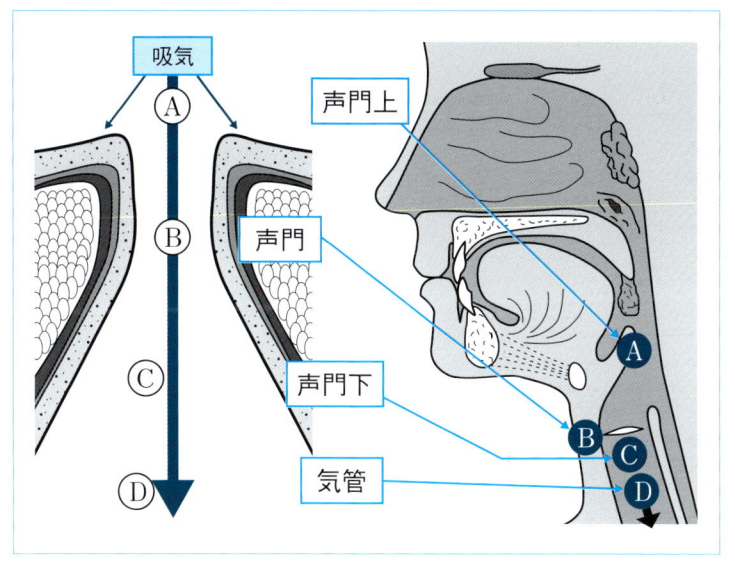

図 J-5 喘鳴の生じるメカニズム
それぞれの位置の腫脹や，内腔の狭小化で空気の流れが阻害され不整となり，雑音が発生する．

が原因になっている場合があります．そのほか，頸部の鈍的外傷による頸部血管の損傷[4]で起きたという報告もあります．

図 J-5 に stridor の生ずるメカニズムについてまとめました．本来肺へのガス交換に際して，大切な酸素の通り道である気道が狭くなり，ガス交換に支障をきたす可能性が起きた場合に起こる雑音が喘鳴としての stridor です．

図 J-5 の A～D それぞれの位置が狭くなることで吸気の流入を妨げ雑音が発生します．

(角田晃一)

文献

1) Vennard W：Singing：The Mechanism and the Technic, Carl Fischer, LLC, 1967.
2) Borden GJ, et al：Speech science primer：Physiology, Acoustics, and Perception of Speech, 2nd ed, Williams & Wilkins, Baltimore, 1984.
3) Kumar A, et al：Life-threatening carotid haemorrhage following blunt trauma. J Laryngol Otol. 124：1030-1032, 2010.
4) Omland T, et al：Paradoxical vocal cord movement in newborn and congenital idiopathic vocal cord paralysis：two of a kind? Eur Arch Otorhinolaryngol. 265(7)：803-807, 2008.

J．いびき・睡眠時無呼吸・呼吸・気道

Q.5 幼小児で気管切開が必要な場合はどのような時ですか？

回答

幼小児で気管切開の適応となる病態は，①気道閉塞および高度狭窄に対する気道確保，②長期の呼吸管理が必要な場合，③下気道分泌物の吸引が必要な場合，です．

これらの病態の大半において，幼小児ではまず気管内挿管を行うことになりますが，抜管を試みても不可能な場合や長期の気道確保および呼吸管理が必要な場合に気管切開を行うことになります．

解説

周産期〜新生児医療の進歩に伴い，様々な合併症を持つ児の生存が可能になり気道確保や呼吸管理を長期に行う児が増えてきました．また，一部の重症心身障害児も経過とともに嚥下障害や呼吸障害が進行し，気道管理の必要性が生じてきます[1]．近年気管切開を受ける小児は増加傾向にあり，それに伴って，気管切開を受けた児の在宅管理症例も増加しています．

I 幼小児の気道の特徴（表 J-2[2]，図 J-6[3]）と挿管，切開時の注意点

気道の内径が狭いことは，粘膜のわずかな腫脹や分泌物の貯留によって断面積が大きく減少し，気道狭窄・気道閉塞につながることを意味しています．1 mm の腫脹だけで声門レベルでは 60％[4]，声門下では 68％[5] も断面積が狭くなります．酸素消費量が成人の 2 倍も

表 J-2　小児の気道の特徴

1. 気道の内径が狭い
2. 舌が相対的に大きい
3. アデノイド増殖症や扁桃肥大がよくみられる
4. 喉頭が高位前方に位置する
5. 輪状軟骨部が気道で最も狭い
6. 喉頭・気管軟骨の発育が未熟
7. 胸郭、肋間筋の発育が未熟
8. 酸素消費量が成人の 2 倍

（文献 2 より引用改変）

図 J-6　小児と成人の上気道の比較
小児は舌が大きく扁桃・アデノイドも大きい．喉頭蓋は軟弱でU字型をして成人より高位にある．気管はより柔らかく前方に位置し，上部は漏斗型で最狭部は輪状軟骨部にある．

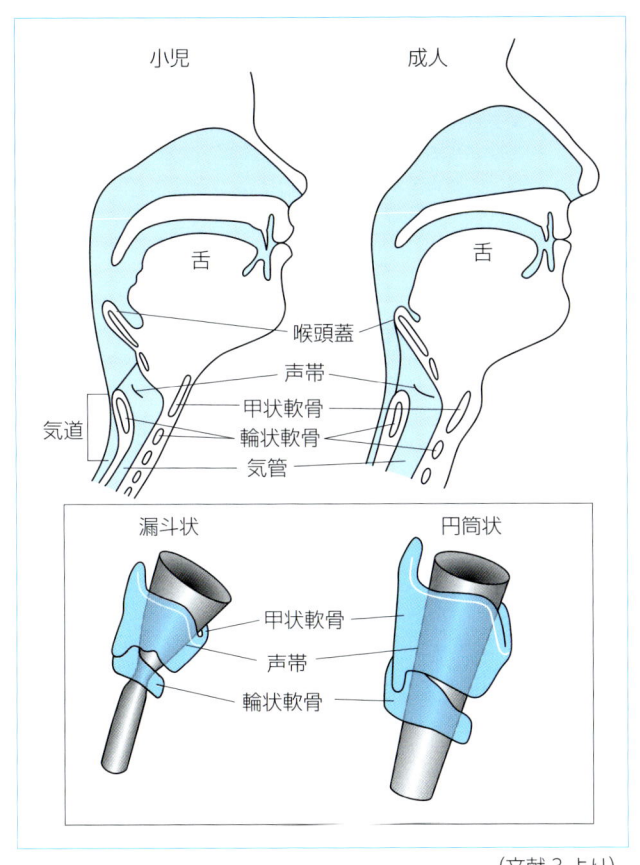

（文献3より）

ありますが，体重あたりの換気量は成人とほぼ同じであるため，呼吸数の増加により補っています．したがって，気道が狭窄すると成人に比べ直ちに重症化しやすくなります．喉頭や気管の軟骨は発育が未熟なため，その虚脱が気道狭窄（喉頭軟弱症，気管軟化症）を引き起こします．また気道で最も狭いのは，成人では声門レベルですが，小児では輪状軟骨部です．この部の粘膜上皮と結合組織間は疎で浮腫が起こりやすい特徴があり，挿管チューブの圧迫が声門下浮腫，狭窄の原因となります．そのため，小児では，主にカフなしの挿管チューブを用います[2)6)]．

　小児の気管切開では、将来気管切開孔を閉鎖する可能性がない症例を除いては、成人の気管切開のように逆U字flapなどの作成は行いません。小児の気管は、内径が狭く柔らかいので、窓状切開や弁状切開による気管壁の欠損は、後に気管狭窄や気管の内陥を生じ、カニューレ抜去困難となるからです。

Ⅱ　どのような幼小児が気管切開の適応となるか

　幼小児で気管切開の適応となる病態は，①気道閉塞および高度狭窄に対する気道確保，

表 J-3　小児気管切開の適応となる病態

Ⅰ．気道閉塞・高度狭窄
　・咽頭狭窄：小顎症，ピエール・ロバン症候群
　・喉頭狭窄：先天性または後天性声門下狭窄
　　　　　　　両側声帯麻痺，重度の喉頭軟弱症，喉頭横隔膜症，喉頭浮腫
　　　　　　　喉頭の腫瘍性病変（血管腫，リンパ管腫など）
　・気管狭窄：先天性気管狭窄，管軟化症など
Ⅱ．長期の呼吸管理
　・神経・筋疾患
　・慢性肺疾患
　・呼吸不全を合併した脳性麻痺
Ⅲ．下気道分泌物の吸引

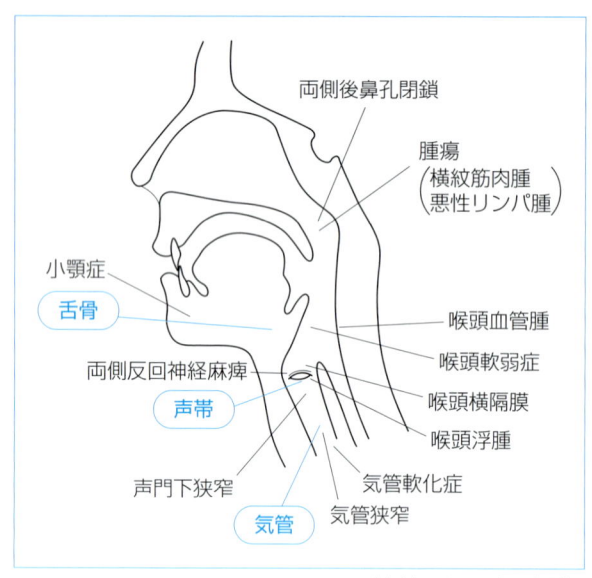

図 J-7　小児気管切開を必要とする気道狭窄
（文献 7 より引用改変）

②長期の呼吸管理が必要な場合，③下気道分泌物の吸引が必要な場合，です（**表 J-3**）．

　これらの病態の大半において，幼小児ではまず気管内挿管を行うことになります．気道狭窄の場合には，抜管後すぐに再挿管が必要なほど狭窄症状が強い場合や，気管軟化症などのように抜管すると気道としての空間が保てなくなる場合など，長期の気道確保が必要な場合に気管切開を行うことになります（**図 J-7**）[7]．

　また，長期の呼吸管理が必要な場合は，気管内挿管がある程度の期間行われた後，人工呼吸器からの離脱が困難と判断された場合に気管切開を行うことになります．また，下気道内の分泌物の増加のために，頻回に気管内の吸引をしなければ生命予後に影響を与える場合も気管切開の適応となります．

　気管切開を行う時期については，工藤らは上気道狭窄で挿管中の児では，遅くとも生後 6 か月，体重 6 kg に抜管を試みて不成功であれば気管切開を行うとしています[8]．

　成人では気管切開の適応として，急性喉頭蓋炎などの炎症性気道狭窄を生じる疾患もありますが，小児では気管内挿管で気道を確保し，炎症の消退とともに抜管できる場合がほとんどです．

Ⅲ 呼吸障害の幼小児の診断・評価と気管切開の判断の実際

呼吸障害は，その重症度により呼吸窮迫と呼吸不全に分類されます（表J-4）が，それらは連続した病態で，その境界を区別するのではなく，進行すれば呼吸停止，心停止へ至るという危機意識を持つことが大切です[9]．

呼吸仕事量の増加や頻拍により，酸素化と換気を代償している状態が呼吸頻拍で，酸素化，換気，またはその両方が破綻した状態が呼吸不全です．

呼吸不全は，動脈血酸素分圧（PaO_2）＜60 mmHg で酸素化障害を呈するⅠ型と動脈血炭酸ガス分圧（$PaCO_2$）＞50 mmHg で換気障害を呈するⅡ型に分類されます[10]．

表 J-4　重症度による呼吸障害の分類

	呼吸窮迫 →	呼吸不全 →	呼吸停止
気道	開通しており，開通を維持できる	→	維持できない
呼吸	頻呼吸 →	徐呼吸 →	無呼吸
	努力呼吸（陥没呼吸/鼻翼呼吸）		
	努力増加 →	努力減少 →	無呼吸
	気流減少 →	気流不良 →	気流なし
循環	頻拍	→	徐脈
	蒼白	→	チアノーゼ
中枢神経	不安・興奮 →	嗜眠 →	無反応

（文献9より）

表 J-5　原因（タイプ）別の症状，臨床所見

	上気道狭窄（閉塞）	下気道狭窄（閉塞）	肺実質障害	呼吸コントロール（呼吸中枢）/ポンプ機能（呼吸筋）の異常
呼吸努力	増加			様々
症状	・吸気性努力呼吸亢進（陥没呼吸，鼻翼呼吸） ・stridor（吸気性，ときに吸気呼気性喘鳴） ・声の変化（嗄声，アザラシ様） ・多呼吸 ・胸の挙がりの悪さ	・wheezing（呼気性，ときに吸気呼気性喘鳴） ・多呼吸 ・努力性呼吸亢進（陥没呼吸，鼻翼呼吸） ・呼気延長 ・咳嗽	・多呼吸 ・頻脈 ・努力呼吸亢進 ・呻吟 ・陥没呼吸	＜呼吸コントロール異常＞ ・様々で不規則な呼吸数 ・様々な呼吸努力 ・中枢性無呼吸 ＜ポンプ機能異常＞ ・胸郭変形 ・シーソー呼吸
肺野副雑音	stridor	wheezing 呼気延長 ときに呼吸音減弱	呻吟 crackles 呼吸音限弱	正常
air movement	減弱			＜呼吸コントロール異常＞ 様々 ＜ポンプ機能異常＞ 減弱

（文献9より）

呼吸障害の重症度評価においては，呼吸数，脈拍数などのバイタルサインと臨床症状すなわち，鼻翼呼吸，陥没呼吸などの努力呼吸の有無や意識状態を把握します．また，パルスオキシメーターや動脈血ガス分析により客観的な評価を行います．気道狭窄の場合には，原因が上気道にあるならばファイバースコープを用いて狭窄部位，疾患を診断することは容易です(表 J-5)．

　小児救急外来の場では，気道確保の手段として挿管困難な場合を除いては，第一選択として気管切開を行うことはありません．小児科医によりまず気管内挿管による呼吸管理が行われます．抜管困難な例や長期の呼吸管理が必要な場合に，小児科医，耳鼻咽喉科医または小児外科医が総合的に判断して気管切開の適応を判断します．当然ながら，保護者に気管切開の必要性や将来の見通しを十分に説明したうえで行われます．

〈浅沼　聡〉

文献

1) 工藤典代：小児における気管切開．日気食会報．58(5)：440-447，2007．
2) 市村恵一：小児喉頭疾患における気道確保．JOHNS．19：1557-1561，2003．
3) 高瀬真人：小児の呼吸器系の解剖学的・生理的特徴．小児内科．45：7-10，2013．
4) Tucker JA, et al：A clinical perspective on the development and anatomical aspects of the infant larynx and trachea. In；Healy GB, et al. Laryngotracheal problems in the Pediatric Patient, Charles C. Thomas, Springfield IL, 1979.
5) Holinger PH, et al：Subglottic stenosis in infants and children. Ann Otol Rhinol Laryngol. 85：591-599, 1976.
6) 尾原秀史ほか：小児の長期気道管理のポイント．JOHNS．8：649-654，1992．
7) 加我君孝監，坂田英明編：乳幼児の気管切開と発声発語の支援，国際医学出版，2007．
8) 工藤典代ほか：新生時期の吸気性呼吸困難症例に対する長期気管内挿管の経験．日気食会報．48：271-276，1997．
9) 金子忠弘：小児呼吸器疾患の病状把握とその評価．小児内科．45：11-14，2013．
10) 上田康久：呼吸不全．小児内科．40(増)：54-59，2008．

K. 感染症

Q.1 子どもの鼻には生まれつき細菌がいるのですか？

回答 生まれたときから細菌がいます．母親の産道を通過するときにすでに細菌を受け継ぎ，鼻の中に細菌が多数住み着き始めます（鼻咽腔細菌叢）．生後すぐは，体の場所による細菌叢の違いはありませんが，数週間以上かけて鼻咽腔特有の細菌叢が確立し，成長とともに変化します．

解説

生まれたての赤ちゃんは無垢な状態で，一切の穢れがないように思えます．そんな赤ちゃんの鼻に細菌はいるのでしょうか？

I 鼻咽腔細菌叢の発達

1990年代よりヒトと細菌の共生の研究が進められてきました．1994年Fadenら[1]は，157名の小児の鼻の培養検査を生後6か月までは毎月，その後8, 10, 12か月齢で行って，どのような細菌が検出されるか詳細に調べました．この中には，1回以上中耳炎に罹患した小児が64%，反復性中耳炎の小児が9.6%含まれています．そうすると，成長とともに中耳炎の原因となる細菌（モラクセラ・カタラーリス，肺炎球菌，インフルエンザ菌など）の検出率が上昇することがわかりました．生後1か月でも10%の小児の鼻には病原菌が住み着いており，1歳になるとその割合は80%に達します（図K-1）．すなわち，生後から鼻に様々な細菌が侵入・生着し，鼻咽腔細菌叢を変化させながら，赤ちゃんは大きくなっていくということがわかりました．

21世紀に入ると，コンピュータを用いた分子生物学的な大規模実験が広く行われるようになりました．

II Microbiota（マイクロビオータ：常在細菌叢）

ヒトゲノム計画でヒト由来の全遺伝子解析が終了した後，その技術を用いて，ヒトと共存する常在細菌叢（microbiota：マイクロビオータ）を調べるプロジェクトが開始されまし

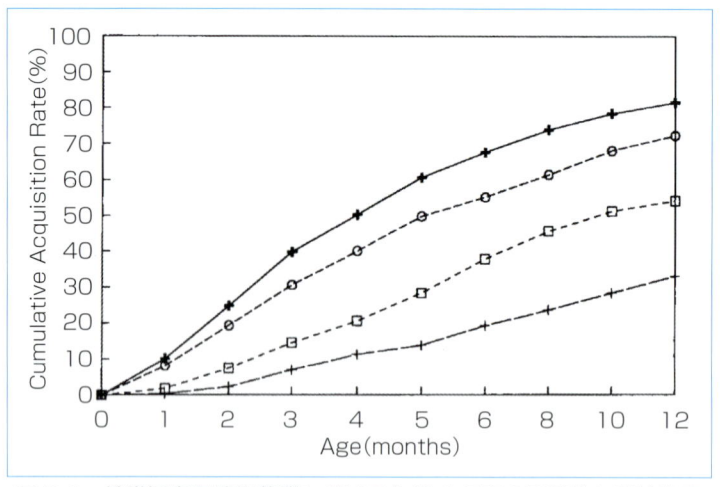

図K-1 健常児鼻咽腔細菌叢における生後1年間の累積的な菌検出率
種類を問わない何かの細菌（＋）が初めて検出されるのは平均で4.3か月齢であった．また累積検出率は，12か月齢で80％近くに達した．各月齢で検出率が高いのは，モラクセラ・カタラーリス（○），肺炎球菌（□），無莢膜型インフルエンザ菌（＋）の順であった．

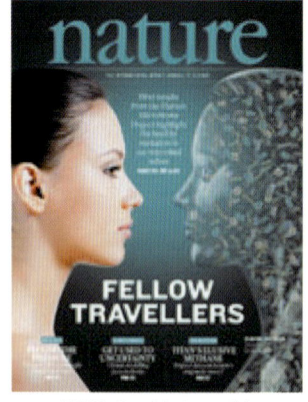

図K-2 Nature誌
2012年6月号の表紙テーマは，Our Self-Portrait：the Human Microbiomeであった．

た（図K-2）[2]．培養条件に縛られることなく，そこにいる細菌すべてを網羅的に検出することが可能になります．

その結果，ヒトの消化管や気道，皮膚表面には，ヒト細胞の10倍の数の細菌が共存していることがわかりました．遺伝子レベルでは，共存微生物由来の遺伝子はヒトの150倍となります．こんなに多くの細菌がいても病気にならないのでしょうか？

常在細菌叢やそこに含まれる遺伝子は無害であり，それどころか腸内細菌叢では，消化から免疫応答に至る基本的な生理機能を補完していることがわかっています．したがってヒトは，多数の個体から形成されながら，まるで1つの個体であるかのように振る舞う，超個体（superorganism）であるとも考えられるようになりました[3]．

このような宿主と共存微生物の間の相互作用（crosstalk）は，鼻咽腔でも行われているとされ，病態への関与など解析が進められています．

Ⅲ 鼻咽腔細菌叢の小児と成人の違い

体の部位により，常在細菌叢の構成は大きく異なり，鼻咽腔細菌叢に特有の細菌構成が報告されています．正常小児（Tanner stage 1：2〜9歳）の鼻咽腔細菌叢を解析すると，プロテオバクテリア門のガンマプロテオバクテリア綱や，フィルミクテス門のレンサ球菌科が多くを占めますが，成人（Tanner stage 5：20〜40歳）になるとアクチノバクテリア門の

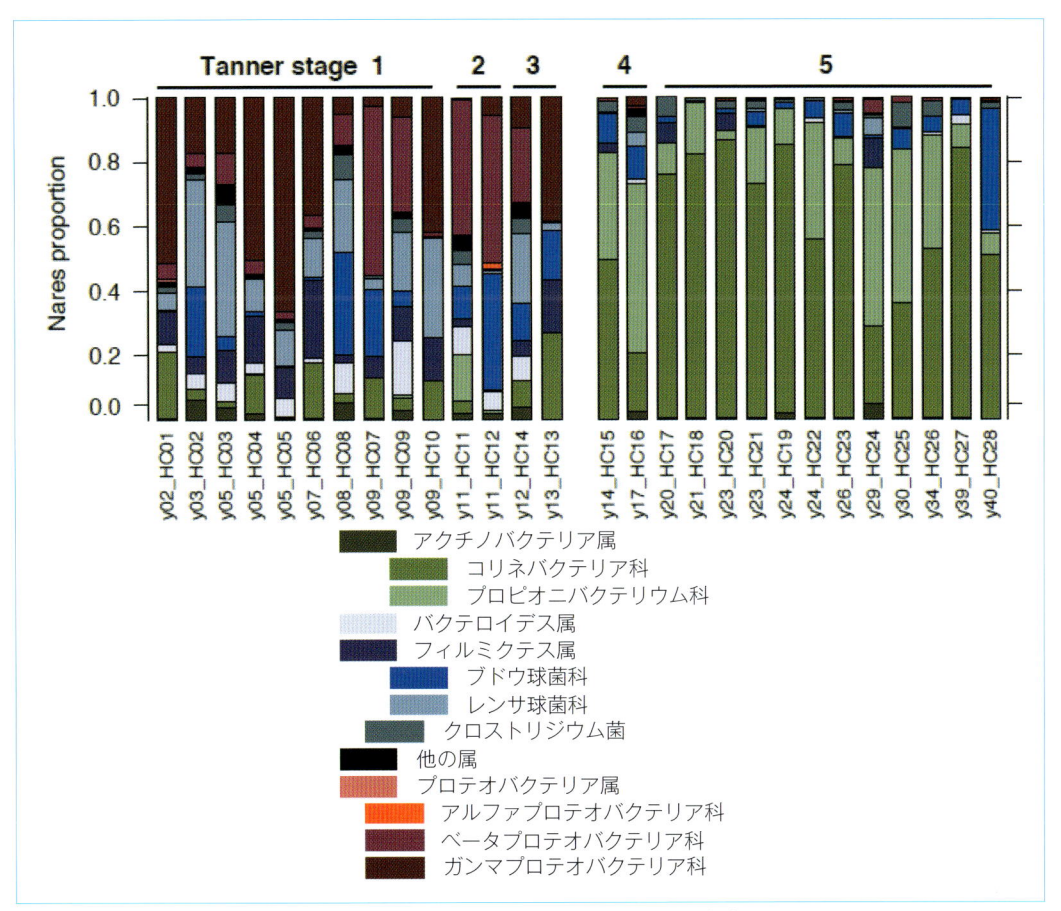

図 K-3　鼻咽腔細菌叢の小児・成人の変化

正常小児（Tanner stage 1：2〜9歳）の鼻咽腔細菌叢では，プロテオバクテリア門のガンマプロテオバクテリア綱が多くを占め，成人（Tanner stage 5：20〜40歳）になるとアクチノバクテリア門のコリネバクテリア科が多くを占める．

コリネバクテリア科が多くを占める傾向がみられます[4]．小児の成長に応じて鼻咽腔細菌叢が変化することは，網羅的な分子生物学的解析でも示されました（図 K-3）．

それでは，無菌状態の子宮から生まれた赤ちゃんは，どこで細菌叢と出会うのでしょうか？

Ⅳ　鼻咽腔細菌叢はどこからやってくるのか？

鼻咽腔細菌叢はいつ形成されはじめ，どこからやってくるのかについて，興味深い報告があります．9名の母親と，双子を含む10名（経腟分娩4名，帝王切開6名）の新生児の出産前後の細菌叢を解析し，分娩方法による違いを検討しました[5]．新生児からは，前腕内側，前額部皮膚，口腔粘膜の検体を出産直後に採取し，数分後に鼻汁吸引，直腸検体は1日以内に採取しました．母親からは出産1時間前に，皮膚，口腔粘膜および腟の検体を採取し，DNAを抽出して菌叢構成を調べました．

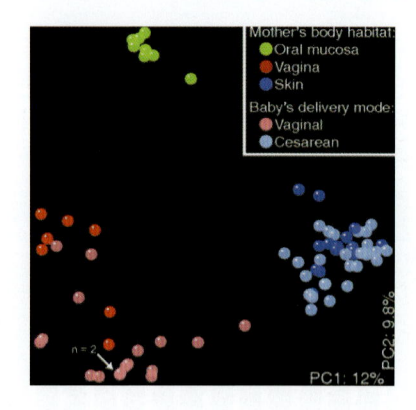

図 K-4　母親と新生児の細菌叢の類似
母親と新生児の細菌叢を主成分分析で比較した．経腟分娩児(ピンク)は体のどの部位でも，母親の腟内細菌叢(赤)に似た細菌集団(ラクトバシラス，プレボテラ属の菌など)を獲得する．帝王切開児(水色)は，母親の皮膚細菌叢(青)に似た細菌集団(ブドウ球菌，コリネバクテリウム，プロピオニバクテリウム属の菌)が住み着く．

その結果，それぞれの新生児の体の部位による細菌叢の違いはみられませんでした．しかし，帝王切開と経腟分娩で新生児の細菌叢構成に有意差がみられたのです．

経腟分娩の新生児は，母親の腟内細菌叢に似た細菌集団(ラクトバシラス，プレボテラ属の菌など)を獲得します．一方，帝王切開児は，母親の皮膚細菌叢に似た細菌集団(ブドウ球菌，コリネバクテリウム，プロピオニバクテリウム属の菌)が住み着くことがわかりました(図 K-4)．

すなわち，鼻咽腔細菌叢は母親の産道からやってくることが示されました．赤ちゃんの鼻には生まれつき細菌が存在します．そして出産後数週間以上を経て部位固有の細菌叢が成熟していくのです．

V　母乳栄養は新生児の感染や喘鳴に対して保護的に働く

いったん形成された新生児の鼻咽腔細菌叢の発達には，栄養方法が影響することもわかってきました．101 例ずつの母乳栄養，人工栄養の小児に対し，生後 6 週と 6 か月齢の時点で鼻咽腔スワブを採取し，菌叢を比較した報告があります[6]．

結果は，生後 6 週では，細菌叢の構成は母乳栄養と人工栄養で有意に異なっていました．母乳栄養児では乳酸菌であるドロシグラヌラム属とコリネバクテリウム属が増加し，ブドウ球菌属と嫌気性菌であるプレボテラ属やベイロネラ属が減少していました．コリネバクテリウム属とドロシグラヌラム属の増加は母乳栄養の 44.6% にみられ，人工栄養では 18.8% に留まりました．栄養方法の違いが，鼻咽腔細菌叢の構成を変化させるのです．

ドロシグラヌラム属が多いと，新生児の喘鳴や気道感染が少なく，この菌が上気道に生着することで，下気道病変に対する保護的な役割をしていることが示されました．母乳栄養は新生児の感染や喘鳴に対して保護的に働くと考えられます．

腸内細菌叢では，ビフィドバクテリウム(ビフィズス菌)などの善玉菌とクロストリジウム属などの悪玉菌の平衡状態の乱れが疾病の病因となることが報告されています[7]．

この研究により，ドロシグラヌラム属が上気道善玉菌である可能性が示唆され，宿主，細菌のクロストークが鼻咽腔にも存在するエビデンスと考えられます．今後は上気道の善玉菌が下気道病態抑制へどのように作用するのか，機序の解明の報告が待たれるところです．

(平岡政信)

文　献

1) Faden H, et al：Changes in nasopharyngeal flora during otitis media of childhood. Pediatr Infect Dis J. 9(9)：623-626, 1990.
2) Human Microbiome Project Consortium：Structure, function and diversity of the healthy human microbiome. Nature. 486(7402)：207-214, 2012.
3) Kinross JM, et al：The human gut microbiome：implications for future health care. Curr Gastroenterol Rep. 10(4)：396-403, 2008.
4) Oh J, et al：Shifts in human skin and nares microbiota of healthy children and adults. Genome Med. 4(10)：77, 2012.
5) Dominguez-Bello MG, et al：Delivery mode shapes the acquisition and structure of the initial microbiota across multiple body habitats in newborns. Proc Natl Acad Sci USA. 107(26)：11971-11975, 2010.
6) Biesbroek G, et al：The impact of breastfeeding on nasopharyngeal microbial communities in infants. Am J Respir Crit Care Med. 190(3)：298-308, 2014.
7) 上野川修一：第2章いのちをつくる腸の働き―驚異の消化・吸収力，からだの中の外界　腸の不思議，講談社，2013.

K. 感染症

Q.2 抗菌薬治療を行うと鼻の常在菌は変化するのですか？

回答

抗菌薬治療により鼻の常在菌は変化します．小児急性中耳炎の鼻咽腔細菌叢は，抗菌薬投与により，常在菌の比率が減少し，多様性が低下します．したがって，常在菌変化が少ない，あるいは回復が早い抗菌薬治療が望ましいと考えられます．

低免疫状態の低出生体重児に対して，生後5日以上の抗菌薬投与を行った群では，遅発性敗血症が増加することがわかっています．これは，周産期に抗菌薬に曝露すると腸内細菌叢の菌量が低下し，自然免疫の中心である好中球の初回抗原刺激が適切に行われないためと考えられています．

周産期，新生児期は常在菌叢が生着し，宿主免疫応答を刺激しながら成熟する時期であり，常在菌を抑制しない抗菌薬治療を選択することが重要です．

解説

生下時より形成された鼻咽腔細菌叢は，子どもの成長に応じて変化，成熟します．そして乳児期の栄養方法に影響を受け，ドロシグラヌラム属などの善玉菌は下気道炎症を予防する働きがあることがわかってきました（K. 感染症 Q1（p.143）参照）．抗菌薬を適正に使って中耳炎など上気道炎症の病原体を除菌することは，感染症治療のゴールドスタンダードですが，同時に善玉菌も抑制する可能性に注意する必要があります．

I 健常児の鼻咽腔細菌叢が変化する要因は？

96名の18か月齢の健常児の鼻咽腔細菌叢を，検体の採取時期別に検討した研究では，季節性変化がみられることが報告されています[1]．

感染症状の有無など，背景要因を除外して比較すると，晩秋から冬に採取した検体では，モラクセラ・カタラーリスやインフルエンザ菌が含まれるプロテオバクテリア門が75%と増加する（春51%）のに対して，春に採取した検体では嫌気性菌が中心のバクテロイデス門がよく検出された（91%，秋/冬54%）としています．健常小児の鼻咽腔細菌叢は，季節によって変貌することが示されました．

では，急性中耳炎患児の鼻咽腔細菌叢における変化についてはどうでしょうか？

II 小児急性中耳炎の鼻咽腔細菌叢は，抗菌薬投与で細菌の多様性が低下する

　163名の急性中耳炎患児の鼻咽腔細菌叢を検討した研究によると，細菌種に相当するOTU（operational taxonomic unit）の数が健常児では，中央値24であるのに対して，急性中耳炎患児では6存在するのみであり，多様性が低下していることが示されました．特に連鎖球菌科とコリネバクテリウム科の常在菌が減少していました．上気道炎症によって病原菌が増加し，鼻咽腔細菌叢の構成を変化させたと考えられます[2]．

　さらに，2か月以内に抗菌薬投与された急性中耳炎患児は，抗菌薬投与のない患児に比べ，エンテロバクテリウム科とパスツレラ科（インフルエンザ菌が含まれる）の存在量が増加していました．相対的に常在菌の比率が低下しており，抗菌薬投与群と非投与群の鼻咽腔細菌叢が異なる細菌集団であることが示されました．このグループは7価肺炎球菌結合型ワクチンを接種された急性中耳炎患児でも，常在菌比率が低下することを報告しています．

　抗菌薬投与後は，細菌叢の構成菌種が少なくなり，多様性が低下すると考えられます．抗菌薬投与による常在菌の減少は，小児にどのような影響を及ぼすのでしょうか？　腸内細菌叢の研究で興味深い報告があります．

III 周産期の漫然とした抗菌薬長期投与は，遅発性敗血症増加との関連が指摘されている

　全世界では毎年400万人の新生児が敗血症で亡くなっています．超低出生体重児などの低免疫児に対しては，早期発症の敗血症を予防する観点から抗菌薬投与が行われます．

　しかし，365名の超低出生体重児に対して，経験的な抗菌薬投与が長期にわたった場合の敗血症および壊死性小腸大腸炎の発症および生命予後を検討した報告では，抗菌薬投与のジレンマが指摘されています[3]．

　すなわち，5日以上の経験的抗菌薬投与が行われた36％の超低出生体重児では，遅発性の敗血症の発症が増加（オッズ比：2.45）したり，壊死性小腸大腸炎を併発して死に至る率が増える（オッズ比：2.66）というものでした．

　病原菌を抑制するための抗菌薬投与が必要な治療であることはいうまでもありませんが，漫然と行った抗菌薬長期投与が，かえって宿主への細菌の進入を許す結果となった原因は何でしょうか？　その機序を動物実験で示した報告が2014年に発表されました．

IV 新生児の腸内細菌は，好中球の初回抗原刺激によって自然免疫を成熟させる

　好中球は宿主の病原菌に対する自然免疫系で最初に働く免疫細胞の1つですが，この好中球の血中濃度は成人と幼小児では大きく異なります．新生児は生後1〜3日に末梢血白血球のほとんどが好中球となりその後，リンパ球の増多時期を経て，成人の白血球分画に近づいていきます[4]．この新生児特有の現象の制御を何が行っているかは議論の的となっ

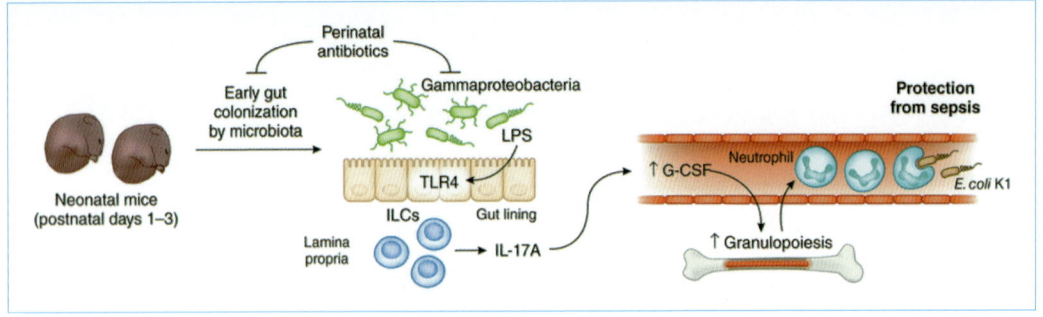

図 K-5　腸内細菌による好中球産生の誘導
生後 1〜3 日の新生児マウスの初期腸内細菌叢では，ガンマプロテオバクテリア綱のリポ多糖類がマウス腸粘膜上皮の TLR4 を刺激し，血中に IL-17A を放出させ，G-CSF 濃度を上昇させて，骨髄からの好中球産生を亢進させる．

ていました．

　マウスの動物実験で，初期の腸内細菌叢に含まれるガンマプロテオバクテリア綱の細菌がこの現象を惹起することが報告されました[5]．出生時産道の中で，新生児マウスは初めて細菌と接触します．そのとき形成された初期の腸内細菌叢に含まれる，ガンマプロテオバクテリア綱のリポ多糖類がマウス腸粘膜上皮の TLR4 を刺激し，血中にサイトカインを放出させ，骨髄からの好中球産生を亢進させることがわかったのです（図 K-5）．

　出産前 5 日から母マウスに抗菌薬を経口投与したマウスでは，新生児マウスの腸内細菌叢の細菌量，特にガンマプロテオバクテリア綱の細菌量が低下します．その結果，初回抗原刺激が行われず血中の好中球増多が全くみられませんでした．周産期の抗菌薬投与は，新生児マウスの自然免疫成熟を抑制してしまうのです．

　このような抗菌薬投与マウスに大腸菌を腹腔内投与し，敗血症を起こして生存率を調べたところ，抗菌薬非投与群に比較して著しく生存率が下がる結果となりました．

　すなわち，新生児マウスは腸内細菌叢が好中球（顆粒球）の恒常性を保つおかげで，大腸菌などによる敗血症を予防できている可能性が示されました．

　周産期の抗菌薬使用には常在菌を抑制しない，あるいは，早期に回復させる視点を持つことが重要と考えられました．

　常在細菌叢が補完する生体防御機構は，病原体の進入門戸である上気道にも存在すると考えられます．今後，抗菌薬使用時期，期間についての新たな研究成果が期待されます．

〈平岡政信〉

文　献

1) Bogaert D, et al：Variability and diversity of nasopharyngeal microbiota in children：a metagenomic analysis. PLoS One. 6(2)：e17035, 2011.
2) Hilty M, et al：Nasopharyngeal microbiota in infants with acute otitis media. J Infect Dis. 205(7)：1048-1055, 2012.
3) Kuppala VS, et al：Prolonged initial empirical antibiotic treatment is associated with adverse outcomes in premature infants. J Pediatr. 159(5)：720-725, 2011.
4) Weinberg AG, et al：Neonatal blood cell count in health and disease. Ⅱ. Values for lymphocytes, monocytes, and eosinophils. J Pediatr. 106(3)：462-466, 1985.
5) Deshmukh HS, et al：The microbiota regulates neutrophil homeostasis and host resistance to Escherichia coli K1 sepsis in neonatal mice. Nat Med. 20(5)：524-530, 2014.

K．感染症

Q.3 耳や鼻からの細菌検査はどのようにしたら良いですか？

回答

耳鼻咽喉科領域に限らず，感染症治療を行ううえで，原因微生物の同定は必須であり，適切に原因微生物が同定されることにより，良好な治療成績が期待できます．耳や鼻からの原因菌検査で重要なポイントは以下の点です．

①採取時期
- できるだけ初診時に採取します．抗菌薬による前治療があれば，必ず情報（種類，投与量，投与期間）を収集しておきます．

②採取方法
- 耳：耳漏がある場合はいったん清掃し，その後に鼓膜穿孔部から中耳内の貯留液を採取します．鼓膜切開の場合も同様に中耳内の貯留液を採取します．外耳道皮膚になるべく触れないように注意します．
- 鼻：鼻咽腔からの原因菌検査の場合は鼻汁を採取するのではなく，いったん鼻汁を清掃し，鼻咽頭粘膜をこするように採取します．鼻前庭（鼻腔入口部の粘膜）になるべく触れないように注意します．

③検体処理
- 採取後はできるだけ速やかに培地にまくことが重要です．検体を保存するときは4℃で保存し，決して乾燥させてはいけません．細菌検査室には目的菌が何であるかを伝えるようにします．

解説

感染症治療において，原因微生物の同定は治療の第一歩と考えられ，必須といっても過言ではありません．細菌感染においては，原因菌の同定により，適切な抗菌薬治療が可能となります．原因菌の適切な同定には，①検体の採取時期，②検体の採取方法，③採取検体の処理，が必要となります．

I 検体の採取時期

検体は抗菌薬が投与されていない初診時に採取することが重要です．なぜなら，抗菌薬の前治療があると，菌が培養されないことがあるからです．初診時に，すでに他院などで

抗菌薬治療を受けている場合には，処方された抗菌薬の種類，処方量，内服期間などの情報をカルテに記載しておき，検査結果を解釈する際の参考にします．

Ⅱ 検体の採取方法

検体の採取に際して，検体への常在菌の混入(コンタミネーション)を極力避けることが重要です．特に耳や鼻の細菌検査の場合には，検体を採取する際に外耳道，鼻前庭に存在する常在菌などが混入しないように採取することが重要です．

1. 耳からの細菌検査(図K-6)

検体は耳漏もしくは中耳貯留液となります．

1)耳漏がない場合(図K-6-b)

鼓膜穿刺や鼓膜切開により中耳貯留液を採取する必要があります．イオン浸透式鼓膜麻酔後に外耳道を生理食塩水で洗浄後，鼓膜穿刺もしくは鼓膜切開を行い，排出された貯留液を採取します．シードスワブ2号®で貯留液をぬぐう方法が一般的ですが，この場合，検体は微量しか採取できません．「中耳炎に対する最新の治療法を研究する耳鼻咽喉科専門医のグループ」であるATOMS(advanced treatments for otitis media study group)が開発したATOMS® tap(図K-7)では切開部位から鼓室内の貯留液を直接採取でき，また，検体量も多く採取できるため非常に有用です．いずれのツールを用いるにしても，常在菌の混入を避けるため，外耳道皮膚になるべく触れずに採取することが重要です．

a. 耳漏があるとき

外耳道の耳漏は清掃、除去する

b. 耳漏清掃後／鼓膜切開後

鼓膜穿孔部位からの流出液を採取する。外耳道に触れないようにする。

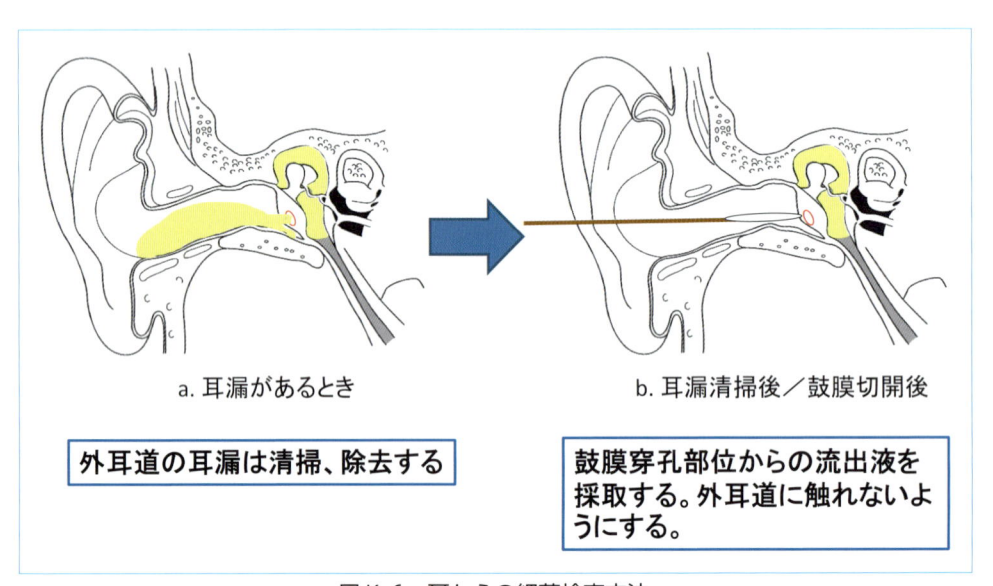

図K-6 耳からの細菌検査方法
耳漏があるときは外耳道を清掃して，鼓膜から流出する滲出液を採取する．鼓膜穿孔がない場合は鼓膜切開を行い，切開した部位から検体を採取する．なるべく外耳道皮膚に触れないようにすることがポイントである．

検体採取部分

検体はこの部位に貯留→この容器をはずし，栓をして検査に提出，あるいは無菌的に保存できる。

吸引の接続部位は症例に応じて変更可能

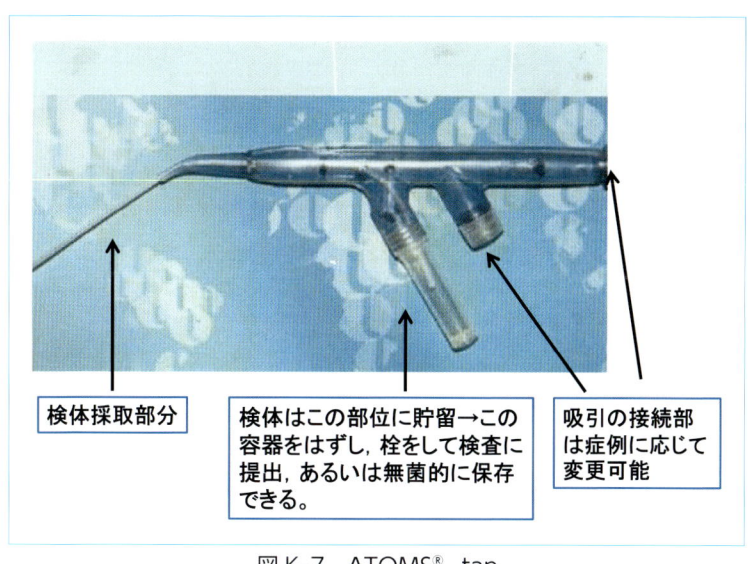

図K-7　ATOMS® tap

ATOMS® tap は把持しやすいピストル形になっており，耳や鼻から採取する場合に視野の妨げにならず，症例に応じて吸引の接続部位を変えることができる．さらに採取検体をそのまま無菌状態で保存できるように工夫されている．

2）耳漏がある場合（図K-6）

すでに鼓膜穿孔が生じており，そこから中耳貯留液が外耳道へ排出されています．この場合，外耳道に排出されている耳漏をそのまま採取すると，外耳道常在菌である表皮ブドウ球菌や，メチシリン耐性ブドウ球菌（MRSA）などが混入してしまい，原因菌の判断を誤ることになりかねません．耳漏が排出されている場合には，まず外耳道を吸引などで清掃し，その後に中耳腔からの流出液をシードスワブ2号®で採取，もしくは鼓膜穿孔部位からATOMS® tap を用いて中耳腔内の貯留液を採取します．

中耳貯留液からの原因菌検査では細菌は様々な炎症性産物の影響を受けており，通常の培養ではうまく増殖せず，同定が困難な場合があります．スワブで擦過するのではなく，中耳貯留液を採取し，遠沈後にその沈渣を塗沫すると検出率が上昇します[1]．

2. 鼻からの細菌検査（図K-8）

急性鼻副鼻腔炎の原因菌を同定する際のみならず，急性中耳炎の原因菌を推測する際にも汎用されます．急性中耳炎は鼻咽腔に存在する原因菌が経耳管感染するためであり，中耳貯留液を採取するよりも容易に検体が採取できるからです．

鼻からの細菌検査では鼻汁をよく吸引し，経鼻的に検査用綿棒（シードスワブ2号®）を挿入し，鼻咽頭に当たるところでゆっくり回転させて引き抜き，耳管開口部付近より検体を採取します．綿棒を引き抜く際には，鼻前庭に触れないようにすることが重要です．

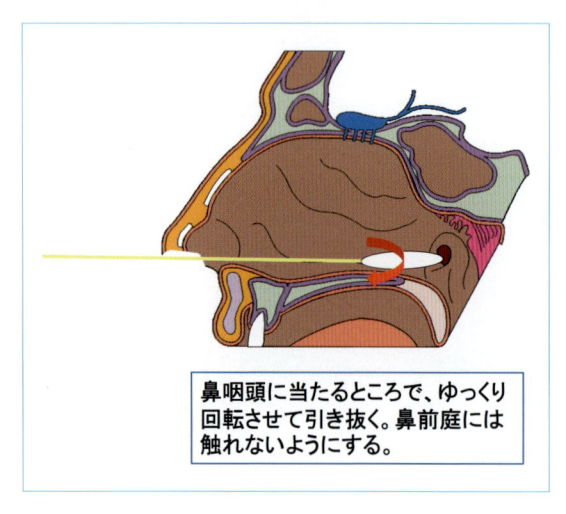

図 K-8
鼻からの細菌検査方法
鼻汁はなるべく吸引にて除去し，綿棒をゆっくり，鼻咽頭の当たるところまで挿入し，回転させて粘膜をこするように採取する．鼻前庭皮膚にはなるべく触れないようにすることがポイントである．

Ⅲ 採取検体の処理

検体を乾燥させると，多くの微生物は死滅してしまうために，乾燥させないことが重要です[2]．シードスワブ2号®では綿棒を付属の培地にすぐに入れることが大事です．また，ATOMS® tap を用いて採取した検体も通常は微量であるために，乾燥しないよう迅速に処理をすることが必要です．検体を保存する際に，検体を室温保存することは厳禁です．なぜなら，検体そのものが培地となり，菌が増殖し，検査成績を誤らせ，複数菌混在例では発育の悪い原因菌の検出が困難になるからです．耳鼻咽喉科領域で目的とする菌では冷蔵保存（4℃）が一般的です．*Neisseria gonorrhoeae*，*Neisseria meningitides*，赤痢アメーバなどは低温に弱いために，これらを目的とする場合には逆に，冷蔵保存は厳禁です[2]．

以上のステップを正しく踏むことで，より正確な細菌検査の結果が得られ，感染症の治療に有用な情報がもたらされます．正しい細菌培養検査が感染症治療の第一歩であることを忘れてはいけません．

(小上真史)

文献

1) 山中　昇ほか：敵を知る　起炎菌検査. 182-187, 小児急性中耳炎のマネジメント，医薬ジャーナル社，2006.
2) 小栗豊子編：微生物検査材料の採取と保存. 19-24, 臨床微生物検査ハンドブック第2版，三輪書店，2000.

K. 感染症

Q.4 細菌培養検査の結果をどのように判断（解釈）したら良いですか？

回答 細菌培養検査は，①グラム染色検査，②細菌培養同定検査，③薬剤感受性試験，の3つの項目により構成されます．これらの結果を理解することで，原因菌の推定および適切な抗菌薬の選択につながります．

①グラム染色結果

グラム染色結果は培養同定結果よりも結果が早く出るために，原因菌の早期の推定に役立ちます．鼻咽腔の菌検査でグラム陽性球菌が出ると肺炎球菌が，グラム陰性桿菌が出た場合にはインフルエンザ菌が疑われます．また，白血球の浸潤や白血球による細菌の貪食像があるとその部位に急性炎症があることがわかります．

②細菌培養同定結果

細菌培養同定結果では，採取した検体に存在する細菌の培養結果が判明します．培養結果では具体的な細菌の種類や菌量が判明します．

③薬剤感受性試験結果

薬剤感受性試験の結果は，培養された細菌に対する抗菌薬の感受性試験が示されます．結果ではMIC（最小発育阻止濃度）の濃度とCLSI（臨床検査標準協会）で定められた基準をもとに，抗菌薬の臨床効果の予測が，感性(S)，中間(I)，耐性(R)で示されます．

以上の結果を踏まえ，まず，①グラム染色で原因菌を推定し，②培養検査結果で検出された細菌および菌量から原因菌をさらに絞り込み，③薬剤感受性試験結果を参考に抗菌薬を決定する，という流れになります．培養検査結果や薬剤感受性試験結果が出るまでには少し時間がかかりますので，それまでに抗菌薬は投与されることになりますが，検査結果が出た段階で，治療経過が思わしくなければ，抗菌薬の見直しの判断材料となります．

解説

細菌培養検査で得られる情報には，①グラム染色像，②細菌培養同定結果，③培養された細菌に対する抗菌薬感受性，の3種類があります（図K-9，表K-1）．これらの情報を理解することで，迅速で適切な感染症治療を行うことができます．

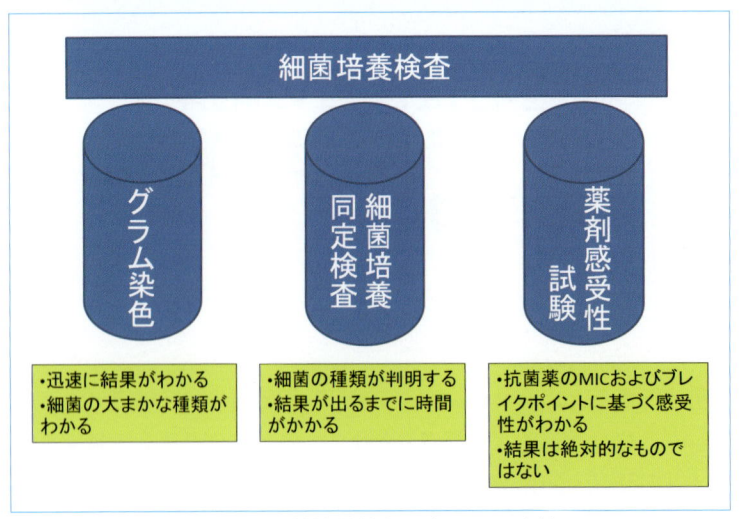

図 K-9　細菌培養検査を支える 3 本柱
それぞれの細菌培養検査の特徴を理解して，検査結果を解釈する必要がある．

I　迅速にわかる！グラム染色

　グラム染色とは，ハンス・グラム（デンマーク）が1884年に発見した，クリスタルバイオレットとルゴール液を用いた細菌大別法です．染色法は現代では改良されていますが，基本となる考え方は同じです．得られた検体を処理して，染色することで，検体に含まれる細菌の染色の違いや形態，菌量（表K-2-a）が判明します．検体内の細菌はその染色の違いや形態からそれぞれグラム陽性球菌（Gram positive cocci；GPC），グラム陽性桿菌（Gram positive rods；GPR），グラム陰性球菌（Gram negative cocci；GNC），グラム陰性桿菌（Gram negative rods；GNR）のおおむね4種類に大別できます．この違いをもとに，検体内に存在する細菌をある程度予測できます（図K-10）．

　グラム染色の最大の利点はその迅速性です．グラム染色は，熟練した検査者が行えば30分程度で結果が判明するため，原因菌を推測し初期の抗菌薬決定に役立ちます．また，白血球浸潤や白血球による細菌の貪食像があれば，その部位に急性炎症があることを示すために，後日培養で判明した細菌が原因菌である可能性も高まります．反面，採取した材料内に含まれる細菌数が少ない場合は結果が判明しない，鏡検の結果の解釈に技術を要する，すべての細菌が判別されるわけではない，といった欠点もあります．こういった利点と欠点を良く理解し，結果を解釈することが大事です．

II　正体判明！細菌培養同定検査

　グラム染色の次に結果が判明するのが，細菌培養同定検査です．この結果により，検体内に含まれていた細菌の正体とその細菌量（表K-10-b）が判明します．しかし，培養検査で検出された菌がすなわち，原因菌というわけではありません．あくまでも検体内に含まれていた細菌が検出された，というだけのことです．細菌培養検査の最大の利点は，原因

表 K-1　細菌培養検査結果（鼻咽腔）

塗抹鏡検

菌　名	結　果
グラム陽性球菌	1+
グラム陽性桿菌	1+
グラム陰性球菌	1+
グラム陰性桿菌	1+

（グラム染色結果）

同定

菌　名	菌　数
Haemophilus influenzae (BLNAR)	2+
Moraxella catarrhalis	2+
Streptococcus pneumoniae (PSSP)	1+
Corynebacterium sp.	1+

（細菌培養検査結果）

菌名一覧

	菌　名	菌　数
菌名(1)	*Haemophilus influenzae* (BLNAR)	2+
菌名(2)	*Moraxella catarrhalis*	2+
菌名(3)	*Streptococcus pneumoniae* (PSSP)	1+

	薬剤名	菌名(1) MIC	判定	菌名(2) MIC	判定	菌名(3) MIC	判定
1	PCG					.06	S
2	ABPC	>4	R	2	R	<.06	S
3	A/S	>4	R	<0.5	S	<.25	S
4	A/C	8	R	<1	S	<1	S
5	CDTR	0.25	S	0.25	S	.12	
6	CFIX			<.25	S	>1	R
7	CFPM	>2	NS	2	S	<0.5	S
8	CTM	>8	R	1	S	<0.5	S
9	CTX	>2	NS	0.5	S	.25	S
10	CTRX	0.25	S	0.25	S	.25	S
11	MEPM	1	S	<.12	S	<.12	S
12	EM					>1	R
13	CAM	4	S	<2	S	>1	R
14	CLDM					>1	R
15	VCM					0.5	S
16	LVFX	<.12	S	<.12	S	0.5	S
17	ST	<.25	S	1	I	<0.5	S

（薬剤感受性試験結果）

一般的に表に示すような結果が得られる．この症例ではコリネバクテリウム属は常在菌と考えて，薬剤感受性試験は実施していない．

菌かもしれない細菌を明らかにできることです．これにより，病態の予測や効果的な抗菌薬選択が可能になります．例えば，中耳貯留液より肺炎球菌とインフルエンザ菌が同時に検出された患児では難治化・反復化をきたしやすいことを示唆する報告[1]や，急性中耳炎の経過は原因菌により異なること[2,3]などが報告されており，検出された細菌から病態や治療への反応性などが予測されます．また，検体に含まれる細菌量が（2＋）以上であれば原因

表 K-2　塗沫鏡検および細菌培養検査による菌量表示基準

塗沫鏡検は，clinical microbiology procedures handbook による基準が使われている．施設によりこの判定基準は異なることがある．培養検査の菌量表示基準は，日本衛生検査所協会　細菌検査塗沫・培養ガイドラインによる基準である．

a．菌量：塗沫鏡検結果

報告値	数/1,000 倍視野
1+	<1
2+	1〜2
3+	2〜10
4+	>10

(clinical microbiology procedures handbook による基準)

b．菌量：培養検査での結果

報告値	培地発育状態
陰性	未発育
1+	1/3 未満
2+	1/3 以上，2/3 未満
3+	2/3 以上
4+	培地全面

(細菌検査塗沫・培養ガイドライン(日本衛生検査所協会)による基準)

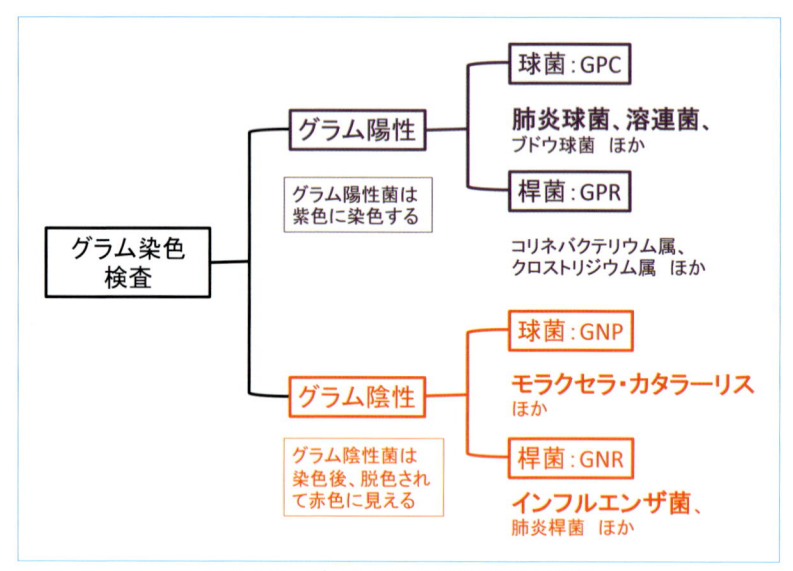

図 K-10　グラム染色による細菌の推定

グラム染色検査
- グラム陽性（グラム陽性菌は紫色に染色する）
  - 球菌：GPC　**肺炎球菌、溶連菌、**ブドウ球菌　ほか
  - 桿菌：GPR　コリネバクテリウム属、クロストリジウム属　ほか
- グラム陰性（グラム陰性菌は染色後、脱色されて赤色に見える）
  - 球菌：GNP　**モラクセラ・カタラーリス**　ほか
  - 桿菌：GNR　**インフルエンザ菌、**肺炎桿菌　ほか

急性中耳炎や急性鼻副鼻腔炎ではグラム陽性球菌(GPC)の肺炎球菌，グラム陰性桿菌(GNR)のインフルエンザ菌が，急性咽頭・扁桃炎ではグラム陽性球菌(GPC)の溶連菌が特に重要である．

菌の可能性が高く，(±〜1+)であれば常在菌と考えられ，その鑑別に有用な情報となります．

　細菌培養検査の欠点は培養までに数日を要すること，細菌の種類により，培養方法が異なることが挙げられます．したがって，細菌培養検査に検体を提出する際には，ある程度原因菌を想定して，培養検査室に目的の菌を伝えることが重要です．特に急性中耳炎や急性鼻副鼻腔炎で重要な肺炎球菌やインフルエンザ菌は「分離の難しい細菌群」に位置付けられているために，検査室にこれらの細菌が目的であることを伝えることが重要です．また，培養条件が一致すれば，常在菌も培養されるために，原因菌との判別には知識が必要です．

III 過信は禁物！抗菌薬感受性試験

　最後に判明するのが，薬剤感受性試験です．これは検出された細菌に対して，種々の抗菌薬の感受性を調べたものです．薬剤感受性試験には主に，微量液体希釈法とディスク拡散法がありますが，最近は前者がよく用いられ，MICの測定も可能です．結果は，①最小発育阻止濃度(minimum inhibitory concentration；MIC)，②感受性結果，で表されます．それぞれについて，解説します．

1. 最小発育阻止濃度(minimum inhibitory concentration；MIC)

　最小発育阻止濃度とは，抗菌性を有する薬剤が細菌の発育を阻止する最小の濃度です．しかし，注意しなければならないことは，この薬剤による影響がなくなれば，発育が再開する静菌状態にするための濃度であり，菌を死滅させる最小の濃度ではないということです．また，MICの値が低ければ低いほど，その薬剤が，菌の増殖を抑える力が強いということはいえますが，臨床的な有効性の優劣を示すものではありません．細菌を死滅させることのできる最小の濃度は最小殺菌濃度(minimum bactericidal concentration；MBC)という別の値になりますが，この測定は現在の臨床において一般には行われていません．

2. 感受性結果

　得られたMICをもとにして，その細菌に対する各抗菌薬の感受性結果が表示されます．結果はS(感性：susceptible)，I(中間：intermediate)，R(耐性：resistant)で表されます．これはCLSI(臨床検査標準協会：the Clinical and Laboratory Standards Institute)が設定した，ブレイクポイントを基準に判断されています．ブレイクポイントとは，得られたMICから個別の抗菌薬による治療効果を予測するための基準値であり，各細菌や引き起こされた感染症によって異なっています．これによると，低いMICでも耐性と判定されるものもあれば，高いMICでも感性と判定されることもあり，これは低いMICがすなわち高い抗菌薬治療効果を示すものではないことを示しています．このブレイクポイントはCLSIが提唱するものが汎用されていますが，日本化学療法学会も独自のブレイクポイントを設定しています．

3. 薬剤感受性試験のここに注意！

　薬剤感受性試験結果を鵜呑みにしてはいけません．薬剤感受性結果で感性と判定された薬剤を投与しても，経過が思わしくない症例は多くあります．それはなぜでしょうか？それは，この結果が *in vitro* (生体外で行われている)の検査によるものであり，あくまでも浮遊細菌液と抗菌薬だけの反応をみて判定しており，実際の *in vivo* (生体内)での反応をみているわけではないからです．生体内では細菌と抗菌薬の間に，抗菌薬の薬剤特性，血中半減期，組織移行性，PK/PDパラメーター(薬物動態学／薬力学)，細菌の状態(組織侵入，バイオフィルム形成)などの様々な要因が加わるため(図K-11)に，感性と判定されている抗菌薬でも無効であったり，耐性と判定された抗菌薬でも投与量などを考慮することにより，効果的であったりするのです．したがって，あくまでも薬剤感受性試験結果は臨床効果の目安であり，実際には様々な要因を考慮して抗菌薬を決定していくことが大事です．

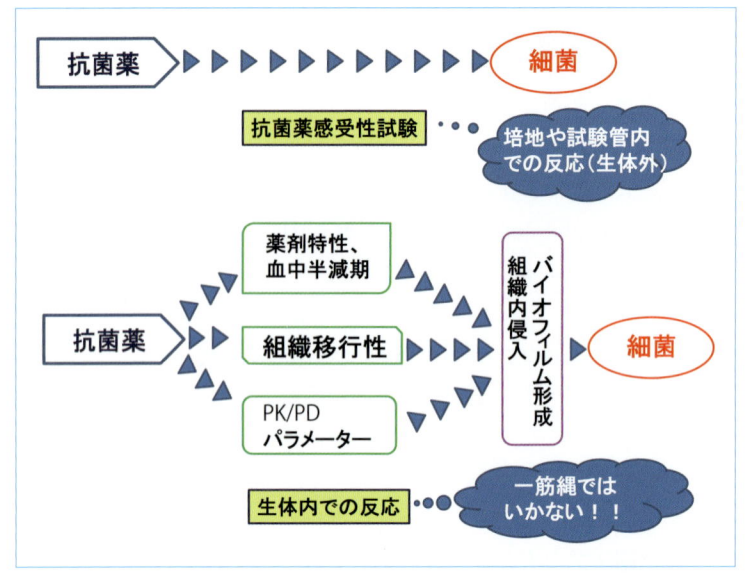

図 K-11　薬剤感受性試験および生体内での抗菌薬と細菌の関係
薬剤感受性試験は抗菌薬と細菌の単純な反応をみているだけであり，実際の反応では，様々な要因が影響している．したがって，MIC（最小発育阻止濃度）のみで抗菌薬を決定できない．

Ⅳ　一歩進んだ解釈！感染症の背景を探る！

　グラム染色，細菌培養同定検査，抗菌薬感受性試験の結果が判明し，その情報に基づいて治療を行っていくわけですが，最近の分子生物学的手法によりさらに感染症の病態がわかってきました．すなわち，兄弟で分離された細菌が一致[4]，また同一施設での集団生活をしている子どもから同一の菌が検出された[5]と報告されています．一般の細菌培養検査で同一の菌種が検出されただけでは，分子生物学的に全く同一の菌かどうかまでは不明ですが，分子生物学的検査で同一の菌種と判明した場合，兄弟間で細菌をやり取りしている，または同じ施設内（保育園や幼稚園）で細菌が伝播している可能性が示唆され，患者個人の病態だけでなく，その感染の伝播形式などが判明し，感染の予防にも有用な情報となります（図 K-12）．

（小上真史）

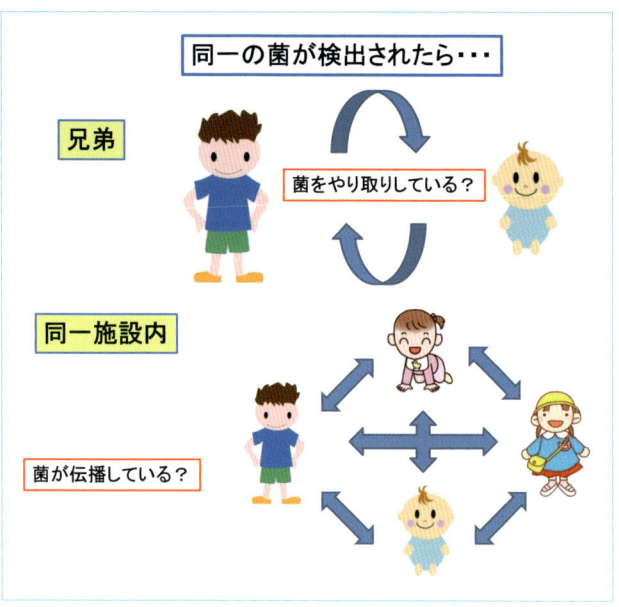

図 K-12　同一の菌が検出されたら原因菌や薬剤耐性菌が伝播している可能性を示している
兄弟や同じ施設内（保育園や幼稚園）で集団生活をする子どもから同一の菌が検出された場合には，兄弟間や施設内での菌の伝播が疑われる．

文　献

1) Dagan R, et al：Mixed pneumococcal-non typeable *Haemophilus influenza* otitis media is a distinct clinical entity with unique epidemiologic characteristics and pneumococcal serotype distribution. J Infect Dis. 208：1152-1160, 2013.
2) Hotomi M, et al：Factors associated with clinical outcomes in acute otitis media. Ann Otol Rhinol Laryngol. 113：846-852, 2004.
3) Hotomi M, et al：Treatment and outcome of severe and non-severe acute otitis media. Eur J Pediatr. 164：3-8, 2005.
4) Shimada J, et al：Household transmission of *Streptococcus pneumonia* among siblings with acute otitis media. J Clin Microbiol. 40：1851-1853, 2002.
5) Yano H, et al：Pulsed-field gel electrophoresis analysis of nasopharyngeal flora in children attending a day care center. J Clin Microbiol. 38：625-629, 2000.

K．感染症

Q.5 原因菌と常在菌はどう区別するのですか？

回答
細菌検査結果で検出された細菌はあくまでも検出されただけであり，それがすぐに原因菌と判定されるわけではありません．採取された検体には常在菌も含まれることがあるために，慎重に判断しなければいけません．また，逆に，常在菌が原因菌となる可能性もあります．得られた細菌が，原因菌であるかどうかは以下の点で判断します．
①塗沫鏡検で白血球浸潤や白血球による貪食像がみられたとき
②常在菌ではない細菌が検出されたとき
③細菌量が多いとき（2＋以上）
④単一菌が検出されたとき
⑤適切に採取した検体から繰り返し同じ細菌が検出されたとき
　これらに加えて，各疾患における分離頻度も念頭におき，総合的に原因菌かどうかを判断することが必要です．

解説

　細菌検査結果で得られた細菌はその検体に含まれていた細菌であり，原因菌と決まったわけではありません．また，ヒトの体のあらゆる部位には常在菌が存在しており，検体採取の際には常在菌の混入（コンタミネーション）を常に念頭におかなければなりません．さらに厄介なことに，常在菌であっても原因菌となることがあるために，各疾患における原因菌の判断には知識と経験が必要になります．この項目では，原因菌か常在菌かを判断するためのいくつかのポイントを解説します（図K-13，14）．

I　各疾患を引き起こす原因菌を知る！

　日常臨床で，細菌検査がすべての症例において施行可能でしょうか？　実際は症例を選んで行っているのが現状です．細菌検査を施行しない症例では原因菌をどのように考えて，抗菌薬を選択し処方するのでしょうか？　それは，各疾患における分離頻度に基づいて抗菌薬を決定していることが多いと考えられます．小児の耳・鼻・のど診療において，頻繁に遭遇する感染症は，①急性中耳炎，②急性鼻副鼻腔炎，③急性咽頭・扁桃炎，です．こ

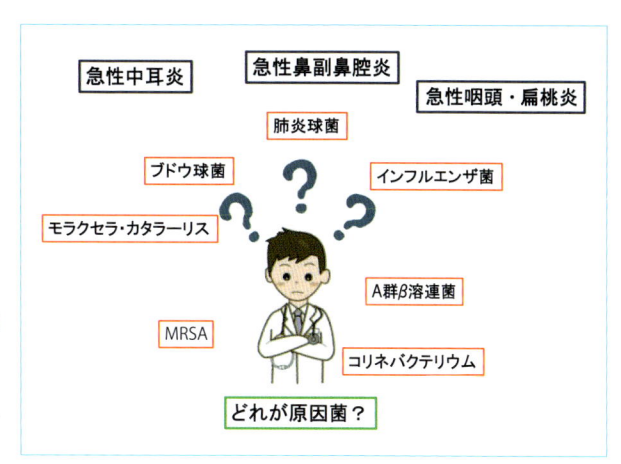

図 K-13
検出された細菌のどれが原因菌か？
原疾患により重要な原因菌も変わってくるため，検査結果を眺めているだけでは，判断はできない．

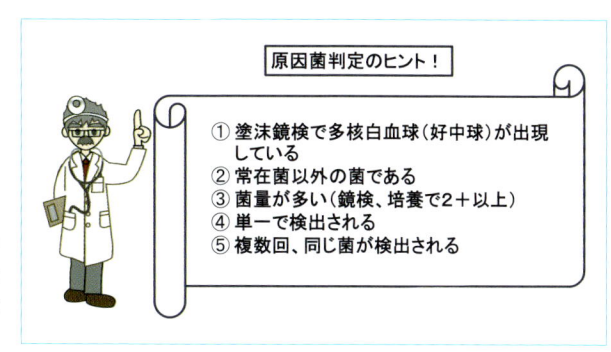

図 K-14
原因菌と判定するためのポイント
原因菌と判定するためのポイントを理解し，総合的に判断することが大事である．

れらの疾患においては，多く分離される細菌が報告されています．以下に各疾患において分離される頻度の高い細菌を挙げます．

- 急性中耳炎：肺炎球菌，インフルエンザ菌，モラクセラ・カタラーリス[1]
- 急性鼻副鼻腔炎：肺炎球菌，インフルエンザ菌，モラクセラ・カタラーリス[2]
- 急性咽頭・扁桃炎：A群β溶連菌[3]

各報告で述べられている原因菌の頻度を知ることで，細菌培養検査結果が出るまでの期間の原因菌の推定が可能となります．

Ⅱ 細菌検査から原因菌を推定するために

1. 塗抹鏡検から推定する

塗抹鏡検の結果では，グラム染色の結果のほかに，白血球の浸潤の有無および白血球の細菌貪食像がみられることがあります．細菌や真菌感染の局所には多核白血球（好中球）の浸潤が起こります．したがって，検体の塗抹鏡検において多核白血球（好中球）の存在および菌体の貪食像はその局所において，急性感染巣があることを示します[4]．塗抹鏡検で白

表 K-3　急性中耳炎患児における鼻咽腔細菌検査の陽性予測値および陰性予測値

	陽性予測値 鼻咽腔から培養された細菌が 原因菌である可能性	陰性予測値 鼻咽腔に認められない細菌が 原因菌でない可能性
肺炎球菌	22〜44％	95〜99％
インフルエンザ菌	50〜71％	95〜99％
モラクセラ・カタラーリス	17〜19％	95〜99％

鼻咽腔には常在菌として，肺炎球菌，インフルエンザ菌，モラクセラ・カタラーリスが存在しているために，検出された菌が急性中耳炎の原因菌となる陽性予測値は低くなるが，逆に，検出されなければ原因菌でない可能性，すなわち陰性予測値は高くなる．

(文献 6 より引用改変)

血球があれば，適切な炎症部位から検体が採取されていることを示し，その後の培養検査で検出された細菌はその炎症を引き起こしている可能性が高い，すなわち原因菌である可能性が高くなります．

2. 細菌自体から推定する

耳漏から結核菌が検出されれば，皆さんはどう考えるでしょうか？　おそらく，多くの方が，結核菌による感染症があると考えるでしょう．それは，常在菌として，中耳腔や外耳道に結核菌が存在しないことを知っているからです．すなわち，常在菌として考えられない菌が検出された場合は原因菌の可能性が高いと考えられます．

しかし，問題は上気道の場合，常在菌であっても原因菌にもなることがよくあることです．急性中耳炎や急性鼻副鼻腔炎の原因菌となる肺炎球菌，インフルエンザ菌，モラクセラ・カタラーリスなどは，すべて鼻咽腔の常在細菌叢を形成する細菌であり[5]，健常児の鼻からも検出されます．したがって，細菌培養検査で，このような細菌が検出されたときに，原因菌となっているのか判断が非常に難しくなります．

米国急性中耳炎診療ガイドライン 2013[6] において，急性中耳炎患児の鼻咽腔培養検査と中耳貯留液検査を同時に行って，検出された細菌を比較した研究が報告されています．これによると，鼻咽腔培養検査の陽性予測値(鼻咽腔から培養された細菌が中耳腔の原因菌である可能性)は肺炎球菌で 22〜44％，インフルエンザ菌では 50〜71％，モラクセラ・カタラーリスでは 17〜19％で，陰性予測値(鼻咽腔に認められない細菌が急性中耳炎の原因菌ではない可能性)は 3 細菌すべてにおいて，95〜99％でした．すなわち，急性中耳炎患児においては，鼻咽腔細菌検査で検出されなかった細菌が，原因菌である可能性は極めて低いということです(表K-3)．逆に検出された場合は，他の項目を参考に推定していきます．

また，ブドウ球菌やメチシリン耐性ブドウ球菌(methicillin-resistant *Staphylococcus aureus*；MRSA)も常在菌ですが，鼓膜に穿孔のある状況では，稀に原因菌となることもあります．

3. 細菌量から推定する

原因菌を判断する 1 つの手掛かりとなるのが，細菌量です．一般に感染症の時には細菌量が増加し，上気道感染症でもその報告があります[7]．塗抹鏡検や細菌培養検査では細菌量が示されますが，いずれの検査でも 2+ 以上が出れば，細菌量が増加していると判断し，

原因菌と判定する1つの目安となります[8)9)].

4. 経過から推定する

　細菌培養検査で複数の菌が検出された場合，また，混入と考えられるMRSAなどの細菌が検出された場合には判定がさらに困難になります．複数の細菌が検出された場合には，まず重症化する可能性のある細菌（急性中耳炎や急性鼻副鼻腔炎では肺炎球菌）をターゲットにして抗菌薬を選択し，治療を開始しますが，それでも経過が不良なときは，もう一方の菌が原因菌となっている可能性があります．また，適切な検体採取手技を行っているにも関わらず，何回もMRSAが単一菌として検出され，また，MRSA以外の細菌を想定して治療を行っても臨床経過が改善しない場合には，MRSAが原因菌となっている可能性があります．このように，一度の細菌培養検査結果に基づく治療を行っても，臨床経過が不良な場合には，細菌培養検査を複数回行う必要があります．

　上気道には原因菌ともなりうる常在菌が存在しているために，原因菌の判定は難しくなります．まず，各疾患を引き起こす原因菌を知ることで，細菌検査結果が判明する前に，原因菌を推定する手掛かりとなります．さらに，細菌培養検査結果を読み解くうえでは，塗沫鏡検および細菌培養検査結果による菌量報告や菌種に基づいた治療でも臨床経過が不良なときは，それまで使用した抗菌薬の種類，投与量などを振り返って，再度の検査により原因菌の判定を行うことが必要です．

（小上真史）

文　献

1) 日本耳科学会，日本小児耳鼻咽喉科学会，日本耳鼻咽喉科感染症・エアロゾル学会編：小児急性中耳炎診療ガイドライン2013年版，金原出版，2013．
2) 日本鼻科学会編：急性鼻副鼻腔炎診療ガイドライン2010年版．日鼻科会誌．49(2)：143-247，2010．
3) 成相昭吉ほか：小児急性扁桃咽頭炎における原因菌の検討．日小児会誌．110：17-21，2006．
4) 菅野治重ほか監：感染症診断に必要な微生物検査，ライフ・サイエンス，2003．
5) Faden H, et al：Relationship between nasopharyngeal colonization and the development of otitis media in children. J Infect Dis. 175：1440-1445, 1997.
6) Lieberthal AS, et al：The diagnosis and management of acute otitis media. Pediatrics. 131：e964-999, 2013.
7) Ogami M, et al：A comparison of conventional and molecular microbiology in detecting differences in pneumococcal colonization in healthy children and children with upper respiratory illness. Eur J Pediatr. 169：1221-1225, 2010.
8) 山中　昇ほか編：鼻の細菌検査で中耳炎の起炎菌を推測できるか？　79-83，小児中耳炎のマネジメントⅡ，医薬ジャーナル社，2014．
9) 井上　栄監：診断・検査の手引き─1．内科，老人科，外科系─，ビー・エム・エル，2009．

K．感染症

Q.6 迅速検査キットにはどのようなものが有用ですか？

回答 溶連菌迅速検査キットは急性咽頭・扁桃炎において，症状では区別し難い細菌感染とウイルス感染との鑑別に有用で，抗菌薬治療を行うのか，対症療法を行うのかという治療選択の判断材料となります．
　肺炎球菌抗原を検出するイムノクロマトグラフィーキット「ラピラン肺炎球菌HS®」は耳漏や鼻汁から短時間に肺炎球菌抗原の有無を診断することが可能で，抗菌薬の選択の際に参考になります．

解説

　迅速検査とは臨床の現場(外来，入院ベッドサイド)で30分以内に診断し，治療方法を決定するための検査です．耳鼻咽喉科領域で有用な迅速検査キットとしては，①溶連菌迅速検査キット，②肺炎球菌迅速検査キット，③ウイルス迅速検査キット，があります．

I　溶連菌迅速検査キット

　米国では溶連菌性咽頭炎の診断に溶連菌迅速検査キット使用を含めたフローチャートが作成されています(図K-15)[1]．
　実際には咽頭痛が強い患者の場合，①38℃以上の発熱，②扁桃の白苔を伴う腫脹，③圧痛を伴う前頸部リンパ節腫脹，④咳嗽・鼻炎なし，の4点に注目し，該当するのが1項目以下であれば普通感冒，2項目以上であれば溶連菌性咽頭・扁桃炎を疑い溶連菌迅速検査キットにて判定し，陽性あるいは陰性でも細菌培養検査で陽性であれば溶連菌性咽頭・扁桃炎と確定診断されます．
　この検査の意義は，細菌性咽頭・扁桃炎の中で主たる原因菌で，かつ咽頭・扁桃炎を重症化・遷延化させるβ溶連菌を迅速に検出し早期に抗菌薬を使用できるところにあります．さらに陰性であればウイルス性咽頭・扁桃炎を疑い，抗菌薬の使用を控えることができます．

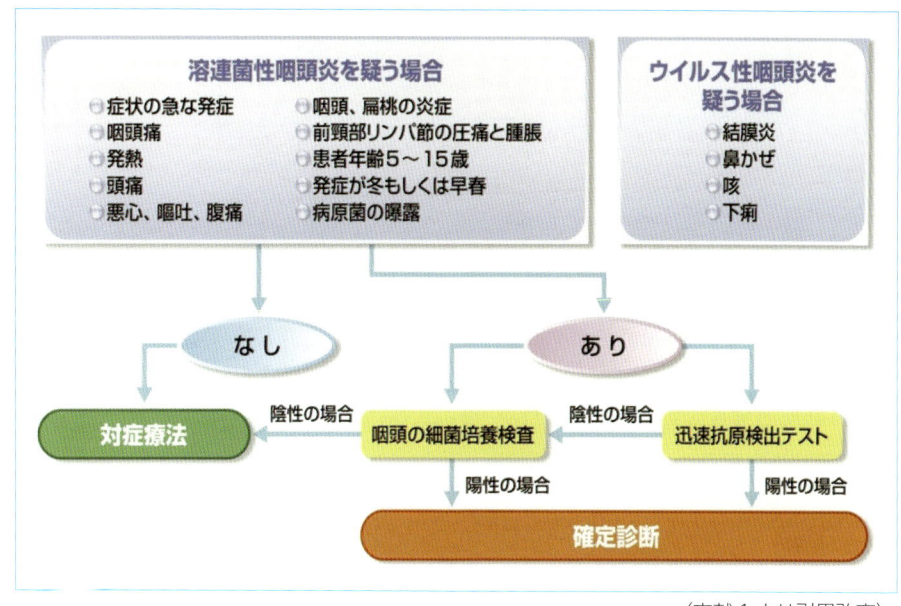

(文献1より引用改変)

図 K-15　米国感染症学会による急性溶連菌性咽頭炎の診断フローチャート

表 K-4　細菌培養検査に基づく HS キットの有効性

	中耳貯留液または耳漏	上咽頭(鼻咽腔)鼻汁
感　度	81.4％(　48/ 59)	75.2％(121/161)
特異度	80.5％(165/205)	88.8％(　95/107)
一致率	80.7％(213/264)	80.6％(216/268)

感度は細菌培養検査で肺炎球菌が陽性であったサンプル中，HS キットで陽性であった割合を示し，特異度は培養検査で陰性であったサンプル中，HS キットで陰性であった割合を意味する．中耳貯留液を用いた HS キットの感度は 81.4％(48/59)，特異度は 80.5％(165/205)，鼻咽腔スワブを用いた場合の感度は 75.2％(121/161)，特異度は 88.8％(95/107)であった．

(文献2より)

Ⅱ　ラピラン肺炎球菌 HS®

　この HS キットでは短時間(20 分以内)に肺炎球菌抗原を検出することが可能で，小児急性中耳炎診療ガイドライン 2013 年版でも抗菌薬選択の参考にすることが推奨されています．つまり，HS キットで陽性であった場合は肺炎球菌が原因菌であると判断し，HS キット陰性であった場合はウイルス性，インフルエンザ菌やモラクセラ・カタラーリスが原因菌であると推測するものです．しかし，いずれの場合も陽性例における複数菌の混合感染は否定できません．

　細菌培養検査を基準とした HS キットの有効性の検討では[2]，耳材料(中耳貯留液あるいは耳漏)を用いた場合には感度 81.4％，特異度 80.5％，鼻咽腔スワブを用いた場合には感度 75.2％，特異度 88.8％といずれも高い値が得られました(表 K-4)．

Ⅲ　ウイルス迅速検査キット

　現在耳鼻咽喉科領域で使用できる迅速検査キットのターゲットウイルスはインフルエン

ザウイルス，アデノウイルスです．

1. インフルエンザウイルス

①インフルエンザウイルスによる上気道感染症のうち，1/3〜2/3 が急性中耳炎を発症します[3]．

②体内でのインフルエンザウイルスの増殖がピークに達する発症 48 時間以内に，抗ウイルス薬を服用することが治療上重要ですが，迅速診断キットではインフルエンザの発症から 6〜8 時間では 50〜65％の陽性率しか得られないため，検査実施時期に注意する必要があります．また患者や保護者へ迅速診断が陰性であっても感染を否定できないことを説明し，インフォームド・コンセントを十分に取っておくことが大切です[4]．

③学校保健安全法ではインフルエンザの出席停止期間が解熱後 2 日間，発症後 5 日間と定められています．他者への感染を未然に防ぐ意味でも迅速キットによる診断が重要であると考えます．

2. アデノウイルス

①咽頭炎，扁桃炎，咽頭結膜炎，流行性角結膜炎を呈します．年間を通じて日常的にみられる有熱性感染症です[5]．

②6〜48 か月の小児ではアデノウイルスによる上気道感染の約半数で急性中耳炎を発症します[3]．

③アデノウイルスはインフルエンザと比較しウイルス量が少なく，偽陰性が出やすいことが迅速検査で感度が低い原因となっています．ウイルス量が多い発症 4 日目までに[6]しっかりと感染部位をスワブで擦過する必要があります．

（山内一真）

文 献

1) Bisno AL, et al：Practice guidelines for the diagnosis and management of group A streptococcal pharyngitis. Infectious Diseases Society of America. 35：113-125, 2002.
2) Hotomi M, et al：Evaluation of a rapid immunochromatographic ODK-0901 test for detection of pneumococcal antigen in middle ear fluids and nasopharyngeal secretions. PLoS ONE. 7：e33620, 2012.
3) Chonmaitree T, et al：Viral upper respiratory tract infection and otitis media complication in young children. Clin Infect Dis. 46：815-823, 2008.
4) 満田年宏：小児期感染症迅速診断のための検査のポイントと最近の動向．小児科診療．71：31-36, 2008.
5) 波多野修一ほか：新しい RS ウイルス迅速診断キット「プライムチェック RSV」，アデノウイルス迅速診断キット「プライムチェックアデノ」の有用性検討．医学と薬学．66：559-567, 2011.
6) Tsutsumi H, et al：Immunochromatography test for rapid diagnosis of adenovirus respiratory test infections：Comparison with virus isolation in tissue culture. J Clin Microbiol. 37：2007-2009, 1999.

K. 感染症

Q.7 ウイルスが検出されたらウイルス性感染と診断して良いですか？

回答 ウイルスが検出されてもウイルス性感染とは断定できません．感染相の考え方および検出されるウイルスの種類を考慮し判断する必要があります．

解説

　感染症の部位から病原微生物を検出する方法として従来より微生物の培養という手段が用いられてきました．さらに近年では病原微生物の特異抗原の検出や，PCR 法による病原微生物遺伝子の検出などの分子生物学的手法が確立されています．

　図 K-16[1]は従来の培養を中心とした方法（図 K-16-a）と培養法に分子生物学的手法を加えた場合（図 K-16-b）を比較したものですが，ウイルス検出に注目すると，前者において細菌＋ウイルスが 15％，ウイルス単独が 5％の計 20％で検出されているのに対し，後者では細菌＋ウイルスが 66％，ウイルス単独が 4％の合計 70％となっており，分子生物学的手法を用いると，従来法に比べウイルスの検出頻度が高くなることを示しています．

　検出されたウイルスが果たして単独で原因微生物となっているのか，細菌と混合感染を起こしているのか判断することは抗菌薬治療を行うかどうかを決定する際に非常に重要です．

I 感染の時期により原因微生物が異なる

　上気道感染においては図 K-17 に示す感染相（infectious phase）の考え方が重要です．つまり，先行する 7～10 日間のウイルス感染（ウイルス相）があり，この期間は症状としては軽症なのですが，そこに細菌感染，特に好気性菌による感染を続発する（細菌相）ことで症状の重篤化をきたすというものです．実際に患者が急性中耳炎あるいは急性鼻副鼻腔炎で病院，診療所を受診する時期というのは多くの場合，細菌相に相当します．こういった観点からもう一度図 K-16-b を見直してみますと，細菌が検出されるのは 92％（細菌のみ 27％，細菌＋ウイルス 65％）であり，急性中耳炎のほとんどは細菌感染であることがわかります．よって，ウイルスが検出されたからといって即ウイルス感染であるとはいいきれません．

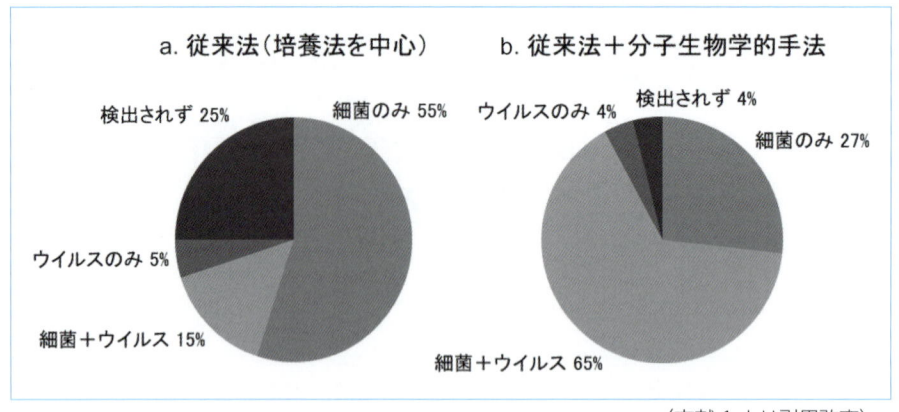

図 K-16　中耳貯留液からの病原微生物の検出
a：従来法には細菌およびウイルス培養と酵素免疫アッセイによる RS ウイルス抗原検出を含む．
b：分子生物学的手法とは PCR などにより病原微生物の遺伝子検索を示す．

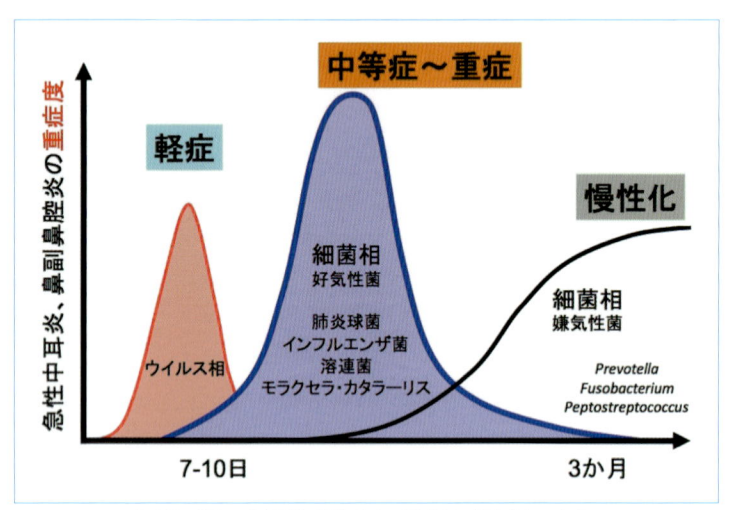

（文献 1 より引用改変）

図 K-17　上気道感染症における感染相の変化
7～10 日間の軽症のウイルス感染（ウイルス相）の後，二次感染として細菌（好気性菌）感染が加わる（細菌相）ことで症状が悪化する．3 か月を超える慢性化には嫌気性菌が関与する．

Ⅱ　検出されるウイルスの種類により病原体かどうか見極めることが重要

小児上気道から検出されるウイルスは 2 種類に分けることができます[2)〜5)]．
- 頻回に検出されるウイルス
  アデノウイルス，ライノウイルス，エンテロウイルス，ボカウイルス
- めったに検出されないウイルス
  RS ウイルス，インフルエンザウイルス，コロナウイルス

前者は病原ウイルスというよりはむしろ常在ウイルスであり，後者を病原ウイルスと考えてよいのではないかと提案されています[6)]．1 回のサンプル採取だけでは判定困難であ

るため，できれば複数回のサンプル採取が有効である可能性があります．また，ボカウイルスではPCRにてボカウイルス遺伝子陽性患児は71％が血清学的応答を示し，ボカウイルス遺伝子陰性患児では血清学的応答を示したのはわずか6％であったとの報告[2]があるので，免疫応答を確認することも病原ウイルス同定の1つの方法と考えます．

（山内一真）

文 献

1) Chonmaitree T, et al：Presence of viral nucleic acids in the middle ear：acute otitis media pathogen or bystander? Pediatr Infect Dis J. 31(4)：325-330, 2012.
2) Kalu SU, et al：Persistence of adenovirus nucleic acids in nasopharyngeal secretions：a diagnostic conundrum. Pediatr Infect Dis J. 29：746-750, 2010.
3) Martin ET, et al：Frequent and prolonged shedding of bocavirus in young children attending daycare. J Infect Dis. 201：1625-1632, 2010.
4) Jartti T, et al：Persistence of rhinovirus and enterovirus RNA after acute respiratory illness in children. J Med Virol. 72：695-699, 2004.
5) Winther B, et al：Picornavirus infection in children diagnosed by RT-PCR during longitudinal surveillance with weekly sampling：Association with symptomatic illness and effect of season. J Med Virol. 78：644-650, 2006.
6) Soderlund-Venermo M, et al：Clinical assessment and improved diagnosis of bocavirus-induced wheezing in children. Emerg Infect Dis. 15：1423-1430, 2009.

K. 感染症

Q.8 インフルエンザウイルス迅速診断キットによる診断の注意点を教えて下さい

回答 インフルエンザウイルス迅速診断キットの検査感度は90％以上と良好ですが，検査時期と検体採取法によっては偽陰性になることがある点に注意が必要です．発症から18時間に満たない例の感度は十分ではなく，特に6時間以内では80％を下回ります．小児例は6時間以内の早期受診が多く，このため陽性率が他の年齢より低いといわれています．発症からの時間に注意し，偽陰性の可能性を考慮することが大切となります．また，肺炎の併発により死亡に至る危険性がある高齢者では，病初期には高熱を伴わない例も多く，迅速診断キットによる早期診断が重要となります．

解説

Ⅰ 迅速診断の対象

　インフルエンザ迅速診断キットはイムノクロマト法により，ヒトに感染するa型，b型ともに検出可能です．その感度は90％以上とする報告が多く，乳幼児や高齢者のように典型的な症状を呈さない患者の診断には特に威力を発揮します．集団保育環境にある乳幼児ではインフルエンザ以外にも発熱疾患に罹患する確率が高いことを考慮する必要があります．流行期であっても迅速診断を行うことにより，陰性の場合はより積極的に他疾患の存在を疑うことが可能となります[1]．高齢者は特にB型罹患例で高熱を伴わない患者が多く，迅速診断の有効性が高い集団といえます[2]．また，成人や高齢者においても，インフルエンザ様症状を呈するRSウイルスやヒトメタニューモウイルスの感染が多く報告されており，インフルエンザ迅速診断が陰性の場合に考慮すべき疾患といえます．一方，学童期以降の小児では，家族内発症が明らかならほぼインフルエンザであると診断できるため，必ずしも迅速診断は必要ないと考えられています[1]．

Ⅱ 迅速診断の意義と限界

　インフルエンザ迅速診断の第一の意義は，早期診断により抗インフルエンザ薬の早期投与を可能にすることにあります．抗インフルエンザ薬はa型，b型を問わず，発症後48時

間以内の投与により，発熱期間を 1〜2 日間短縮することができます．このため，迅速診断キットを用いた早期診断が重要です．ところが発症 18 時間以内，特に 6 時間以内の感染早期にはウイルス量が少ないため，迅速診断は 2 割程度の症例で偽陰性となる可能性があります[3]．小児は発症 6 時間以内の超早期受診が多く，このため他の年齢より偽陰性となる可能性が高いとされます．陰性の場合には半日〜1 日後に陽性化することもあり[2]，検査結果の意味を患者や家族が理解できるよう説明することも重要です．

III 検体採取法とコツ

検査時期以外に検査の感度に影響を与えるのが検体の採取法です．採取の方法のほか，実施の巧拙が結果に大きく影響するため，正しい採取法を身につけることが重要となります．

報告あるいはキットにより若干の差を認めますが，一般にウイルス検出感度は鼻腔吸引液，鼻咽腔拭い液，鼻かみ液がほぼ同等で高く，咽頭拭い液ではそれより 10％ ほど低い傾向にあります[4)5)]．検出率が高い前三者のうち鼻かみ液は，患者の苦痛が伴わないことが最大の利点ですが，小児では採取が難しいのが欠点です．また，報告によっては鼻かみをうまくできない症例が最初から除外されているものもあり，実際の感度はもう少し低い可能性があります．鼻腔吸引液および鼻咽腔拭い液は感度，特異度ともに優れますが，適切に採取するにはコツがあります（図 K-18）．陽性率を上げるためには，両者とも鼻腔の後方，すなわち鼻咽腔付近の鼻汁を採取する必要があります．このためには，吸引カテーテルあるいは，綿棒を進める方向が重要です．鼻腔の天蓋方向ではなく，鼻底に沿ってまっすぐ

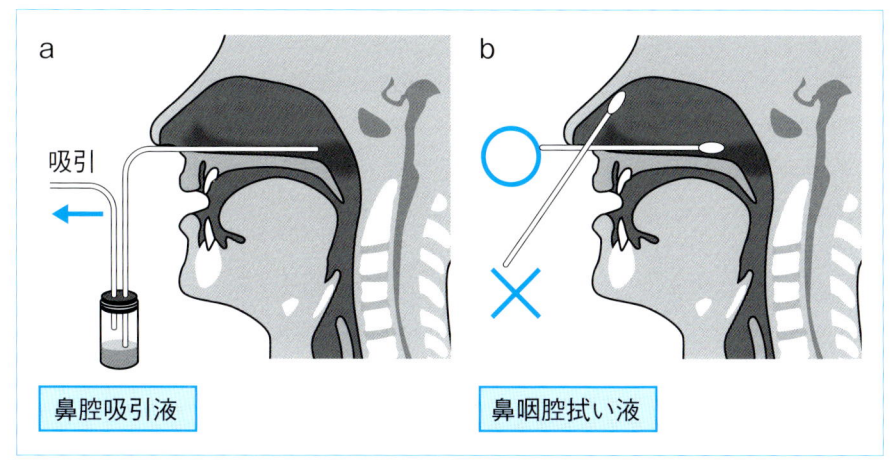

図 K-18　検体の採取方法

適切な採取方法により検出率は高まる．
a：トラップ付きのカテーテルの一端を吸引器に接続しておく．他端を鼻底に沿って鼻腔の奥まで挿入してから陰圧をかけて鼻咽腔付近の鼻汁を採取する．検体量が不十分ならもう一方の鼻腔から採取を試みる．
b：綿棒を進める方向に注意する．○で示すように鼻底に沿って後壁に当たるまで進め，数回こするようにしてから引き抜く．×のように頭側に向かうと十分な検体が得られない．

後方に進めます．綿棒が後壁に当たる感覚があるので，その付近で少し動かして十分な鼻汁検体を採取します．カテーテルも同様に進め，鼻咽腔付近で鼻汁を採取します．もし，検体量が不十分であると感じた場合は，反対側からの吸引も試みるとよいでしょう．

（林　達哉）

文　献

1) 稲光　毅：インフルエンザウイルス・RS ウイルス迅速診断は，臨床症状から疑ったら全例行うべきですか？　田原卓浩ほか編．34，プライマリ・ケアの感染症―身近な疑問に答えるQ＆A―，中山書店，2013．
2) 日本臨床内科医会インフルエンザ研究班：インフルエンザ診療マニュアル 2013-2014 年シーズン版（第 8 版）．日本臨床内科医会，2013．
3) 池松秀之：日臨内インフルエンザ研究 2009-10 の成果 新型インフルエンザにおける診断キットの有用性と新型ワクチンの効果．日臨内科医会誌．25：460-463，2010．
4) 三田村敬子ほか：インフルエンザウイルス抗原検出試薬「ラピッドテスタ　FLU・NEO」の臨床評価．医学と薬学．66：1015-1025，2011．
5) 西村美香ほか：新しいインフルエンザウイルス抗原検出（迅速診断）キット「ブライトポック Flu」の基礎的検討および臨床性能評価．医学と薬学．68：327-336，2012．

K. 感染症

Q.9 溶連菌迅速診断キットと細菌検査は両方必要ですか？

回答 溶連菌迅速診断キットの結果が陽性なら，通常は溶連菌感染症と診断できるので，細菌検査は不要です．ただし，臨床症状と局所所見そして流行状況が溶連菌性咽頭・扁桃炎として矛盾がないことが前提となります．典型的な臨床症状として，高度の発熱や咽頭痛がある一方で，鼻汁，咳嗽などの上気道炎症状は伴わない点が重要です．また，溶連菌感染では軟口蓋の強い発赤と出血斑，小濾胞の多発など，軟口蓋の多彩な所見に目を向けることも大切です．小児患者で溶連菌感染が疑われ，迅速診断キットが陰性の場合には細菌検査を行い，溶連菌感染の有無を確認します．溶連菌が確認されれば，糸球体腎炎の発生に備えた対応が可能となります．

解 説

A群β溶連菌を証明するゴールドスタンダードは細菌培養検査ですが，迅速診断キットは今や欠かせない検査です．これらの検査により溶連菌感染が証明されれば抗菌薬治療の対象になり，溶連菌感染が否定されれば対症療法が治療の主体となります．迅速診断キットの登場により，診察当日にこの治療方針決定が容易となりました．

I 溶連菌迅速診断キットが陰性だった場合

現在，臨床の現場で用いられている迅速診断キットは，主にイムノクロマト法を用いています．その感度は80～90％とされ，10～20％の偽陰性例が発生します．したがって，溶連菌感染後急性糸球体腎炎（PSAGN）発症の可能性がある小児あるいは青年期の患者では，迅速診断が陰性だった場合，同日検査は保険適用外ですが，細菌培養検査によって溶連菌感染の有無を確認すべきとされています（図K-19）[1]．一方，成人患者はそもそも溶連菌性咽頭・扁桃炎の発症率が低く，続発症の発症頻度も極めて低いため，迅速診断が陰性だった場合，細菌検査を行わずに溶連菌感染を否定しても臨床上問題ないとされています[1,2]．

II 迅速診断の限界

迅速診断キットは他のストレプトコッカス属の細菌で偽陽性を呈することがあります[3]．抗菌薬治療を行っても迅速診断が陰性化しない場合には，これらの細菌による偽陽

図 K-19
咽頭・扁桃炎の診療アルゴリズム
迅速診断陽性者にはウイルス感染に罹患した保菌者も含まれる点に注意する．症状，所見，流行状況などから総合的に診断し，不要な抗菌薬投与を避ける．

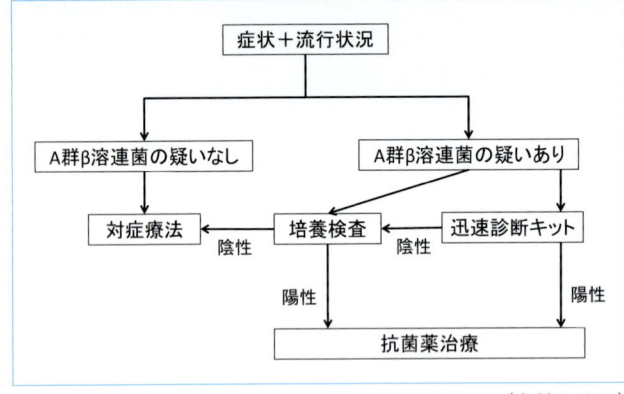

（文献1より）

性の可能性があり，細菌培養検査での確認が必要になります．

集団保育や小学校などの集団生活環境にいる小児では溶連菌の健康保菌者が5～10％程度いるといわれています[4]．この子ども達がウイルス性の呼吸器疾患に罹患した場合には，溶連菌の迅速診断は陽性となってしまいます．症状（典型的な溶連菌性咽頭・扁桃炎では鼻汁，咳嗽などの上気道炎症状を伴わない），所見，流行状況も加味した総合的な診断が重要といわれる所以です．

III 迅速診断陽性で注意すべき症例

伝染性単核球症はEBウイルスなどのウイルスの初感染に伴い，思春期以降の成人に発症し，白苔の付着など一見細菌性咽頭・扁桃炎を思わせる所見を呈します．さらに，溶連菌の保菌者が伝染性単核球症を発症した場合には，いっそうの注意が必要です．この場合，迅速診断は陽性となりますが，ペニシリンを投与すると高率に全身性の薬疹が発生します．これがいわゆる ampicillin rash で，アンピシリン以外の β-ラクタム薬，例えばセフェム系抗菌薬でもみられます．若年成人で比較的厚い白苔を伴う扁桃炎と高熱（38～40℃）を認め，多発性の有痛性頸部リンパ節腫脹と肝機能異常が確認できれば伝染性単核球症を疑い，抗菌薬投与は控えます．EB関連抗体の検査を実施し，EBNA抗体陰性，VCA-IgM抗体陽性により診断します．

（林　達哉）

文献

1) Bisno AL, et al : Practice guidelines for the diagnosis and management of group A streptococcal pharyngitis. Infectious Diseases Society of America. Clin Infect Dis. 35 : 113-125, 2002.
2) Shulman ST, et al : Clinical practice guideline for the diagnosis and management of group A streptococcal pharyngitis : 2012 update by the Infectious Diseases Society of America. Clin Infect Dis. 55 : 1279-1282, 2012.
3) 尾内一信：小児の感染症における迅速診断法（POCT）．Infetion Front. 32 : 10, 2014.
4) 菊田英明：他領域からのトピックス　小児科からみたA群β溶血性レンサ球菌による咽頭扁桃炎．日耳鼻．115 : 1-7, 2012.

K. 感染症

Q.10 肺炎球菌ワクチン(プレベナー)は中耳炎にも予防効果があるのですか？

回答

乳幼児では免疫応答が未熟なため，ワクチンによる十分な免疫を誘導するための工夫が必要です．現在，小児に対して13価肺炎球菌莢膜多糖体抗原蛋白結合型ワクチン(13-valent pneumococcal conjugate vaccine；PCV13，プレベナー13®)が臨床導入されています．

PCVは，ワクチン抗原を蛋白と結合させることで免疫原性を高め，急性中耳炎の好発年齢である乳幼児にも，効果的な免疫応答を誘導できます．

ただし，莢膜多糖体ワクチンは血清型特異的であり，ワクチンに含まれない血清型である非血清型肺炎球菌やインフルエンザ菌による中耳炎の増加が懸念されています．

解説

I 肺炎球菌ワクチンのワクチン抗原

現在臨床導入されている肺炎球菌ワクチンは，すべて莢膜多糖体をワクチン抗原としたものです(図K-20，表K-5)[1)2)]．莢膜多糖体は肺炎球菌莢膜の表面に存在し，肺炎球菌の主要病原因子の1つとなっています(図K-21)[3)]．肺炎球菌はこの莢膜多糖体の抗原性の違いにより，90種類以上の血清型に分類されており，肺炎球菌ワクチンの効果は血清型と非常に深い関係があります．すなわち，より多くの血清型をカバーしつつ，乳幼児に十分な免疫応答が誘導できるワクチンが理想的といえます．

1. 23価肺炎球菌莢膜多糖体ワクチン(ニューモバックス®)

主に高齢者に対する侵襲性肺炎球菌感染症予防の目的で使用されており，現在臨床で使用されているワクチンの中で最も多くの血清型をカバーしています．

しかし，以下の理由により乳幼児に対する有効性は低く，中耳炎の予防には適していません[2)](2歳未満の乳幼児に対しては適応がない)．

①T細胞非依存性の抗原のためメモリーT細胞が誘導されず，産生される抗体がIgMであり，ブースター効果が認められない．

②乳幼児に対する反応はごく短期間である．

図 K-20　ワクチンによる免疫応答の誘導
　a：非蛋白結合型莢膜多糖体ワクチン：T 細胞非依存性の抗原のため，メモリー T 細胞が誘導されず，ブースター効果や長期的な免疫学的記憶が形成されない．
　b：蛋白結合型莢膜多糖体ワクチン：莢膜多糖体に担体蛋白を付加することによって，ヘルパー T 細胞を介して特異的抗体産生細胞やメモリー B 細胞が誘導され，IgG 優位の抗体産生や免疫学的記憶が形成される．

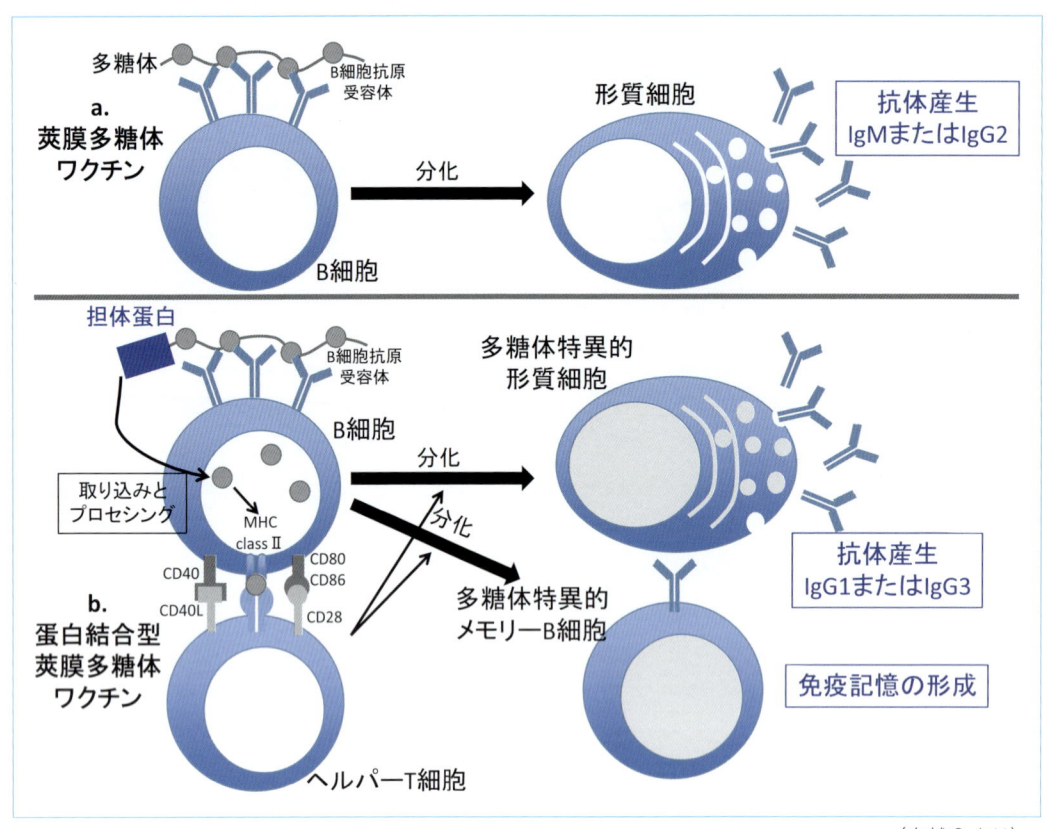

（文献 2 より）

③鼻咽腔常在菌の定着に対する予防効果は認められない．

2. 莢膜多糖体抗原蛋白結合型ワクチン（PCV：プレベナー®）

　PCV は莢膜多糖体に蛋白を結合させることで T 細胞依存性抗原とし，ワクチン抗原の免疫原性を高め，乳幼児においても有効な免疫応答の誘導が可能となりました．我が国でも 2010 年に担体蛋白として非病原性のジフテリア蛋白を付加したプレベナー®（PCV7）が，2013 年にプレベナー 13®（PCV13）が認可されました．

1）7 価莢膜多糖体抗原蛋白結合型ワクチン（PCV7：プレベナー®）

　7 つの血清型（4, 6B, 9V, 14, 18C, 19F, 23F）をカバーし，6 歳以下の肺炎球菌感染症患児（菌血症，髄膜炎，中耳炎）より分離された肺炎球菌の 78%，中耳炎より分離された肺炎球菌の 65% をカバーします．

2）13 価莢膜多糖体抗原蛋白結合型ワクチン（PCV13：プレベナー 13®）

　PCV7 に加え，血清型 1, 3, 5, 6A, 7F, 19A をカバーし，急性中耳炎における肺炎球菌のカバー率が大幅に改善されました．我が国でも 2013 年 11 月 1 日より導入され，効果

表 K-5 莢膜多糖体ワクチンのカバー率

	肺炎球菌ワクチンのカバー率						特徴
	2歳以下		3歳以上		小児全体		
	PRSP n=34 %	全体 n=107 %	PRSP n=12 %	全体 n=68 %	PRSP n=34 %	全体 n=107 %	
7価(蛋白結合型) (4, 6B, 9V, 14, 18C, 19F, 23F)	30 88.2%	73 68.2%	10 83.3%	33 48.5%	40 87.0%	106 60.6%	初の蛋白結合型肺炎球菌ワクチン
10価(蛋白結合型) (1, 4, 5, 6B, 7F, 9V, 14, 18C, 19F, 23F)	30 88.2%	74 69.2%	10 83.3%	34 50.0%	40 87.0%	108 61.7%	インフルエンザ菌抗原と結合されており，両菌に効果あり
13価(蛋白結合型) (1, 3, 4, 5, 6A, 6B, 7F, 9V, 14, 18C, 19A, 19F, 23F)	33 97.1%	92 86.0%	11 91.7%	53 77.9%	44 95.7%	145 82.9%	急性中耳炎におけるカバー率が大幅に改善
23価 (1, 2, 3, 4, 5, 6B, 7F, 8, 9V, 9N, 10A, 11A, 12F, 14, 15B, 17F, 18C, 19A, 19F, 20, 23F, 33F)	30 88.2%	86 80.4%	10 83.3%	59 86.8%	40 87.0%	145 82.9%	非蛋白結合型ワクチンであり，乳幼児に対する免疫誘導が不十分である

PRSP：ペニシリン耐性肺炎球菌

肺炎球菌の血清型は90種類以上あるが，蛋白結合型肺炎球菌ワクチンは，小児上気道感染症から検出される主な血清型をカバーしており，13価蛋白結合型ワクチンは急性中耳炎全体において23価非蛋白結合型ワクチンとほぼ同等のカバー率を認める．

(文献1より)

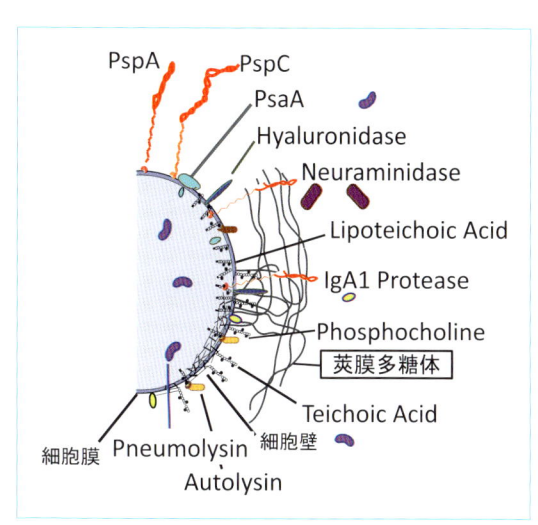

図 K-21
肺炎球菌の外部構造を構成する様々な分子
肺炎球菌の表面には，上皮への接着，組織内への侵入，免疫からの逃避などの様々な機能を持つ分子がある．莢膜多糖体は，これらの構成分子の1つで，主要な病原因子である．

(文献3より引用改変)

が期待されています．

3) Protein D 結合 10 価莢膜多糖体抗原ワクチン (Synflorix®)

PCV7に血清型1, 5, 7Fとインフルエンザ菌共通抗原であるprotein Dを追加したもので，上気道感染症の主要な原因菌である肺炎球菌とインフルエンザ菌に対する免疫応答を誘導することが期待でき，海外では有効なデータが報告されています．我が国では2015年

3月に承認されました．

II　急性中耳炎に対する予防効果

1. PCV7：プレベナー®

　生後2か月～2歳までの1,662人の小児を対象に行われた臨床研究で，1年間での1人あたりの急性中耳炎の罹患回数は，コントロール群とワクチン接種群で予防効果に差を認めず，急性中耳炎全体としての予防効果も6％に過ぎませんでした．一方，肺炎球菌による急性中耳炎の罹患回数，PCV7に含まれる血清型の肺炎球菌による急性中耳炎の罹患回数では，ワクチン接種群ではコントロール群に対して有意な予防効果が認められています．また，2歳までの急性中耳炎の初回罹患に対する予防効果は52％に認められたほか，急性中耳炎の反復回数の減少は45％に，急性中耳炎の反復に対する予防効果は16％に認められています[4]．

2. PCV13：プレベナー 13®

　急性中耳炎等の局所感染で検出されることが多い3型，19A型，さらに6B型と交差反応がみられなかった6A型が追加されたことで，急性中耳炎におけるワクチンカバー率は大きく改善されました．米国の検討では，2歳未満の中耳炎発症の有意な減少，乳様突起炎の減少，鼓膜換気チューブ留置術の減少が報告されており，急性中耳炎予防に対して期待が持たれています．しかし，2～6歳の年長グループにおいて鼓膜穿孔および耳漏の頻度の増加も指摘されており，更に年齢別や他の国々からのデータの集積と解析が待たれます[5]．

3. Protein D 結合 10 価莢膜多糖体抗原ワクチン：Synflorix®（表K-6）

　Prymulaらの報告では，急性中耳炎全体の予防効果は34％に認められました．ワクチン血清型肺炎球菌による急性中耳炎の予防効果は58％であり，血清型交差反応性を含めると66％の予防効果を認めています．なかでも，急性中耳炎患児より分離される頻度が高い6B型，14型，19F型，23F型に対して予防効果期待されます．また，担体にインフルエンザ菌蛋白 protein D を用いたことにより，インフルエンザ菌による急性中耳炎の35％に予防

表 K-6　Protein D 結合型肺炎球菌ワクチンによる肺炎球菌性中耳炎の予防効果

	急性中耳炎全体	細菌性中耳炎	肺炎球菌全体	肺炎球菌ワクチン株
ワクチン群 (N=2,455)	333 (13.6%)	178 (7.3%)	92 (3.7%)	60 (2.4%)
非ワクチン群 (N=2,452)	499 (20.4%)	306 (12.5%)	189 (7.7%)	141 (5.8%)
予防効果	33.6%	42.1%	51.5%	57.6%

Protein D 結合型肺炎球菌ワクチンは，急性中耳炎の原因菌となる血清型の約 2/3 をカバーし，肺炎球菌性中耳炎の半分以上を予防する．

（文献6より）

表 K-7　Protein D 結合型肺炎球菌ワクチンによる鼻咽腔保菌の予防効果

	肺炎球菌全体	肺炎球菌ワクチン株	インフルエンザ菌全体	NTHi
ワクチン群 (N=177)	30 (16.9%)	11 (6.2%)	18 (10.2%)	16 (9%)
非ワクチン群 (N=175)	39 (22.3%)	19 (10.9%)	31 (17.7%)	27 (15.4%)
予防効果	23.9%	42.8%	42.6%	41.4%

Protein D 結合型肺炎球菌ワクチンは，鼻咽腔における肺炎球菌，インフルエンザ菌両菌の定着を予防する．

(文献 7 より)

効果が認められています[6]．

III　肺炎球菌ワクチンの鼻咽腔細菌叢に対する効果(表K-7)

　免疫学的に未成熟な 2 歳未満の乳幼児において，ワクチン接種後の鼻咽腔細菌叢の変化を検討した結果では，ワクチン血清型の肺炎球菌の定着が 42.8%，インフルエンザ菌の定着が 42.6%抑制されたと報告されています．したがって，ワクチンが細菌の鼻咽腔への定着に対する予防効果を持っている可能性を示しています[7]．これは急性中耳炎などの原因菌のリザーバーとなっている鼻咽腔において，本ワクチンが有効な免疫応答を誘導できることを示しています．

IV　莢膜多糖体抗原蛋白結合型ワクチンにおける問題点

1．菌交代現象

　フィンランドで行われた大規模調査において，7 価蛋白結合ワクチンにより非ワクチン血清型肺炎球菌による急性中耳炎は 33%増加し，さらにインフルエンザ菌による急性中耳炎が 11%増加したことが判明しました[4]．この問題は 90 種類以上の血清型を有する肺炎球菌に対して，莢膜多糖体をワクチン抗原とする限り，解決できない根本的な問題と思われます．

2．免疫学的に未熟な乳幼児の免疫を十分に誘導できない

　蛋白結合型ワクチンでも，乳幼児に対する免疫誘導は十分とはいえません．
　生後早期より PCV を接種し免疫応答を検討した報告では，特異的抗体価の上昇は 12 か月以降に認められることが指摘されています[8]．特に免疫学的に未熟な 2 歳未満の低年齢期におけるワクチンの効果の有効性は依然として問題と考えられます．

V 次世代ワクチン

莢膜多糖体抗原蛋白結合型ワクチンの限界や問題点を克服するために，免疫原性の高い菌株共通抗原，乳幼児に対してより強く免疫応答を誘導できるワクチン形態および投与ルートの開発が重要です．

次世代ワクチンが持つべき条件としては，①菌株共通抗原をワクチン抗原とする，②十分な免疫応答を惹起する安全なアジュバント，③経鼻，舌下あるいは妊娠適齢期の女性などの効率的なワクチン投与ルート，などが考えられ，動物実験レベルでは，肺炎球菌菌株共通蛋白（PspA など），インフルエンザ菌菌株共通蛋白（P6，protein D など）が有望と考えられています[9)10)]．

（河野正充）

文　献

1) 山中　昇ほか：臨床研究・症例報告　小児用7価肺炎球菌結合型ワクチンの医療経済効果. 小児科臨床. 61：2233-2241, 2008.
2) Torres A, et al：Pneumococcal vaccination：what have we learnt so far and what can we expect in the future? Eur J Clin Microbiol Infect Dis. 34(1)：19-31, 2015.
3) Briles DE, et al：Pneumococcal diversity：considerations for new vaccine strategies with emphasis on pneumococcal surface protein A (PspA). Clin Microbiol Rev. 11：645-657, 1998.
4) Eskola J, et al：Finnish Otitis Media Study Group：Efficacy of a pneumococcal conjugate vaccine against acute otitis media. N Engl J Med. 344：403-409, 2001.
5) Marom T, et al：Trends in otitis media-related health care use in the United States, 2001-2011. JAMA Pediatr. 168：68-75, 2014.
6) Prymula R, et al：Pneumococcal capsular polysaccharides conjugated to protein D for prevention of acute otitis media caused by both *Streptococcus pneumoniae* and *H. influenzae*：a randomized double-blind efficacy study. Lancet. 367：740-748, 2006.
7) Prymula R, et al：Effect of vaccination with pneumococcal capsular polysaccharides conjugated to *Haemophilus influenzae*-derived protein D on nasopharyngeal carriage of *Streptococcus pneumoniae* and *H. influenzae* in children under 2 years of age. Vaccine. 28：71-78, 2009.
8) Choo S, et al：Primary and booster salivary antibody responses to a 7-valent pneumococcal conjugate vaccine in infants. J Infect Dis. 182：1260-1263, 2000.
9) Verhoeven D, et al：Contributions to protection from *Streptococcus pneumoniae* infection using the monovalent recombinant protein vaccine candidates PcpA, PhtD, and PlyD1 in an infant murine model during challenge. Clin Vaccine Immunol. 21：1037-1045, 2014.
10) Kono M, et al：Maternal immunization with pneumococcal surface protein A protects against pneumococcal infections among derived offspring. PLoS One. 6：e27102, 2011.

K. 感染症

Q.11 ワクチンの集団免疫効果(herd immunity)とは何ですか？

回答 集団免疫効果とは，ある集団の中の一定数以上が免疫を獲得することで，もし集団内で感染症が発症しても，感染症の伝播が防止される効果を示します．
　つまり，より多くの人がワクチンによる免疫を獲得していれば，間接的にワクチンを接種していない人々，あるいは高齢者や小児などの免疫学的弱者を感染症から守ることができます．

解説

I ワクチン接種の意義とは？

①ワクチン接種を受けた者にワクチン抗原に対する免疫を誘導し，感染を予防する，②他の人への病原微生物の伝播を防止して，感染症を予防する，③乳幼児・高齢者およびワクチン未接種者への感染を予防する，の3つが考えられ，②，③はワクチンの集団免疫効果によるものです．

II 集団におけるワクチンの効果（図K-22）

それでは，どれくらいの割合の人がワクチン接種をしていれば，有効な集団免疫効果が得られるのでしょうか？

1. 集団免疫効果の古典的概念[1]

基本再生産数(R_0)：病原微生物の感染力
　1人の感染者から何人に感染するか
集団免疫閾値(**表K-8**)[2]：
　ある集団の中で感染症が伝播するのを防ぐのに必要となる免疫を持つ人の割合で，$(R_0-1)/R_0$と規定される．
この集団免疫閾値をワクチン接種率で近似すると，以下の式が導かれる．
ワクチン接種率$(E) > (R_0-1)/R_0$ ⇒ 集団免疫効果十分：感染は次第に収束
　　　　　$(E) < (R_0-1)/R_0$ ⇒ 集団免疫効果不十分：感染は拡大

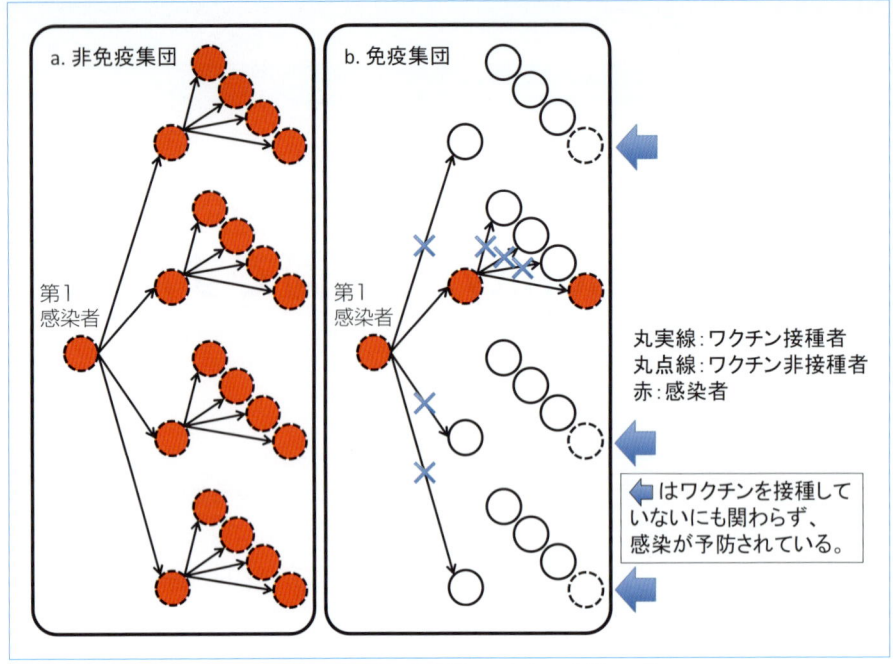

図 K-22　集団免疫効果のイメージ ($R_0 = 4$)

a：非免疫集団における感染症の伝播．1人の感染者から新規の4人の感染者が発生し，爆発的に感染が広がる．
b：免疫集団における集団免疫効果．感染症に対する免疫を持たないものでも，感染者との接触機会が減少するため，伝播が予防される（青矢印）．

表 K-8　様々な感染症の集団免疫閾値

感染症（病原微生物）	集団免疫閾値	感染力
百日咳（百日咳菌）	92〜94%	高 ↑ 低
麻疹（麻疹ウイルス）	83〜94%	
水痘（水痘帯状疱疹ウイルス）	90%	
ポリオ（ポリオウイルス）	80〜86%	
流行性耳下腺炎（ムンプスウイルス）	75〜86%	
ジフテリア（ジフテリア菌）	85%	
天然痘（天然痘ウイルス）	83〜85%	
風疹（風疹ウイルス）	80〜85%	
インフルエンザ（インフルエンザウイルス）	50〜67%	

感染力が高い病原微生物の感染症に対して有効な集団免疫効果を期待するためには，高いワクチン接種率が必要となる．

（ワクチン・ファクトブック 2012 年より）

　感染力の低い（$R_0 < 1$）病原微生物の感染症は，特に介入することなく自然に収束していきます．
　しかし，ある病原微生物が，1人の宿主から新たに4人に伝播する感染力があるとすると，$R_0 = 4$ となります．もし，全くワクチンを接種していない集団に発症者が出た場合，1×4＝4，4×4＝16，16×4＝64 と瞬く間に感染が拡大し，いわゆるパンデミックの状態になります（図 K-22-a）．一方，この病原微生物の感染拡大に必要な集団免疫閾値は（4−1）/4＝0.75 です．すなわち，75％以上がワクチン接種を受けている集団では，この感染症は次第に収束していくことが予想されます（図 K-22-b）．

2. 最近の集団免疫効果の考え方[3]

従来の集団免疫効果に，各病原微生物やワクチンの特徴による補正をして，検討されるようになっています．

1）ワクチンによる不完全な免疫誘導

例えばインフルエンザワクチンを接種していても，インフルエンザを発症することがあるように，すべてのワクチンが完全な免疫誘導をするわけではありません．

2）集団内の年齢構成

集団の中には，免疫学的に未成熟な小児や免疫応答が低下している高齢者が含まれており，ワクチン接種による免疫応答は様々です．そのため，集団の年齢構成や社会的背景を考慮する必要があります．

3）完全にランダムではないワクチン接種

感染症を伝染させやすいハイリスク群が存在する疾患では，ハイリスク群に重点的なワクチン接種を行うことで，集団全体における感染症の拡散を効率的に防止できます．

Ⅲ 肺炎球菌ワクチンにおける集団免疫効果

肺炎球菌ワクチンは以下の4つの理由により，集団免疫効果の具体的な閾値を検討するのは困難です．
①肺炎球菌には多くの血清型が存在する
②主にインフルエンザウイルスとの重感染で伝播が促進される
③抗菌薬治療などにより，特定の血清型が選択される
④ワクチンが血清型特異的である

しかし，肺炎球菌ワクチンが広く普及している欧米では，集団免疫効果の報告が多くなされています．

1. 7価蛋白結合型肺炎球菌ワクチン（PCV7）による集団免疫効果（図K-23）[4]

米国では2000年に乳幼児に対するPCV7が導入され，乳幼児の侵襲性肺炎球菌感染症（invasive pneumococcal disease；IPD）が激減しましたが，それに引き続き，65歳以上の高齢者のIPDも減少傾向を認め，入院率，致死率ともに改善しました．これは肺炎球菌を保菌している小児が，ワクチン接種により免疫を獲得することで，免疫応答が弱い小児から肺炎球菌が高齢者に伝播することが阻止された集団免疫効果と考えられています．

2. インフルエンザ菌ワクチンによる集団免疫効果

インフルエンザ菌ではHibワクチンによる集団免疫効果が報告されています．英国の研究では，1990年からのHibワクチン導入後，小児，成人ともに侵襲性インフルエンザ菌感染症は激減し，十分な集団免疫効果を認めました．しかし，2000年頃から小児のインフルエンザ菌感染症が再度増加傾向に転じ，それに伴う集団免疫効果の消失で成人のインフルエンザ感染症の増加を認めています[5]．

近年欧米では，インフルエンザ菌共通抗原であるprotein Dをワクチン抗原としたSynflorix®が導入され，無莢膜型インフルエンザ菌（NTHi）感染症に対する効果を認めていま

図 K-23　PCV7 導入後の肺炎球菌性肺炎の変化
小児に対する PCV7 接種による集団免疫効果により，65 歳以上の高齢者における肺炎球菌性肺炎も減少傾向を認める．

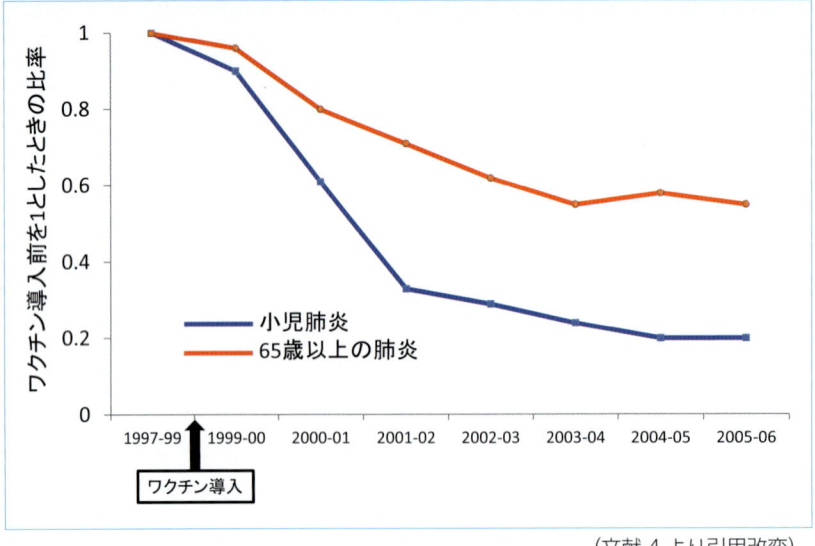

（文献 4 より引用改変）

す．さらに，本ワクチンは鼻咽腔における NTHi 定着を 41.4% 予防すると報告されており，小児の鼻咽腔における保菌と周囲への伝播を防止できると考えられます[5]．NTHi は成人においても慢性気道感染症の原因菌となっており，集団免疫効果による改善が期待されます．

（河野正充）

文献

1) Rashid H, et al : Vaccination and herd immunity : what more do we know? Curr Opin Infect Dis. 25 : 243-249, 2012.
2) Fine PE : Herd immunity : history, theory, practice. Epidemiol Rev. 15 : 265-302, 1993.
3) Fine P, et al : "Herd immunity" : a rough guide. Clin Infect Dis. 52 : 911-916, 2011.
4) Simonsen L, et al : Impact of pneumococcal conjugate vaccination of infants on pneumonia and influenza hospitalization and mortality in all age groups in the United States. M Bio. 2 : e00309-e00310, 2011.
5) McVernon J, et al : Trends in Haemophilus influenzae type b infections in adults in England and Wales : surveillance study. BMJ. 329 : 655-658, 2004.
6) Prymula R, et al : Effect of vaccination with pneumococcal capsular polysaccharides conjugated to Haemophilus influenzae-derived protein D on nasopharyngeal carriage of *Streptococcus pneumoniae* and *H. influenzae* in children under 2 years of age. Vaccine. 28 : 71-78, 2009.

K. 感染症

Q.12 インフルエンザ菌ワクチン（Hibワクチン）は中耳炎を予防できますか？

回答

インフルエンザ菌は，主に侵襲性感染症の原因菌となるb型インフルエンザ菌（Hib）と，急性中耳炎，急性鼻副鼻腔炎や肺炎などの気道感染症の原因菌となる無莢膜型インフルエンザ菌（NTHi）があります．

Hibワクチンは，b型インフルエンザ菌に予防効果を示しますが，NTHiが主な原因菌となる急性中耳炎においては，予防効果はほとんどありません．

解説

インフルエンザ菌は肺炎球菌とともに，急性中耳炎の主要な原因菌です．蛋白結合型肺炎球菌莢膜多糖体ワクチンの導入後，肺炎球菌のワクチンカバー株（ワクチンに含まれる血清型）は減少傾向に転じ，一定の効果があったといえます．その一方で，ワクチンでカバーできない非ワクチン株やインフルエンザ菌による上気道感染症の増加が問題となっています．特に我が国においては，薬剤耐性株であるβ-ラクタマーゼ非産生アンピシリン耐性インフルエンザ菌（BLNAR）の増加は深刻で[1]，急性中耳炎の難治化と大きく関係しており，無莢膜型インフルエンザ菌に対するワクチンの導入は急務といえます．

I インフルエンザ菌の莢膜型と病原性（表K-9）

インフルエンザ菌にはa〜fの6つの莢膜型と無莢膜型があり，莢膜を有するインフルエンザ菌ではb型が多く，病原性も強いです．そのため，細菌性髄膜炎や菌血症などのインフルエンザ菌による侵襲性感染症の約95％がb型インフルエンザ菌によるものであり，残りをf型が占めています[2]．

一方，無莢膜型インフルエンザ菌（NTHi）は莢膜を持たないため，莢膜型と比較して病原性には乏しいものの，宿主の免疫機構から逃避しやすく，上気道における保菌や局所感染に適している特徴があります．そのため，インフルエンザ菌による急性中耳炎の95％以上は，NTHiが原因菌となっています．

表 K-9　インフルエンザ菌の分類

株（血清型）		疾　患	好発年齢
莢膜型	b	細菌性髄膜炎，菌血症，急性喉頭蓋炎	乳幼児 95％が 5 歳未満
	a, c, d, e, f （かなり稀）		
無莢膜型		急性中耳炎，鼻副鼻腔炎，結膜炎，肺炎	小児，成人

近年 Hib ワクチンの普及により，無莢膜型インフルエンザ菌による侵襲性感染症の増加が報告されるなど，その特徴は徐々に変化している．

(文献 2 より)

Ⅱ　なぜ Hib ワクチンは無莢膜型インフルエンザ菌（NTHi）に対して効果がないのか？

1．Hib ワクチン導入後の疫学的検討

　Hib ワクチンは我が国で 2013 年に定期接種化が実現しました．以前より導入されている欧米では，髄膜炎や菌血症などの侵襲性感染症に対して高い予防効果を示し，ワクチン導入前と比較してインフルエンザ菌性侵襲性感染症が 1/10 まで減少しています．
　一方で，北欧の研究では，Hib ワクチン導入後に，特に高齢者において，NTHi や f 型インフルエンザ菌による侵襲性感染症の増加が指摘されており，Hib ワクチンによる菌交代現象を懸念する声もあがっています[3]．

2．Hib ワクチンの作用機序

　Hib ワクチンは，菌体表面の莢膜多糖体に対する特異的抗体を誘導し，補体を介した貪食作用（opsonophagocytosis）でインフルエンザ菌を殺菌します．しかし，急性中耳炎，急性鼻副鼻腔炎，肺炎などの気道感染症の原因菌となる NTHi は，莢膜を持たないため，Hib ワクチンによって誘導された特異的抗体には認識されず殺菌できません．したがって予防効果はほとんどありません．

Ⅲ　インフルエンザ菌性中耳炎を予防できるワクチンは？

　ヨーロッパおよび南米においてインフルエンザ菌の共通抗原である protein D を結合させた 10 価肺炎球菌ワクチン（シンフロリックス®，Synflorix®）が臨床応用されています．我が国では 2015 年 3 月に承認されました．

1．Protein D 抗原のインフルエンザ菌に対する予防効果の研究

　Protein D は NTHi の付着因子と考えられており，ラットモデルにおいてパイエル板への投与後に気管粘膜へ追加免疫を行うことで，肺における NTHi のクリアランスの増強を認めています．またラットにおける中耳炎モデルの研究では，protein D を欠損したインフルエンザ菌株が中耳炎を発症させるためには，野生株（欠損していない菌株）の 100 倍以上の菌量を必要とし，さらに中耳炎の重症度も軽いことから，protein D が NTHi 感染症を起こす上で重要であることが報告されています[4]．

表 K-10 Protein D 結合型 11 価肺炎球菌ワクチンによるインフルエンザ菌性中耳炎の予防効果

	急性中耳炎全体	細菌性中耳炎	インフルエンザ菌全体	無莢膜型インフルエンザ菌
ワクチン群 (N=2,455)	333 (13.6%)	178 (7.3%)	44 (1.8%)	41 (1.7%)
非ワクチン群 (N=2,452)	499 (20.4%)	306 (12.5%)	68 (2.8%)	63 (2.6%)
予防効果	33.6%	42.1%	35.6%	35.3%

Protein D 結合 11 価型肺炎球菌ワクチン(Synflorix® に血清型 3 を追加したもの)は，インフルエンザ菌性中耳炎の 1/3 以上を予防する．

(文献 5 より)

表 K-11 Protein D 結合型 11 価肺炎球菌ワクチンによる鼻咽腔保菌の予防効果

	肺炎球菌全体	肺炎球菌ワクチン株	インフルエンザ菌全体	無莢膜型インフルエンザ菌
ワクチン群 (N=177)	30 (16.9%)	11 (6.2%)	18 (10.2%)	16 (9%)
非ワクチン群 (N=175)	39 (22.3%)	19 (10.9%)	31 (17.7%)	27 (15.4%)
予防効果	23.9%	42.8%	42.6%	41.4%

Protein D 結合型肺炎球菌ワクチンは，鼻咽腔における肺炎球菌，インフルエンザ菌両菌の定着を予防する．

(文献 6 より)

2．Protein D 結合型肺炎球菌ワクチン

1）急性中耳炎の予防効果(表 K-10)

ヨーロッパ(チェコ)で行われた protein D 結合 11 価肺炎球菌ワクチンの臨床試験では急性中耳炎全体の予防効果は 34％に認められ，インフルエンザ菌による急性中耳炎の 35％に予防効果が認められています[5]．

2）鼻咽腔定着に対する予防効果(表 K-11)

同様に protein D 結合 11 価肺炎球菌ワクチンを用いた，免疫学的に未成熟な 2 歳未満の乳幼児における鼻咽腔細菌叢の変化の検討では，ワクチン血清型の肺炎球菌の定着抑制率が 42.8％，インフルエンザ菌の定着抑制率が 42.6％と報告されています[6]．

3．有望なワクチン抗原

ワクチン抗原として理想的な条件は，①より多くの菌株に存在していること(共通抗原)，②十分な免疫応答を誘導できること(免疫原性)，です．

インフルエンザ菌に対するワクチン開発では，細菌と宿主の相互関係，なかでも気道粘膜表面における細菌の付着と侵入を防ぐことが重要と考えられています．この粘膜表面における免疫学的排除には抗原特異的な IgG 抗体だけでなく，局所で働く分泌型 IgA 抗体も有効に誘導することが必要であり，ワクチン抗原の開発と経鼻免疫や舌下免疫などの免疫方法の検討が行われています．

1）P6抗原

現在6個の蛋白が主要外膜蛋白として報告されており，分子量が多い順にP1〜P6と命名されています．これら外膜蛋白抗原のなかで，菌株共通抗原であるP6が有望とされ，リコンビナント蛋白を用いた動物実験で粘膜免疫と全身免疫の療法が活性化されるなど，その有用性が報告されています[7]．

2）P4抗原

インフルエンザ菌のFe取り込みに関与する蛋白でワクチン抗原としての有効性が検討されています．また投与経路としては，鼻咽腔に菌が定着すること，局所で効率的にIgA抗体を誘導できること，低濃度の投与でも良いこと，さらに簡便であることなどから経鼻的投与が注目されています．

3）P5(LB1)抗原

NTHiの付着因子として注目されており，アデノウイルスにより惹起されたチンチラのNTHi感染モデルにおいて予防効果が認められているほか，抗原エピトープの解析が進められています．

4）リポオリゴ糖(LOS)抗原

インフルエンザ菌共通抗原で，T細胞依存性免疫応答を誘導でき，無毒化されたLOSと破傷風菌毒素を結合させたワクチン(dLOS-TT)が製造され，第1相臨床試験が行われています．

（河野正充）

文　献

1) 日本耳科学会，日本小児耳鼻咽喉科学会，日本耳鼻咽喉科感染症・エアロゾル学会編：小児急性中耳炎診療ガイドライン2013年版，金原出版，2013.
2) 庵原俊昭：インフルエンザ菌感染症とインフルエンザ菌b型(Hib)ワクチン．モダンメディア．54：331-335, 2008.
3) Resman F, et al：Invasive disease caused by Haemophilus influenzae in Sweden 1997-2009；evidence of increasing incidence and clinical burden of non-type b strains. Clin Microbiol Infect. 17：1638-1645, 2011.
4) Jason H, et al：Protein D, the glycerophosphodiester phosphodiesterase from *Haemophilus influenzae* with affinity for human immunoglobulin D, influences virulence in a rat otitis model. Infect Immun. 62：4848-4854, 1994.
5) Prymula R, et al：Pneumococcal capsular polysaccharides conjugated to protein D for prevention of acute otitis media caused by both *Streptococcus pneumoniae* and non-typable *Haemophilus influenzae*：a randomised double-blind efficacy study. Lancet. 367：740-748, 2006.
6) Prymula R, et al：Effect of vaccination with pneumococcal capsular polysaccharides conjugated to *Haemophilus influenzae*-derived protein D on nasopharyngeal carriage of *Streptococcus pneumoniae* and *H. influenzae* in children under 2 years of age. Vaccine. 28：71-78, 2009.
7) Hotomi M, et al：Specific mucosal immunity and enhanced nasopharyngeal clearance of nontypeable *Haemophilus influenzae* after intranasal immunization with outer membrane protein P6 and cholera toxin. Vaccine. 16：1950-1956, 1998.

K. 感染症

Q.13 キシリトールガムは感染予防効果がありますか？

回答 キシリトールは糖アルコールの一種であり，いわゆる虫歯菌（*Streptococcus mutans*）の増殖を阻害するとされ，齲歯予防の甘味料として知られています．さらに，同じ α 溶血性 *Streptococcus* 属である，肺炎球菌による上気道感染症の予防にも効果があるとされています．

しかし，キシリトールはガム，タブレット，シロップ，噴霧剤などの様々な投与形態があり，その抗菌効果の差も大きく，有効性に関する統一された見解が少ないのが現状です．

解説

I キシリトールとは？

糖類に水素を付加して精製されるアルコール基を持った糖質を糖アルコールと呼びます．キシリトールは，主にシラカバから採取されるキシラン（五炭糖）を原料とし，ソルビトール，マンニトール，ラクチトールなどとともに糖アルコールに含まれます．

<糖アルコールの特徴>
①低カロリー

糖アルコールは消化吸収されにくく，血糖値の上昇が緩徐です．キシリトールの熱量はブドウ糖の 3/4 であるが，甘味は同程度である．

②代謝産物が微生物の栄養源となりにくい

特に齲歯の原因菌である *Streptococcus mutans* のブドウ糖代謝系を阻害，無益回路を誘導します．

II キシリトールの上気道感染症原因菌に対する抗菌効果についての基礎的研究（表 K-12）

1. 肺炎球菌の外部構造に影響を与える

肺炎球菌をキシリトールを添加した培養液で 2 時間ほど培養すると，通常の培養液や他の糖類を添加した培養液とは異なり，莢膜が粗く，不鮮明に変化します（図 K-24）[1]．キシ

表 K-12　上気道感染症の各原因菌に対するキシリトールの効果

	肺炎球菌	インフルエンザ菌	モラクセラ・カタラーリス
増殖能[16]	抑制効果あり (p<0.001)	有意差なし	有意差なし
上皮細胞への付着[6]	抑制効果あり (p<0.001)	抑制効果あり (p<0.05)	有意差なし
その他	莢膜構造の変化 バイオフィルム抑制		

キシリトールは主に *Streptococcus* 属の糖代謝経路に作用し，肺炎球菌の鼻咽腔への定着と増殖を抑制する効果がある．

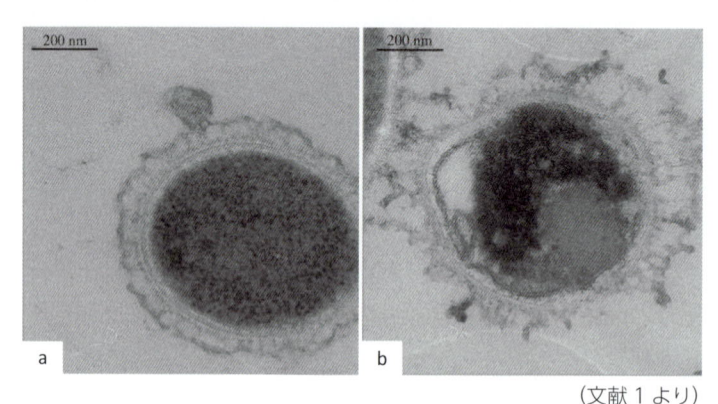

(文献 1 より)

図 K-24　キシリトールによる肺炎球菌莢膜の変化
a：キシリトールなし
b：キシリトールあり
キシリトール存在下で培養された肺炎球菌の莢膜は，粗く不整に変化する．

リトールは，莢膜多糖体産生に重要な遺伝子である *cpsB* の発現を抑制し，肺炎球菌の形態に影響を与えている可能性が指摘されています[2]．

2. 肺炎球菌のバイオフィルム産生を抑制する

　バイオフィルム内の細菌には，抗菌薬や免疫機構が作用しにくく，慢性感染症における重要なファクターとなっています．肺炎球菌もバイオフィルムを産生することが知られており，中耳炎や鼻副鼻腔炎が遷延する一因と考えられています．キシリトールは，肺炎球菌のバイオフィルム産生に関わる *cpsB*, *lytA* 遺伝子の発現を抑制することが証明されています[3]．

3. 好中球の殺菌能力を高め，肺炎球菌の侵襲性感染症を抑制する

　キシリトールはポリオール脱水素酵素による NADH および NADPH の産生を促進することで，好中球の活性酸素産生とそれに伴う殺菌作用を改善すると考えられています[4]．ラットにおける肺炎球菌の菌血症モデルにおいて，キシリトールを与えられた群は，対照群と比較して有意に生存期間が延長することが報告されています[5]．

表 K-13　キシリトールの急性中耳炎に対する効果

	キシリトール群 vs. コントロール群	相対的効果 (95% CI)	症例数	quality of evidence (Grade)
データベース	224/1,000 vs. 299/1,000	0.75 (0.65-0.88)	1,826 (3つの論文)	moderate
解説	2～3か月の経過観察中に急性中耳炎を少なくとも1回発症するリスク	急性中耳炎のリスクを25％減少させる	12歳以下の小児に対する3つの無作為比較試験を検討	エビデンスレベルを high, moderate, low, very low の4段階に分類

コクランレビューにおいて，キシリトールは急性中耳炎罹患のリスクを25％低下させると結論された．しかし，今後の研究で今回の結論が変わる可能性もあり，引き続きデータの集積が必要であるとしている．

(文献7より)

4. 肺炎球菌およびインフルエンザ菌の上皮細胞への接着を抑制する

キシリトール存在下では，中耳貯留液より分離された肺炎球菌とインフルエンザ菌は，ヒトの中咽頭上皮細胞への接着が有意に低下することが報告されています[6]．接着分子であるレクチンの阻害や，オリゴ糖による接着の防止を促進していると考えられます．

Ⅲ　キシリトールによる耳鼻咽喉科領域感染症に対する予防効果

1. 急性中耳炎の予防効果

耳鼻咽喉科領域感染症におけるキシリトールの効果は，特に北欧のグループが中心となり，急性中耳炎で最も研究が進められています．

1) コクランレビューによる評価(表K-13)[7]

Azarpazhooh らは12歳以下の小児を対象とした，3つの無作為比較試験を検討し，キシリトールは急性中耳炎罹患のリスクを25％減少させると結論しました．

2) Uhari の報告(1996年)[8]

キシリトールガム投与群とスクロースガム投与群(いずれも1日5回)を比較し，キシリトールガム投与群が40％の急性中耳炎の減少を認めたものの，鼻咽腔の保菌の状態は両群で差を認めたと報告しました．

3) Tapiainen の報告(2002年)[9]

気道感染症罹患時のみにキシリトールを投与しても，急性中耳炎の予防効果は認めたと報告しました．

4) Hautalahti の報告(2007年)[10]

1日3回のキシリトール摂取では，急性中耳炎を予防できなかったと報告しました．

これらの報告をまとめると，キシリトールは，①急性中耳炎の予防効果がある，②予防効果を期待するには，毎日頻回摂取(少なくとも5回)する必要がある，③予防効果を期待するには，健康なときから摂取しておく必要がある，④トローチよりもガムまたはシロップのほうが効果が期待できる[11]，⑤遷延性中耳炎では，まだ有効性が確認されていない[12]，

といえます.

　急性中耳炎に罹患しやすい2歳未満の乳幼児には次のような解決すべき問題が残っており，その有効性については疑問視されています.
　①キシリトールの投与方法：ガムは安全か？（誤嚥のリスク）
　②コンプライアンス：普段から毎日5回以上摂取できるか？
　③緩下作用：大腸での浸透圧上昇により，軟便になる

＜米国小児急性中耳炎診療ガイドライン2013年版におけるキシリトールの位置づけ＞
　キシリトールには急性中耳炎に対する予防効果があると認めつつも，小児に対する適切な投与方法，良好なコンプライアンスが確立されていないことから，紹介にとどまっています[13].

2. 慢性鼻副鼻腔炎に対する効果

　Weissmanらは，鼻内内視鏡手術の既往がある慢性鼻副鼻腔炎患者を，キシリトールを含んだ洗浄液で鼻腔洗浄を行う群と，生理食塩水による鼻腔洗浄を行う群に無作為に振り分け，鼻副鼻腔炎の症状が改善するかについて検討したところ，キシリトール洗浄群が有意に短期的な自覚症状の改善が得られました[14].

　キシリトールが，慢性鼻副鼻腔炎の症状改善に効果を示す理由ははっきりわかっていませんが，キシリトールの原因菌に対する直接的な効果というよりは，キシリトールがラクトフェリンやライソザイムなどの抗菌物質を含む気道上皮表面の粘液層（airway surface liquid）の保持や塩濃度を低下させるオスモライトとして貢献している可能性が指摘されています[15].

（河野正充）

文　献

1) Tapiainen T, et al：Ultrastructure of *Streptococcus pneumoniae* after exposure to xylitol. J Antimicrob Chemother. 54：225-258, 2004.
2) Kurola P, et al：Xylitol and capsular gene expression in *Streptococcus pneumoniae*. J Med Microbiol. 58：1470-1473, 2009.
3) Kurola P, et al：Effect of xylitol and other carbon sources on *Streptococcus pneumoniae* biofilm formation and gene expression in vitro. APMIS. 119：135-142, 2011.
4) Jakob A, et al：Xylitol metabolism in perfused rat liver. Interactions with gluconeogenesis and ketogenesis. J Biol Chem. 246：7623-7631, 1971.
5) Renko M, et al：Xylitol-supplemented nutrition enhances bacterial killing and prolongs survival of rats in experimental pneumococcal sepsis. BMC Microbiol. 11：45, 2008.
6) Kontiokari T, et al：Antiadhesive effects of xylitol on otopathogenic bacteria. J Antimicrob Chemother. 41：563-565, 1998.
7) Azarpazhooh A, et al：Xylitol for preventing acute otitis media in children up to 12 years of age. Cochrane Database Syst Rev. 11：CD007095, 2011.
8) Uhari M, et al：Xylitol chewing gum in prevention of acute otitis media：double blind randomised trial. BMJ. 313：1180-1184, 1996.
9) Tapiainen T, et al：Xylitol administered only during respiratory infections failed to prevent acute otitis media. Pediatrics. 109：E19, 2002.

10) Hautalahti O, et al : Failure of xylitol given three times a day for preventing acute otitis media. Pediatr Infect Dis J. 26 : 423-427, 2007.
11) Uhari M, et al : A novel use of xylitol sugar in preventing acute otitis media. Pediatrics. 102 : 879-884, 1998.
12) Vernacchio L, et al : Xylitol syrup for the prevention of acute otitis media. Pediatrics. 133 : 289-295, 2014.
13) Lieberthal AS, et al : The diagnosis and management of acute otitis media. Pediatrics. 131 : e964-e999, 2013.
14) Weissman JD, et al : Xylitol nasal irrigation in the management of chronic rhinosinusitis : a pilot study. Laryngoscope. 121 : 2468-2472, 2011.
15) Zabner J, et al : The osmolyte xylitol reduces the salt concentration of airway surface liquid and may enhance bacterial killing. Proc Natl Acad Sci USA. 97 : 11614-11619, 2000.
16) Kontiokari T, et al : Effect of xylitol on growth of nasopharyngeal bacteria *in vitro*. J Antimicrob Chemother. 39 : 1820-1823, 1995.

K．感染症

Q.14 小児に対する抗菌薬の投与量と投与期間をどのように決めたら良いですか？

回答

細菌感染症の治療には，①正しい臨床診断，②原因菌の推定，③適切な抗菌薬の選択，そして④耐性菌を誘導しない投与量と投与期間の設定，⑤効果の評価，が必要です．乳幼児の代表的な気道感染症である急性中耳炎・細菌性肺炎・細菌性鼻副鼻腔炎の3つの細菌感染症を例に挙げて回答します．

いずれも主要原因菌は，鼻咽頭に定着する肺炎球菌とインフルエンザ菌ですが，臨床診断を行っても，その場で原因菌を特定することはできません．したがって，臨床診断を適切に行い，両菌の関与を念頭におき，ガイドラインや独自のエビデンスなどを踏まえ，まず有用性の高い抗菌薬を選択すればよいと思われます．

その際大切なのは，「耐性菌を作らない」という信念で抗菌薬の投与量と投与期間を明確に設定することです．キーワードは，「高用量・短期間」です．ただ，原因菌が同じでも血流が良く抗菌薬の組織移行も良い細菌性肺炎と，周囲が骨に囲まれて抗菌薬の組織移行が悪い急性中耳炎や細菌性鼻副鼻腔炎では，抗菌薬の投与量と投与期間は当然異なってきます．

しかし，いずれにおいても，まず高用量で3日間投与し3日後に臨床効果を評価することが基本です[1]．

有効であれば，細菌性肺炎ではそのまま3日間投与で終了して問題はなく[2]，急性中耳炎・細菌性鼻副鼻腔炎では2日分を足し終了とします[3]．一方，3日後に臨床効果が無効であれば，細菌学的検査の結果も参考に抗菌薬を変更し，あらためて3日後に臨床効果を評価すればよいと思います．

解説

I 急性中耳炎・細菌性肺炎・細菌性鼻副鼻腔炎の発症背景

日常の小児科・耳鼻咽喉科を受診する小児患者の多くは，6か月～6歳までの乳幼児です．そして，発熱・鼻漏・咳嗽を主訴とした呼吸器ウイルス感染症の子どもがほとんどです．受診者数が多いのは集団保育が始まる春と，ライノウイルスをはじめとする呼吸器ウイルス感染症が浸淫し始める10～11月です．

急性上気道炎，いわゆる「かぜ（普通感冒）」は多くの呼吸器ウイルス感染症による代表

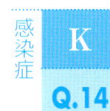

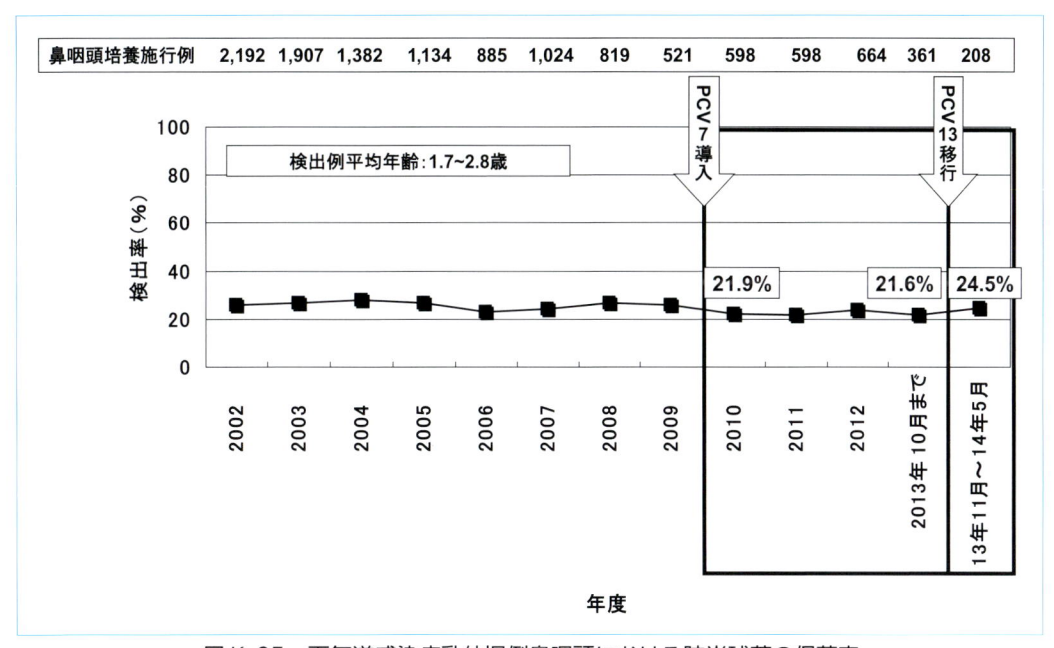

図 K-25　下気道感染症乳幼児例鼻咽頭における肺炎球菌の保菌率
下気道感染症乳幼児に経鼻腔鼻咽腔培養を施行，肺炎球菌結合型ワクチン（PCV7・PCV13）の導入・普及前後で肺炎球菌の検出率に変化はない．

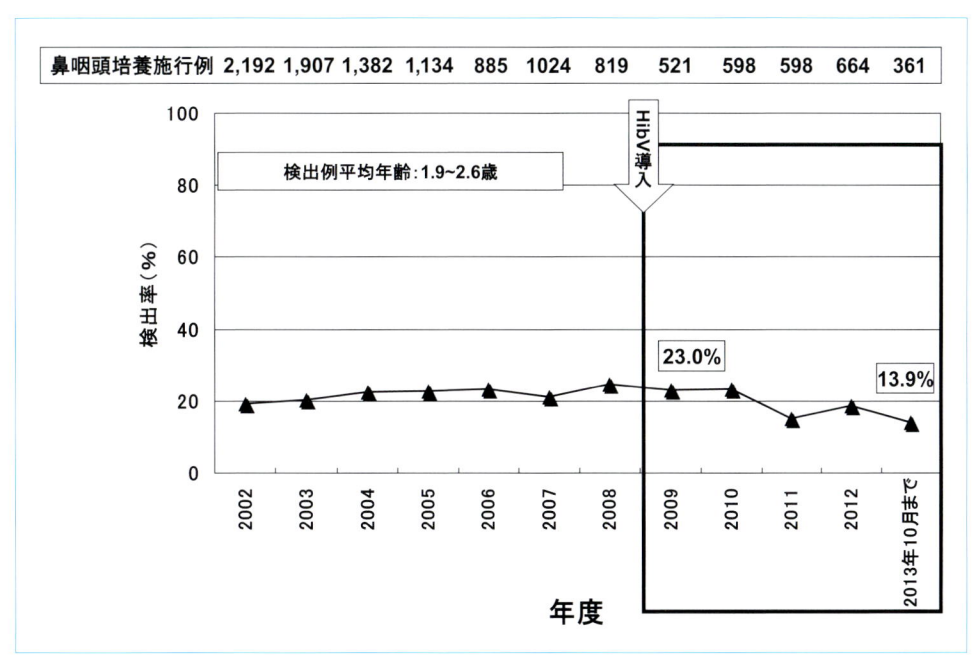

図 K-26　下気道感染症乳幼児例鼻咽頭におけるインフルエンザ菌の保菌率
同様に，ヒブワクチン導入後にインフルエンザ菌検出率に変化はなかった．

的な病型です．原因ウイルスとして最も重要なのはライノウイルスで，小児の「かぜ」の約70％，成人の「かぜ」の約50％がライノウイルスによることが報告されています[4]．

背景として，①生後4～6か月には母体から移行した受動免疫が消失すること，②ウイルス感染症には季節性と年齢依存性があり，呼吸器ウイルスは気温が20℃以下の期間に互いに干渉しながら浸淫・流行し，多くは乳幼児期に免疫を獲得していくこと[4]，③乳幼児の集団保育では接触・飛沫により呼吸器ウイルスが伝播・蔓延しやすいことが挙げられます．

そして，乳幼児は母体からの受動免疫が消え始めると，その鼻咽頭に肺炎球菌とインフルエンザ菌を定着させるようになります．肺炎球菌とインフルエンザ菌による細菌感染症，ここでとりあげた急性中耳炎・細菌性肺炎・細菌性鼻副鼻腔炎は，この乳幼児の鼻咽頭への無症候性定着が発症契機となります[5)6)]．乳幼児全体では，いずれも約20％の頻度で保菌していますが（図K-25, 26），集団保育乳幼児では保菌率が80％以上に上昇することが報告されています[7]．

II 発症機序

通常，睡眠中にも鼻咽頭に定着している両菌は中耳腔・下気道・副鼻腔に拡散・落下しますが，気道粘膜が健常であれば排除することが可能です．しかし，呼吸器ウイルス感染症を発症すると気道粘膜の自浄作用が発揮できなくなり排除することができず，急性中耳炎・細菌性肺炎・細菌性鼻副鼻腔炎が続発することになります．

乳幼児における「かぜ」の自然歴は明らかにされており，ライノウイルスをはじめとする呼吸器ウイルス感染後，3日ほどの潜伏期を経て発熱・鼻漏・咳嗽で発症し，発熱は24～48時間で軽快するものの，鼻漏・咳嗽は解熱後一時増悪，しかし9日までに9割の症例では気道症状が消失します[3]．この経過のなかで，発症後2～7日で急性中耳炎を，3～5日で細菌性肺炎を，10日以降に細菌性鼻副鼻腔炎を，それぞれ約40％，30％，6％の頻度で発症します[4]．

急性中耳炎は，不機嫌・耳痛とともに鼓膜所見が重要で，鼓膜の膨隆が最も大切な所見です．細菌性肺炎は，発熱が4日を超えるうちに湿性咳嗽を1日中認めることで臨床診断します．そして細菌性鼻副鼻腔炎は，鼻漏・咳嗽が10日を超えて遷延し，睡眠に影響が出るほどの咳嗽を認めたとき診断します[3]．

III 肺炎球菌とインフルエンザ菌のペニシリン耐性率

肺炎球菌は細胞壁の外側に莢膜を持ち，その血清型の種類は90以上認められています．乳幼児の鼻咽頭には原則1つの血清型の肺炎球菌が定着しており，新たに1つの血清型株が鼻咽頭に侵入すると競合的に他の血清型株を排除して定着します[8]．病原性の強いものは短期間で，病原性の弱いものは数か月で入れ替わります[8]．

2010年に導入された7価肺炎球菌結合型ワクチン（PCV7）は2011年以降公費助成を受け接種が普及し，PCV7血清型肺炎球菌は排除されてきました（図K-27）[9]．しかし，本来乳幼児の鼻咽頭に定着する肺炎球菌は，他の細菌と常在菌叢を形成し生体にとって防御的に働いているため，PCV7血清型が排除されても血清型の置換により他の血清型株が定着

1. 検出された肺炎球菌株におけるPCV7血清型の頻度
2. ヒブワクチン導入前後のHib保菌率

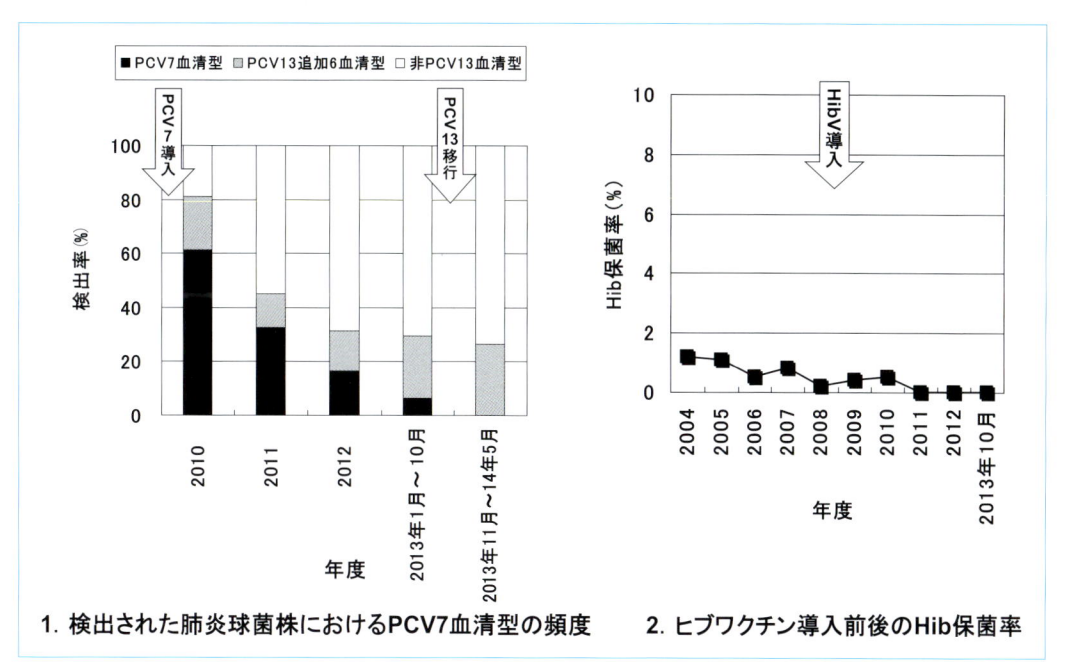

図 K-27　PCV7・ヒブワクチン導入後の下気道感染症乳幼児例鼻咽頭保菌調査結果
PCV7接種普及により，PCV7血清型は2013年にはほぼ排除された．また，ヒブワクチン接種普及により2011年以降Hibは検出されなくなった．

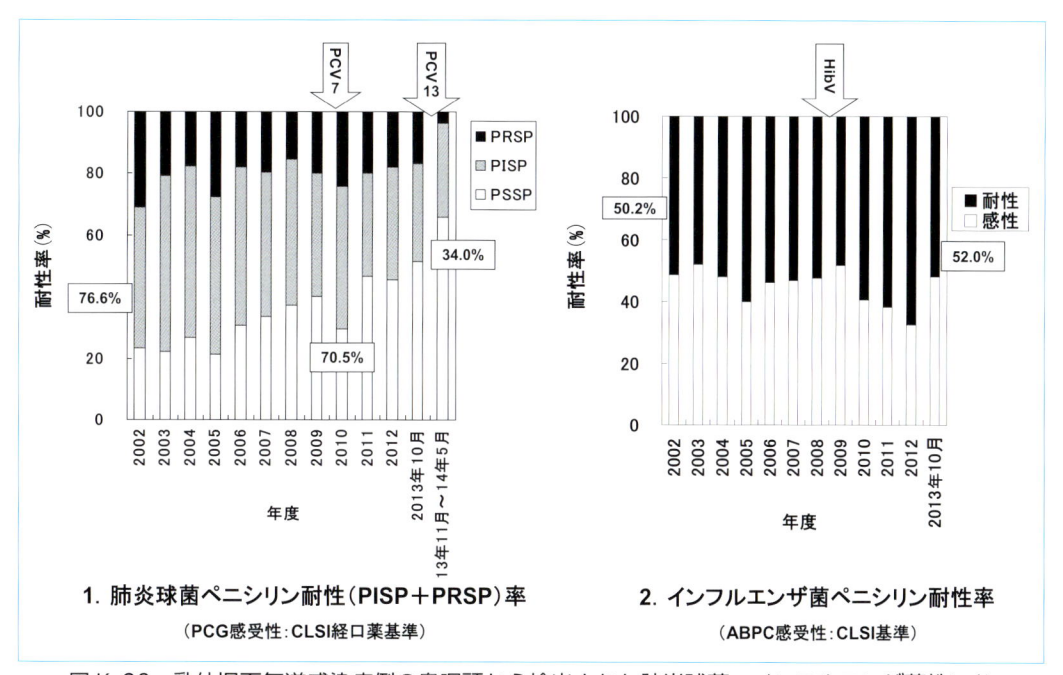

1. 肺炎球菌ペニシリン耐性（PISP＋PRSP）率
（PCG感受性：CLSI経口薬基準）

2. インフルエンザ菌ペニシリン耐性率
（ABPC感受性：CLSI基準）

図 K-28　乳幼児下気道感染症例の鼻咽頭から検出された肺炎球菌・インフルエンザ菌株におけるペニシリン耐性率の推移
肺炎球菌のペニシリン耐性率は耐性率の高かったPCV7血清型が排除された結果，改善した．しかし，インフルエンザ菌のペニシリン耐性率に変化はなくBLNARがそのほとんどを占める．

します(図 K-25, 27)[9]. 結果として, 非 PCV7 血清型が侵襲性肺炎球菌の原因菌として問題となり, 2013 年 11 月に 13 価ワクチン(PCV13)に切り替えられました.

　一方, 乳幼児の鼻咽頭に定着するインフルエンザ菌は, もともとほとんどが無莢膜型インフルエンザ菌(NTHi)で, 2008 年 12 月以降のインフルエンザ菌 b 型(Hib)に対するヒブワクチン導入と普及によって Hib が排除されても(図 K-26, 27)[10], もともと乳幼児の約 1％しか Hib をその鼻咽頭に保菌していなかったので[10], NTHi の保菌状況は変化がないと考えられます.

　これまで両菌ともにペニシリン耐性が臨床上の問題となっていました. 幸い, 肺炎球菌においてはペニシリン耐性率の高かった PCV7 血清型[9]が排除され, 2010 年以前は 60〜70％であったペニシリン耐性率が 2014 年には 30〜40％にまで改善しました(図 K-28). しかし, Hib が排除されてもインフルエンザ菌(NTHi)のペニシリン耐性率には影響はなく, 2002 年以降, インフルエンザ菌株の 50〜60％がペニシリン耐性で, しかもそのほとんどが β-ラクタマーゼ非産生アンピシリン耐性株(BLNAR)です(図 K-28)[10].

Ⅳ 薬剤耐性を招かない投与量・投与日数の設定の重要性

　このように細菌ワクチンが導入されても, 肺炎球菌とインフルエンザ菌は乳幼児の鼻咽頭に定着し続けます. したがって, 抗菌薬の適正使用を実践しなければ, 両菌の抗菌薬耐性は今後も臨床上の問題になり続けます. 日常診療における大切な課題の 1 つは, 肺炎球菌とインフルエンザ菌の抗菌薬耐性を誘導・選択しない抗菌薬の適切な投与, すなわち正しい選択とともに, 投与量と投与期間の設定となります. 当科では血流の良い細菌性肺炎と骨に囲まれた急性中耳炎および細菌性鼻副鼻腔炎への抗菌薬療法を以下のように決めています.

　まず, いずれの臨床診断の場合においても, ①診断した際に原因菌推定のために経鼻腔鼻咽頭培養を施行すること, ②抗菌薬投与の対象とする原因菌として肺炎球菌を念頭におくこと, ③初期抗菌薬はアモキシシリン(AMPC)を選択すること, を基本としています.

　投与量・投与期間ですが, ①細菌性肺炎では 40〜60 mg/kg/day, 分 2〜3[11], 急性中耳炎・細菌性鼻副鼻腔炎では 60〜80 mg/kg/day, 分 2〜3[12]とする, ②投与は 3 日間とし 3 日後に効果を評価する, ③有効の場合には細菌性肺炎では終了とし急性中耳炎・細菌性副鼻腔炎では 2 日間追加する, ④無効例で鼻咽頭からインフルエンザ菌が検出された場合には, アンピシリン感性・耐性に関わらず細胞内寄生性が無効の背景と想定し, アジスロマイシン(AZM), 10 mg/kg/day, 分 1, 3 日間, またはトスフロキサシン(TFLX), 12 mg/kg/day, 分 2, 3 日間を処方して 3 日後に効果を評価する, としています.

(成相昭吉)

文　献

1) 日本化学療法学会：小児科領域抗菌薬臨床試験における判定基準. 日化療会誌. 51：144-151, 2003.
2) 宮地裕美子ほか：乳幼児市中肺炎入院例における CRP 値再検査の必要性に関する検討. 小児感染免疫. 24：149-153, 2012.

3) Wald ER, et al : Commentary : Antibitic recommendations for acute otitis media and acute bacterial sinusitis in 2013-The conundrum. Pediatr Infect Dis J. 32 : 641-643, 2013.
4) Ruuskanenn O, et al : New aspects on human rhinovirus infections. Pediatr Infect Dis J. 32 : 553-555, 2013.
5) Bogaert D, et al : *Streptococcus pneumoniae* colonisation : the key to pneumococcal disease. Lancet Infect Dis. 4 : 144-154, 2004.
6) Moxon ER : The carrier state : *Haemophilus influenzae*. J Antimicrob Chemother. 18 : 17-24, 1986.
7) 伊藤真人ほか：保育園と耐性菌感染．小児感染免疫．15：117-123，2003．
8) Van der Poll T, et al : Pathogenesis, treatment, and prevention of pneumococcal pneumonia. Lancet. 374 : 1543-1556, 2009.
9) 成相昭吉ほか：7価肺炎球菌結合型ワクチン普及による乳幼児下気道感染症例の上咽頭から検出された肺炎球菌株における血清型の変化．小児感染免疫．26：213-219，2014．
10) 成相昭吉ほか：乳幼児におけるインフルエンザ菌b型株の保菌率とアンピシリン感受性に関する検討．日児誌．117：1254-1259，2013．
11) 小児呼吸器感染症診療ガイドライン作成委員会：小児呼吸器感染症診療ガイドライン2011，協和企画，2011．
12) 日本耳科学会，日本小児耳鼻咽喉科学会，日本耳鼻咽喉科感染症・エアロゾル学会編：小児急性中耳炎診療ガイドライン2013年版，金原出版，2013．

K. 感染症

Q.15 抗菌薬に1回，2回，3回投与薬剤があるのはなぜですか？

回答

抗菌薬の有効性は，原因菌に対する最小発育阻止濃度（minimal inhibitory concentration；MIC）を基準に，MIC以上の濃度の抗菌薬と細菌が接触する時間に依存する「時間依存性」と，薬物の濃度に依存して効果を発揮する「濃度依存性」の2種類に分けられます．

①時間依存性抗菌薬（β-ラクタム系抗菌薬：メイアクト®，フロモックス®，トミロン®，など）

MICを上回る抗菌薬濃度での作用時間が有効性に関係します．そのため，頻回の投与（2〜3回以上の投与）が必要となります．

②濃度依存性抗菌薬（キノロン系抗菌薬：ジェニナック®，オゼックス®，クラビット®，グレースビット®，など）

1回投与量が有効性に関係します．そのため，1日1回の投与で十分な効果が期待できます．

このような抗菌薬の特性から，1日1回，2回，3回の投与の違いが生まれるわけです．

解説

抗菌薬は，その種類により薬物としての特徴が異なり，適切に服薬する必要があります．実際の臨床の現場では，抗菌薬の服薬コンプライアンスが問題となることがしばしばあります．

集団保育を受けている場合には，昼の服薬ができないことが多いため，分3で処方しても実際には2回のみの服用になってしまうことがあり，セフェム系抗菌薬などの時間依存性の薬剤では，抗菌薬の有効性が十分に期待できなくなります．

I 抗菌薬の体内動態（PK/PD）を示すパラメーター（図K-29，表K-14）

1. PK（pharmacokinetics：薬物動態）パラメーター

Area under the curve（AUC）（血中濃度曲線下面積），T1/2（血中濃度半減期），Cmax（最高血中濃度），トラフ値（最低血中濃度），Tmax（最高血中濃度到達時間）など．

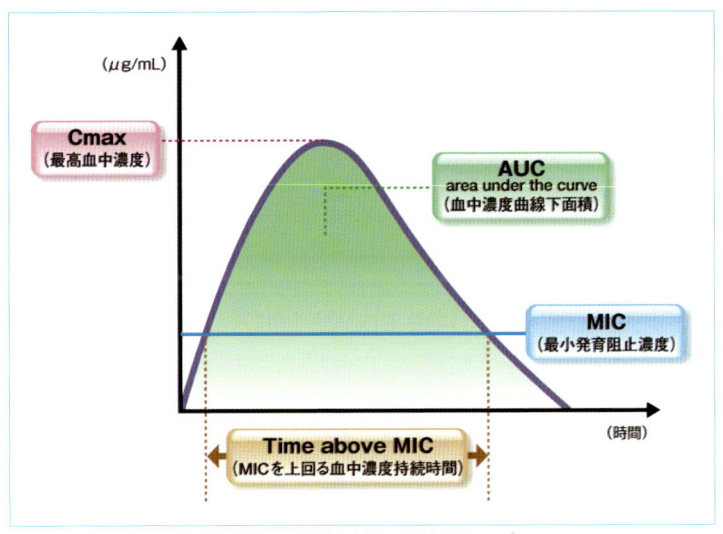

図 K-29　抗菌薬の抗菌活性に影響するパラメーター

抗菌薬投与後の血中濃度を示す．抗菌薬は投与後に体内に吸収され，時間とともに血中濃度が上昇する．このとき血中抗菌薬濃度が最高になった値が最高血中濃度(Cmax)である．時間とともに，抗菌薬は代謝・排泄され血中抗菌薬濃度は低下する．この血液中の抗菌薬濃度曲線の示す面積が血中濃度曲線下面積(AUC)である．細菌の増殖を抑制する抗菌薬の最低濃度が最小発育阻止濃度(MIC)であり，血中抗菌薬濃度曲線で，MICを上回る血中抗菌薬濃度が持続されている時間がT>MICである．

表 K-14　各種抗菌薬の効果と相関するPK/PDパラメーター

抗菌薬効果	PK/PDパラメーター	抗菌薬
時間依存性殺菌作用 (持続効果が短い) 1日2〜3回以上投与	time above MIC (T>MIC) 血中抗菌薬濃度が細菌に対する最小発育阻止濃度を超えている時間	ペニシリン系(ワイドシリン®，パセトシン®，クラバモックス® など) セフェム系(メイアクト®，フロモックス®，トミロン® など) カルバペネム系(オラペネム®，メロペン®，オメガシン®，フィニバックス® など) マクロライド系(クラリス®，エリスロシン® など)
時間依存性殺菌作用 (持続効果が長い) 主に1日1回投与	AUC/MIC 血中濃度曲線下面積/最小発育阻止濃度	アザライド系(ジスロマックSR®)
濃度依存性殺菌作用 1日1〜2回以上投与	Cmax/MIC 最高血中濃度/最小発育阻止濃度 または AUC/MIC 血中濃度曲線下面積/最小発育阻止濃度	キノロン系(ジェニナック®，オゼックス®，クラビット®，グレースビット® など)

　体の中で薬物がどのように広がるか，すなわち薬物が吸収され，体内で分布し，さらに代謝，排泄されるまでの濃度変化についてのパラメーターを示します．抗菌薬が有効であるかどうかは，感染した局所がどれだけの抗菌薬濃度になるかで決まるため，PKパラメーターは，血中濃度の変化をもとに決められます．

2. PD（pharmacodynamics：薬力学）パラメーター

MIC（最小発育阻止濃度），MBC（最小殺菌濃度），PAE（postantibiotic effect）など．

抗菌薬の持つ抗菌作用の強さを示します．すなわち，細菌の増殖を抑えるのに必要な最も低い抗菌薬の濃度（MIC），あるいは細菌を死滅させるのに必要な最も低い抗菌薬の濃度（MBC）や，抗菌薬が細菌に作用した後にも持続してみられる増殖抑制効果（PAE）などのパラメーターを指します．

II 時間依存性抗菌薬では Time above MIC（T＞MIC）が重要であり1日2～3回投与が基本です

ペニシリン系抗菌薬やセフェム系抗菌薬に代表されるβ-ラクタム系抗菌薬の殺菌活性は「時間依存性」であり，薬剤の血中濃度がMICを超えている時間が長いほど臨床効果が期待できます．

PK/PDパラメーターとしては，抗菌薬濃度がMICを超えている時間（time above MIC；T＞MIC）が用いられ，殺菌力に優れるペニシリン系抗菌薬（ワイドシリン®，パセトシン®，クラバモックス®など），カルバペネム系抗菌薬（オラペネム®，メロペン®，オメガシン®，フィニバックス®など）においてはT＞MICは短時間でも良いですが，殺菌力に劣るセフェム系抗菌薬（メイアクト®，フロモックス®，トミロン®など），マクロライド系抗菌薬（クラリス®，エリスロシン®など）では長時間を要することが特徴的です[1]．

時間依存性抗菌薬では，高い治療効果を得るにはT＞MICが投与間隔のどの程度を占めるかが重要であり，1回の投与量を増やして最高血中濃度（Cmax）を高めるよりも，血中の抗菌薬濃度が最も低くなった値（トラフ値）がある程度一定水準を下回らないようにすることが重要となります．ペニシリン系抗菌薬では30～40％，セフェム系抗菌薬では40～50％以上のT＞MICが必要となります．

具体的な投与方法を示します．

1. セフェム系抗菌薬は1日3回が基本です

セフェム系抗菌薬は時間依存性抗菌薬ですが，ペニシリンに比べて殺菌力に劣るため，1日3回の投与では十分なT＞MIC（40～50％以上）が必要となります．

【具体例】小児に対するメイアクト®の常用量（1回投与量3 mg/kg）で1日3回投与を行った場合，投与間隔の8時間の40％である3.2時間を維持できる濃度は0.8 μg/ml となります．一方，倍量投与（6 mg/kg）を行うと，抗菌活性を示すT＞MICを維持できる濃度は1.54 μg/ml と2倍近く上昇します（図K-30）．このように，セフェム系抗菌薬では，十分なT＞MICを得るためには，高用量での投与が推奨されます．

2. ペニシリン系抗菌薬は1日2回でも効果が期待できる

ペニシリンはセフェム系抗菌薬と同じβ-ラクタム系抗菌薬ですが，殺菌性が優れているため有効な抗菌作用を示すT＞MICはセフェム系抗菌薬の約70％（30～40％）と短くて良く，1日2回でも有効性が期待できます．

【具体例】小児の急性中耳炎や急性鼻副鼻腔炎例では，保育園や幼稚園などで昼間に抗菌薬

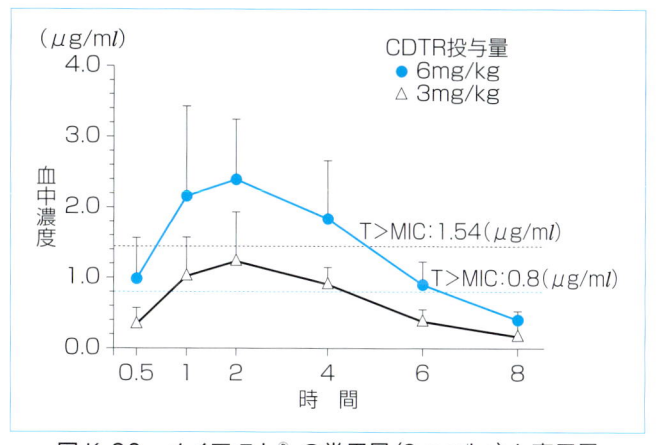

図K-30　メイアクト® の常用量（3 mg/kg）と高用量（6 mg/kg）投与による T>MIC の変化

を服用できないことがしばしばあります．その場合は，投与量を増量（60〜90 mg/kg/day）し，1日2回内服での投与が推奨されます．

体重12 kgの小児を例とすると，480 mg/dayを分3（40 mg/kg）で投与した場合には，昼間の内服ができなかった場合には320 mg/dayで内服しており，体重あたりでは，約26 mgの内服となります．このようなときは，720〜1,080 mg/day（60〜90 mg/kg）を分2で処方することが薦められます．

アモキシシリンの投与量を増量する場合には，上限は成人の投与量の最大（1,500〜1,600 mg/kg/day）とします．アモキシシリン増量投与後の下痢は投与後2〜3日目に最も頻度が高く，その後は少なくなりますので，酪酸菌製剤や耐性乳酸菌製剤の併用が下痢の副作用の軽減に効果があります．

Ⅲ 用量依存性抗菌薬では最高血中濃度（Cmax）と血中濃度曲線下面積/最小発育阻止濃度（AUC/MIC）が重要で1日1〜2回投与で十分です

キノロン系抗菌薬（ジェニナック®，オゼックス®，クラビット®，グレースビット®など）は，濃度依存性に抗菌作用を発揮する抗菌薬です．そのため，高い抗菌作用を得るためには最高血中濃度（Cmax）はできるだけ高く，血中濃度時間曲線下面積（AUC）はできるだけ大きいことが必要となります．キノロン系抗菌薬の抗菌効果はAUC/MICに良好に相関します．

このようなことから，キノロン系抗菌薬では，1日1〜2回の投与で十分な効果が期待できます（小児ではオゼックス®は1日2回の投与とされています）．

【具体例】臨床の現場では，重症の中耳炎に対して鼓膜切開が困難な場合によく遭遇します．オゼックス®は，小児急性中耳炎診療ガイドライン2013年版において中等症以上の症例に対して常用量（1回6 mg/kg，1日2回投与）治療が推奨されています．①2歳未満の重症，難治性（反復性，遷延性）中耳炎患児で，鼓膜切開が難しい場合，②原因菌としてインフルエンザ菌，特にβ-ラクタマーゼ非産生アンピシリン耐性インフルエンザ菌（BLNAR）が疑

われる場合，③鼻副鼻腔炎合併例，両側罹患などの難治化のリスクファクターを有する2歳未満の患児，④反復性・遷延性中耳炎に対して，ピボキシル基を有する抗菌薬（メイアクト®，フロモックス®，トミロン®，オラペネム®など）による治療を長期に行われており，低カルニチン血症の恐れもある乳幼児では有効性が期待できます．

Ⅳ 後抗菌薬作用（post-antibiotic effect；PAE）により抗菌薬の投与方法を考える必要があります

　ある抗菌薬が微生物に短時間作用した後に持続してみられる増殖抑制効果のことをPAEといいます[2]．グラム陽性菌（肺炎球菌，溶連菌など）に対しては，β-ラクタム系抗菌薬をはじめとするほとんどの抗菌薬がPAEを示すのに対して，グラム陰性菌（インフルエンザ菌やモラクセラ・カタラーリス）に対しては，キノロン系抗菌薬やマクロライド系抗菌薬はPAEを示しますが，ペニシリン系抗菌薬やセフェム系抗菌薬はほとんどPAEを示しません．

【具体例】臨床の現場では，肺炎球菌やインフルエンザ菌が検出された場合に，どのように抗菌薬を選択するか迷う場合が多くあります．

　肺炎球菌が検出された場合には，PAEを考慮して1日2回の投与でも効果は期待できるため，先に述べたアモキシシリンの高用量の1日2回の投与を選択します．一方，インフルエンザ菌が検出された場合には，PAEは期待できないため，アモキシシリンの1日3回の投与あるいは，メイアクト®を増量し1日3回の投与を行います．

（保富宗城）

文　献

1) Craig WA, et al：Pharmacokinetics and pharmacodyamics of antibiotics in otitis media. Pediatr Infect Dis J. 15：255-259, 1996.
2) Craig WA, et al：The postantibiotic effect. Ann Intern Med. 106：900-902, 1987.

K．感染症

Q.16 細菌はなぜ薬剤耐性になるのですか？

回答 細菌は，様々な環境に合わせて自身の生存のため，頻繁に遺伝子変異をきたしています．この細菌の突然変異により薬剤耐性株が出現します．細菌が薬剤耐性になるのは，この薬剤耐性株が抗菌薬により選択されることによります．

抗菌薬の使用により薬剤耐性菌が選択されるのは明白ですが，抗菌薬使用が直ちに細菌の耐性化，すなわち遺伝子変異を誘導するわけではありません．薬剤耐性菌を選択しないためには，抗菌薬を適正に使用することが大切です．そのためには，抗菌薬の抗菌作用からではなく，細菌の薬剤耐性化の側面からみた考え方＝薬剤耐性菌選択領域を知ることが大切です．

解説

実際の臨床の現場では次のような疑問が生じます．
- 抗菌薬を使うと薬剤耐性化を誘導するのであれば，抗菌薬は使わないほうが良いのか？でも抗菌薬なしでは感染症の治療はできない．抗菌薬をどのように使うのが良いのか？
- ペニシリン感受性肺炎球菌が検出されていたので，抗菌薬治療を1週間行ったら，その後でペニシリン耐性肺炎球菌が検出された．薬剤耐性化したのか？

I 細菌の薬剤耐性化は抗菌薬の使用頻度と関係する

抗菌薬の使用により薬剤耐性が誘導されるのでしょうか？ 実際，ペニシリン耐性肺炎球菌の分離頻度と抗菌薬の使用パターン・使用頻度と密接に関係することがわかっています（図K-31)[1]．

1. 各国にみる抗菌薬使用頻度とペニシリン耐性肺炎球菌の分離頻度

セフェム系抗菌薬の使用頻度が高いスペインやフランスでは，ペニシリン耐性肺炎球菌の分離頻度が高い反面，セフェム系抗菌薬の使用量が少ないイギリスでは，ペニシリン耐性肺炎球菌の分離頻度は低いことがわかります．また，ペニシリン系抗菌薬中心の抗菌薬使用パターンからセフェム系抗菌薬の使用量が増加している米国では，ペニシリン耐性肺炎球菌の分離頻度が増加しています．抗菌薬の使用頻度の低い北欧諸国では，ペニシリン

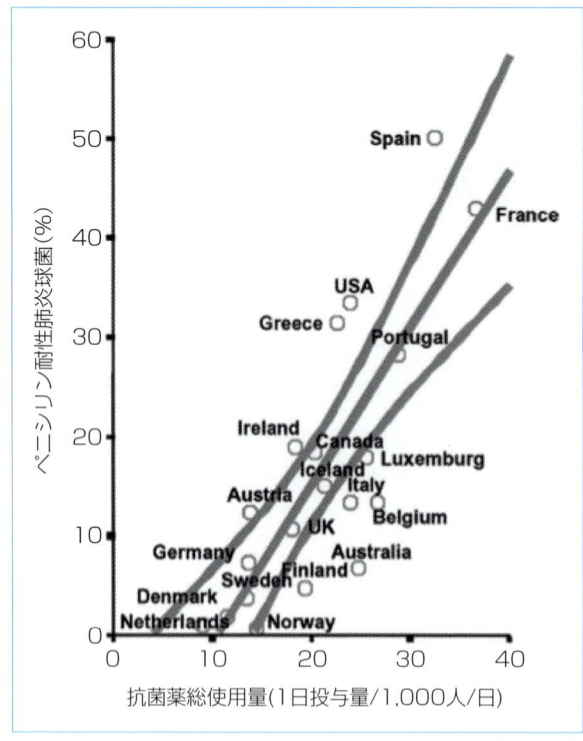

図 K-31
抗菌薬の使用頻度とペニシリン耐性肺炎球菌の検出率

抗菌薬の使用頻度の高いスペインやフランスでは，ペニシリン耐性肺炎球菌の分離頻度が高い反面，抗菌薬の使用頻度の低い北欧諸国では，ペニシリン耐性肺炎球菌の分離頻度は低い．

（文献 1 より）

耐性肺炎球菌の分離頻度は極めて低いことが特徴です．

2. 日本におけるペニシリン耐性肺炎球菌の特徴

日本におけるペニシリン耐性肺炎球菌の特徴は，セフェム系抗菌薬に対する耐性化に関与する遺伝子（*pbp2x*）変異株が多く検出されることです．すなわち，セフェム系抗菌薬を中心とする抗菌薬の頻用に伴い，ペニシリン耐性肺炎球菌が増加したと考えられます．

Ⅱ 抗菌薬使用により薬剤耐性菌が選択されるか？

＜薬剤耐性菌選択領域（selective window）とは何か？＞

薬剤耐性菌がいつ選択されるかは，薬剤耐性菌が選択される抗菌薬濃度域（選択濃度レンジ）と，細菌がその抗菌薬濃度域内に存在する時間で決定されます．この範囲のことを，薬剤耐性菌選択領域（selective window）といいます．細菌の薬剤耐性化を防ぐには，抗菌活性の強い・弱いのみでなく選択領域における薬剤濃度を考慮する必要があります[2)3)]．

1. 組織移行が良く，排泄されやすい抗菌薬は selective window が狭く，薬剤耐性菌が選択されにくい

抗菌薬の体内での動態の違いと薬剤耐性菌の選択についてモデルを示します（図 K-32）．

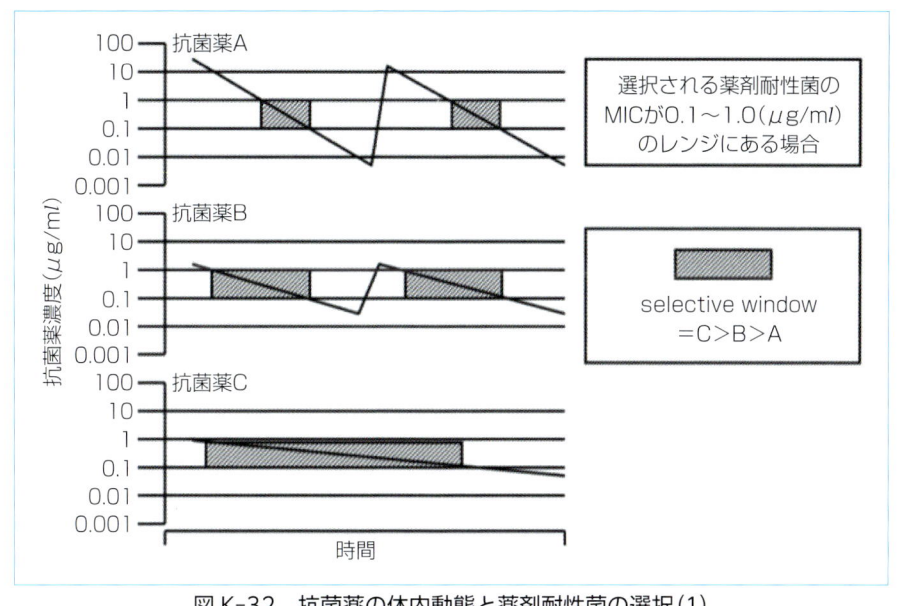

図K-32　抗菌薬の体内動態と薬剤耐性菌の選択(1)

抗菌薬A：ペニシリン系抗菌薬のように，組織移行が良く，排泄されやすい場合，selective windowが狭い．

抗菌薬B，C：セフェム系抗菌薬を1日2回投与した場合には，組織移行は低く抗菌薬濃度のピークも上がらない．そのため，selective windowが広くなり，薬剤耐性菌を選択しやすくなる．

＜どのようなときに薬剤耐性菌が選択されるか？＞

薬剤耐性菌が選択される抗菌薬濃度域(選択濃度レンジ)が0.1～1.0μg/mlの場合には，抗菌薬濃度が0.1μg/ml以下であると抗菌効果は認めません．一方，抗菌薬濃度が1μg/ml以上である場合には，抗菌効果により細菌は死滅すると考えます．抗菌薬濃度が0.1～1.0μg/mlの範囲内にあると耐性菌が選択されます．

抗菌薬Aでは，抗菌薬が速やかに排泄され，選択濃度レンジ(0.1～1.0μg/ml)内に留まる時間は短いことが特徴です．すなわち，selective windowは狭いため，薬剤耐性菌は選択されにくいことが特徴です．

抗菌薬Bでは，抗菌薬のピーク濃度も低く，排泄も遅いため，選択濃度レンジに留まる時間は抗菌薬Aの約6倍となります．すなわち，selective windowはやや広いため，抗菌薬Aに比べて薬剤耐性菌が選択されやすくなります．

抗菌薬Cでは，1日1回投与ではピーク濃度が低いため，選択濃度レンジに入る抗菌薬濃度は0.1～0.8μg/mlに下がりますが，排泄が遅く選択濃度レンジに留まる時間が長くなります．そのため，selective windowが広いため薬剤耐性菌が非常に選択されやすくなることが特徴です．

- 抗菌薬Aは，ペニシリン系抗菌薬のように組織移行が良く排泄されやすい抗菌薬を示しています．ペニシリン系抗菌薬では，selective windowが狭く，薬剤耐性菌が選択され難く，十分な臨床効果も得られるといえます．
- 抗菌薬B，Cは，セフェム系抗菌薬を1日2回投与した場合といえます．組織移行は低く，抗菌薬濃度のピークも上がらないため，selective windowが広くなり，薬剤耐性菌

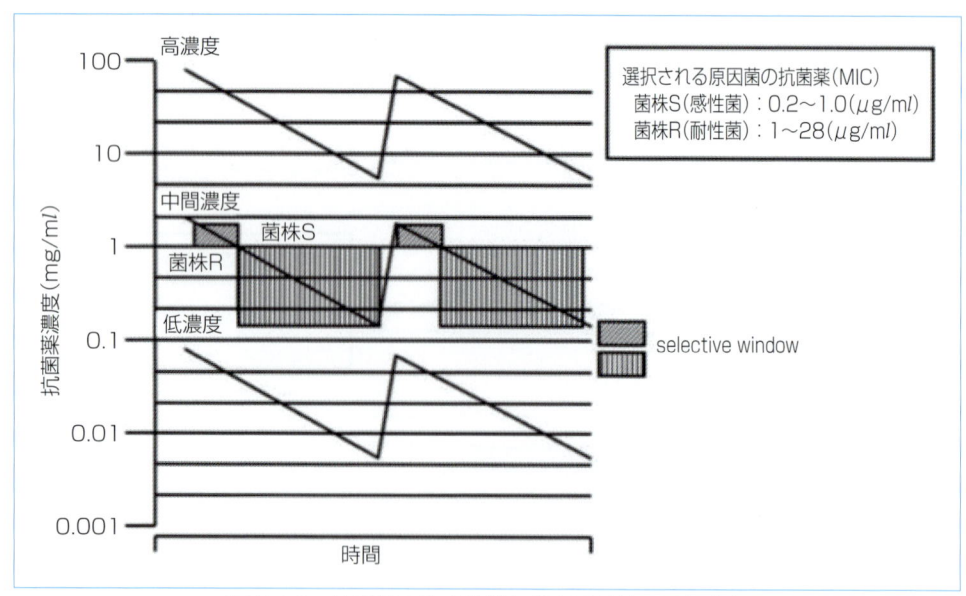

図 K-33　抗菌薬の体内動態と薬剤耐性株の選択(2)
抗菌薬を使用する場合には感染局所に高濃度の薬物が到達するように十分量(高用量)投与する必要がある．
高濃度　：selective window を超えており，耐性菌の選択は起こらない．
中間濃度：selective window は広く薬剤耐性菌株(R)が選択される．
低濃度　：selective window を下回り，有効性が得られない．

が選択されやすくなります．セフェム系抗菌薬では高用量を3回使用する必要性を示しているといえます．

2. 感染局所に十分量の抗菌薬濃度が達すれば，薬剤耐性菌は選択されない

　抗菌薬の局所濃度の違いによる薬剤耐性菌の選択のモデルを示します(図 K-33)．
　ここでは，薬剤耐性菌株(R)と感受性菌株(S)が混在している状態を仮定します．
　抗菌薬が高濃度の場合には，抗菌薬濃度は絶えず selective window を超えており，薬剤耐性菌の選択は起こりません．
　抗菌薬が中間濃度の場合には，selective window の領域は広く，感受性菌は殺菌されるのに対して，薬剤耐性菌株(R)のみが選択されます．
　抗菌薬が低濃度の場合には，抗菌薬濃度は絶えず selective window を下回り，抗菌薬の有効性が得られません．

【結果】
- 抗菌薬を高用量で使用した場合には，局所に selective window を超えた十分量の抗菌薬濃度が得られ，薬剤耐性菌の選択は起こらないとともに臨床的な有効性が期待できます．
- 抗菌薬を低用量で使用した場合には，局所には selective window を下回る濃度しか得られないため，薬剤耐性菌の選択は起こりません．しかし，臨床的有効性も期待できません．
- 中間濃度：抗菌薬を十分な量で使用しなかった場合，selective window は広く薬剤耐性菌株が選択されやすい条件になります．

【具体例】生後7か月，女児

　主訴：発熱，不機嫌

　保育園に通園を始めた頃から鼻漏が出現した．38℃の発熱と不機嫌に耳を触るため，近医を受診した．鼻咽腔からペニシリン感性肺炎球菌（3＋），ペニシリン耐性肺炎球菌（±）が検出された．ペニシリン感受性肺炎球菌による急性中耳炎と考え，ワイドシリン® 30 mg/kg，分3での内服と解熱剤を処方したところ翌日から解熱した．

　解熱後，保育園に通園を再度開始したところ，再び鼻漏が出現したため，前回と同じ用量でワイドシリン®を再度投与した．3日目に突然39.6℃の発熱が出現し，右耳後部の腫脹が出現した．通園のため昼間の内服をしていなかった．

　大学病院を受診したところ，急性乳様突起炎と診断された．鼓膜切開にて，耳漏からはペニシリン耐性肺炎球菌が検出された．

Q1. この症例では何が起こったのか？
Q2. ペニシリン耐性化が誘導されたのか？
Q3. 適切な抗菌薬治療は何か？

【解説】

Q1/Q2. ワイドシリン® 30 mg/kgと低用量であったことと，服薬コンプライアンスが不良であったことが特徴です．そのため，薬剤耐性菌のselective windowに入り，鼻咽腔にわずかに存在したペニシリン耐性菌が選択され，急性中耳炎が再燃し重症化し急性乳様突起炎に至ったと考えます．

Q3. ワイドシリン®の高用量（60～90 mg/kg）での1日2回内服での治療が望ましかったと考えられます．

（保富宗城）

文　献

1) Albrich WC, et al：Antibiotic selection pressure and resistance in *Streptococcus pneumoniae* and *Streptococcus pyogenes*. Emerg Infect Dis. 10：514-517, 2004.
2) Billal DS, et al：*In vitro* induction and selection of fluoroquinolone-resistant mutants of *Streptococcus pyogenes* strains with multiple emm types. J Antimicrob Chemother. 59：28-34, 2007.
3) Baquero F, et al：Strategys to minimize the development of antibiotic resistance. J Chemther. 9(Suppl 3)：29-37, 1997.

K. 感染症

Q.17 ペニシリン耐性菌にはペニシリンは効かないのですか？

回答　細菌に対する抗菌薬の有効性を示す指標としては，最小発育阻止濃度（minimum inhibitory concentration；MIC）が用いられることが多いです．しかし，MIC は，細菌の増殖を阻止することのできる最低の抗菌薬濃度であり，臨床的な抗菌薬の有効性の優劣を示す値ではないことを十分に知っておく必要があります．

ペニシリン耐性肺炎球菌はペニシリン G に対する MIC に基づく分類であり，臨床現場において用いられているアモキシシリン（ワイドシリン® など）に対する MIC に基づいた分類ではありません．また，抗菌薬の臨床における有効性については，薬剤感受性検査結果から抗菌薬の治療効果を予測するために使用する基準値を示す breakpoint MIC（以下，ブレイクポイント）の考え方が注目されています．アモキシシリンの肺炎球菌に対するブレイクポイントは，感性≦2 μg/ml，中間 4 μg/ml，耐性≧8 μg/ml であり，肺炎球菌のほとんどは，アモキシシリンのブレイクポイントでは感性に含まれることから，ペニシリン耐性菌であってもアモキシシリンは十分に効果があると考えられます．

解説

実際の臨床の現場では，次のような疑問と問題が生じます．
- ペニシリン耐性肺炎球菌が問題とされているのに，第一選択薬がアモキシシリンであるのは間違いではないか？
- 原因菌検査を行ったところ，ペニシリン耐性肺炎球菌（PCG MIC＝2 μg/ml）との結果が報告されたので，アモキシシリンからセフェム系抗菌薬に変更するのが正しいのか？

I　最小発育阻止濃度（MIC）は抗菌薬の臨床的な有効性を示さない

抗菌薬の抗菌作用の強さを示す薬力学パラメーターとしては，MIC が一般的です．しかし，MIC は，試験管内で細菌の増殖を阻止することのできる抗菌薬の最低濃度であり，臨床的な有効性の優劣を示す値ではありません．MIC は標的となる細菌の浮遊液に抗菌薬の段階希釈液を加え，細菌の発育が認められなくなる最小の抗菌薬濃度のことであり，MIC が小さいほど抗菌薬の細菌に対する抗菌作用は強いということになります．しかし，重要

なことは，MIC は細菌を死滅させる抗菌薬濃度ではなく，MIC より低い濃度では細菌は増殖を続けるわけです．すなわち，MIC は抗菌薬の有効量と無効量の境界であり，ほとんどの細菌は感染部位ではバイオフィルムを形成したり，組織内へ侵入し存在しており，浮遊細菌として存在することは極めて少ないため，臨床的な有効性の優劣を示す値ではない点を注意しなければなりません．

II 抗菌薬の breakpoint MIC（ブレイクポイント）とは何か？

抗菌薬の臨床的な有効性を評価するには，抗菌薬の病原細菌に対する MIC の良否だけでなく，治療効果を左右する因子と抗菌薬の体内動態（最高血中濃度，作用時間，組織移行性）や薬剤の特性（抗菌剤作用特性）も考慮する必要があります．そのような指標として，ブレイクポイントは，一定の確率で臨床効果が期待できる抗菌薬濃度と定義されています．

ブレイクポイントとは，抗菌薬の有効性を示す指標とされ，80％の臨床的有効率として MIC_{80} に近似され，有効（S：susceptible），中間（I：intermediate），無効（R：resistant）の3段階で評価されます[1]．

<ブレイクポイント＝Cm×t×Rtr×A>
　Cm：最高血中濃度（Cmax）より規定される定数
　t：作用時間（半減期）より規定される定数
　Rtr：組織移行性（最高組織濃度/最高血中濃度比（R）より規定）
　A：抗菌作用特性（PAE，殺菌および静菌作用等の特性を勘案して決定）

本邦では，呼吸器感染症，敗血症，尿路感染症に対してのブレイクポイントが示されています．ブレイクポイントが高い薬剤とは，臨床的な有効性を期待できる MIC 幅が広いことを意味し，ブレイクポイント MIC 値より MIC 値が小さくその差が大きい抗菌薬ほど臨床的な有効性が期待できるといえます．

III ペニシリン耐性肺炎球菌に対して，なぜアモキシシリンが第一選択薬となるか？

「ペニシリン耐性肺炎球菌」に対してペニシリン系抗菌薬であるアモキシシリンが第一選択薬とされることへの疑問は，その名前「ペニシリン耐性肺炎球菌」にあります．ペニシリン耐性肺炎球菌の定義は，ペニシリン G に対する MIC に基づく分類であり，アモキシシリンに対する MIC に基づいた分類ではありません．実際，本邦で急性中耳炎患児より分離された肺炎球菌を用いた検討では，ペニシリン G に比べてアモキシシリンのほうが MIC はやや良好な結果が得られています（図 K-34）．

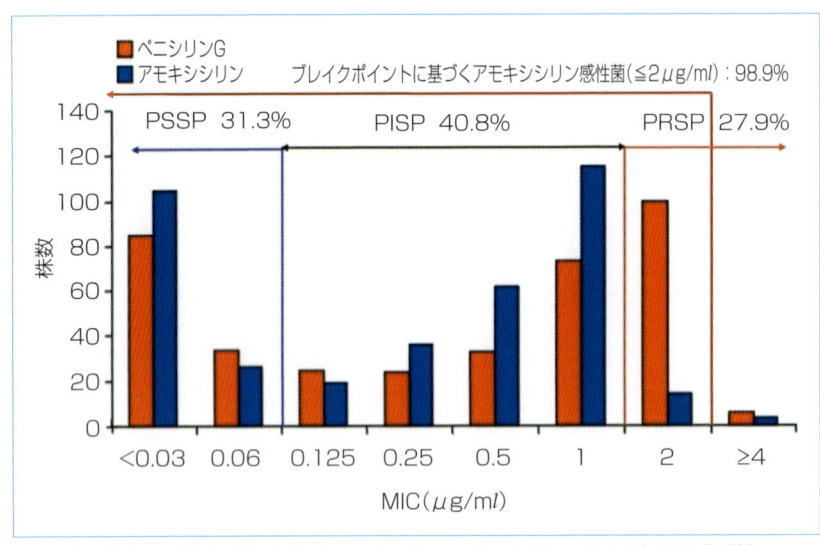

図 K-34　肺炎球菌のアモキシシリン，ペニシリン G に対する感受性

肺炎球菌に対しては，ペニシリン G に比べてアモキシシリンのほうが MIC はやや良好である．ブレイクポイントに基づけば肺炎球菌の 98.9% がアモキシシリンに感性（2 μg/ml）である．

アモキシシリンは肺炎球菌に対して良好な感受性を示します．

アモキシシリンの肺炎球菌に対するブレイクポイント
　感性：≤2 μg/ml，中間：4 μg/ml，耐性：≥8 μg/ml
アモキシシリンのインフルエンザ菌に対するブレイクポイント
　感性：≤1 μg/ml，中間：2 μg/ml，耐性：≥4 μg/ml

※ブレイクポイントの基準は，米国 CLSI の推奨による値であり，アモキシシリンの投与量は 40〜90 mg が基準とされている．

アモキシシリンのブレイクポイントの分類では，肺炎球菌の 98.9% は感性に含まれます（図 K-34）．アモキシシリンは殺菌性が強く，組織移行性も良好なため，高用量を用いればペニシリン耐性肺炎球菌に対しても十分な有効性が期待できるわけです[2〜4]．

（保富宗城）

文　献

1) Craig WA, et al：Pharmacokinetics and pharmacodyamics of antibiotics in otitis media. Pediatr Infect Dis J. 15：255-259, 1996.
2) Piglansky L, et al：Bacteriologic and clinical efficacy of high dose amoxicillin for therapy of acute otitis media in children. Pediatr Infect Dis J. 22：405-413, 2003.
3) Garrison GD, et al：High-dose versus standard-dose amoxicillin for acute otitis media. Ann Pharmacother. 38：15-19, 2004.
4) Dowell SF, et al：Acute otitis media：management and surveillance in an era of pneumococcal resistance—a report from the drug-resistant Streptococcus pneumoniae Thrapeutic Working Group. Pediatr Infec Dis J. 18：1-9, 1999.

K. 感染症

Q.18 バイオフィルムとは何ですか？

回答 ほとんどの細菌は，細胞外多糖成分であるグリコカリックスを産生し，このグリコカリックスによって構成される細胞外マトリックスにより凝集塊を形成し存在していると考えられています．この細菌と細胞外マトリックスの集合体のことをバイオフィルムといいます．

　従来まで，細菌感染症は細菌が上皮に付着することにより発症すると考えられてきました．しかし近年，細菌は浮遊した状態(planktonic cells)として存在するのではなく，上皮細胞に付着し，さらに小細菌塊(microcolony)を形成し生存していることがわかってきました．今日では，バイオフィルムは様々な感染症の遷延化の重要な要因と考えられています．

解説

I バイオフィルムは細菌を守る鎧の役割をしている

　バイオフィルム形成は，まず第1段階として浮遊細菌が表面に付着することから始まります．第2段階では細菌が凝集してマイクロコロニーを形成し，さらにバイオフィルムを形成します．第3段階では発達したバイオフィルムの一部が脱落して他所で新たなバイオフィルムを形成します．付着した細菌は，最初に小さな集塊を形成し，さらに細胞間伝達物質による情報交換（クオラムセンシング）を行いながら，細菌が密接に関係したより大きな集塊となり，成熟したバイオフィルムを形成していくわけです（図K-35）[1]．

　以下のように，バイオフィルムは細菌に様々な利点をもたらします．

- 細菌同士が共存することができる．
- それぞれの細菌が産生する栄養素，排泄物などが他の細菌の生存に有利に働くなどの相互関係がある．
- 貪食細胞による貪食殺菌処理をはじめとする宿主の免疫学的排除機構から逃れることができる．
- 細菌の代謝活性や分裂率が低下しており，抗菌薬による殺菌作用から逃れやすい．
- ペニシリン系やセフェム系の抗菌薬自体がバイオフィルム内に移行し難いことから，抗菌薬による殺菌作用から逃れることができる．

図 K-35
細菌のバイオフィルム形成
バイオフィルム形成は，浮遊細菌が固体表面に付着した後，小さな集塊を形成しながらさらに密接に関係したより大きな集塊となり，成熟したバイオフィルムを形成する．

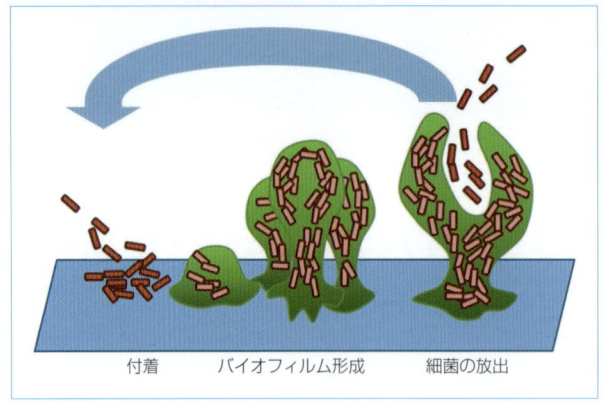

（文献1より）

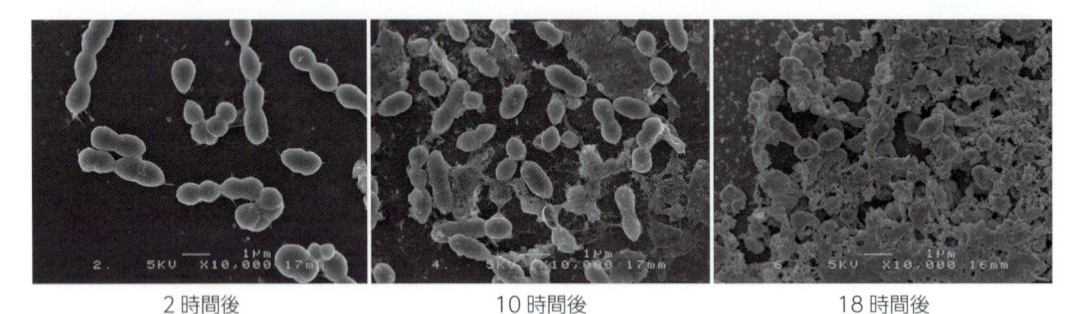

図 K-36　無莢膜型インフルエンザ菌のバイオフィルム形成
無莢膜型インフルエンザ菌を96ウェルマイクロプレートで振盪培養し，バイオフィルムを走査型電子顕微鏡で観察した．2時間後にはウェル表面に付着し，10時間後には菌体外多糖を産生し細胞外マトリックスを形成するとともにマイクロコロニーを形成している．18時間後には成熟したバイオフィルムを形成している（倍率10,000倍）．

（文献7より）

Ⅱ　耳鼻咽喉科感染症の遷延化にバイオフィルムが関与している

　耳鼻咽喉科感染症においては，急性鼻副鼻腔炎の副鼻腔粘膜や急性中耳炎の中耳粘膜にバイオフィルムの形成が認められており，多くの感染症にバイオフィルムが関与していると考えられています[2]〜[6]．耳鼻咽喉科感染症の代表的な原因菌である無莢膜型インフルエンザ菌のバイオフィルム形成を経時的に観察した結果では，時間とともに無莢膜型インフルエンザ菌が細胞外マトリックスを形成し集合体を形成することがわかります（図 K-36）[7]．

1. バイオフィルムと抗菌薬感受性

　無莢膜型インフルエンザ菌や溶連菌で，バイオフィルムの形成度と薬剤感受性の検討を行った研究では，薬剤感受性菌では薬剤耐性菌に比べてバイオフィルムの形成が強い可能性が報告されています．また，溶連菌でバイオフィルム形成と細胞内への侵入能を比較した研究では，バイオフィルム形成が強い溶連菌株では細胞内侵入が弱いことが報告されています．このような細菌の持つ巧妙な手口の解明はまだ十分にはなされていませんが，細菌は薬剤耐性化や細胞内侵入あるいはバイオフィルム形成など様々な手段を使い分けることにより，抗菌薬による殺菌や生体の持つ免疫排除機構より巧妙に逃れているのではないかと考えます[7,8]．

2. バイオフィルムと急性中耳炎の臨床経過

　無莢膜型インフルエンザ菌のバイオフィルム形成が，急性中耳炎の臨床経過に及ぼす影響について，アモキシシリン感性の無莢膜型インフルエンザ菌が分離された急性中耳炎症例において検討した結果では，アモキシシリンによる治療が奏効しなかった急性中耳炎症例から分離された無莢膜型インフルエンザ菌では，バイオフィルム形成が強いのに比べて，アモキシシリンによる治療が奏効した急性中耳炎症例から分離された無莢膜型インフルエンザ菌ではバイオフィルム形成が弱いことが判明しました[7]．このことからも，無莢膜型インフルエンザ菌は薬剤感性株であってもバイオフィルムを形成することにより抗菌薬による殺菌より逃れ，急性中耳炎を遷延化させると考えられます．

Ⅲ バイオフィルムを形成した細菌に対する抗菌薬治療

　バイオフィルムを形成した細菌に対する抗菌薬の有効性については，従来までの最小発育阻止濃度(MIC)では十分な評価ができません．細菌を殺菌するために必要な最低の抗菌薬濃度である最小殺菌濃度(minimum bactericidal concentration；MBC)，バイオフィルムを形成した細菌に対して殺菌できる最低の抗菌薬濃度である最小バイオフィルム抑制濃度(minimum biofilm eradication concentration；MBEC)と併せて評価を行った場合には，MIC値に比べてMBC値さらにMBEC値はより高い値となります(図K-37)[9]．このこと

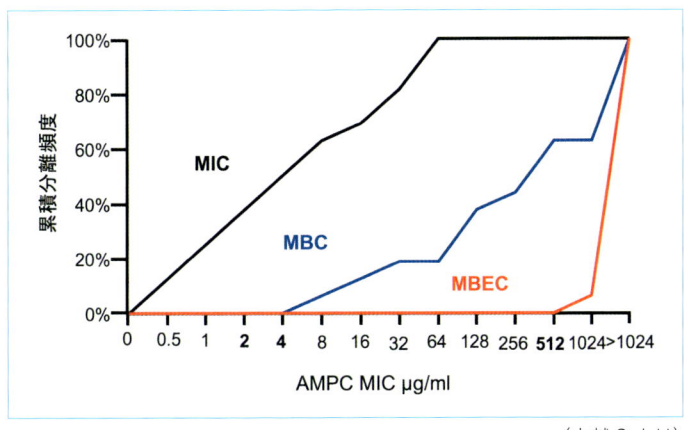

(文献9より)

図K-37　バイオフィルムを形成したインフルエンザ菌に対するアモキシシリンの効果

MIC(minimum inhibitory concentration)：最小発育阻止濃度．細菌の増殖を抑制できる最小の抗菌薬濃度
MBC(minimum bactericidal eradication concentration)：最小殺菌濃度．細菌を殺菌することができる最小の抗菌薬濃度
MBEC(minimum biofilm eradication concentration)：最小バイオフィルム抑制濃度．バイオフィルムを形成した細菌を殺菌できる最小の抗菌薬濃度
アモキシシリンのインフルエンザ菌に対する検討では，MIC値に比べてMBC値さらにMBEC値が右方移動している．すなわち，MICより高い濃度でなければインフルエンザ菌を殺菌することはできず，バイオフィルムを形成したインフルエンザ菌ではさらに高い濃度が必要となることがわかる．

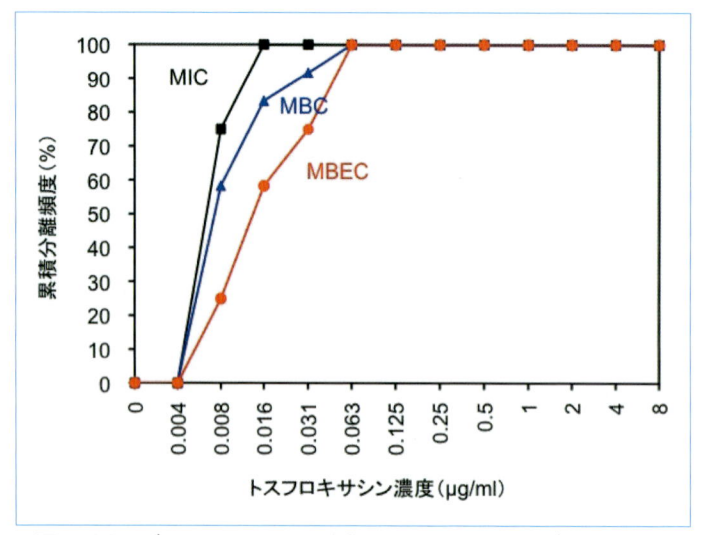

図 K-38　バイオフィルムを形成したインフルエンザ菌に対するトスフロキサシン（オゼックス®）の効果

インフルエンザ菌について，トスフロキサシン（オゼックス®）の MIC 値，MBC 値，MBEC 値を検討した結果を示す．アモキシシリン（図 K-37）と異なり，トスフロキサシン（オゼックス®）では，MIC 値と MBC 値，MBEC 値が近接している．このことは，トスフロキサシン（オゼックス®）はバイオフィルムを形成した場合でも MIC 値に近い濃度で殺菌されることを示しており，バイオフィルムに対しても有効と考えられる．

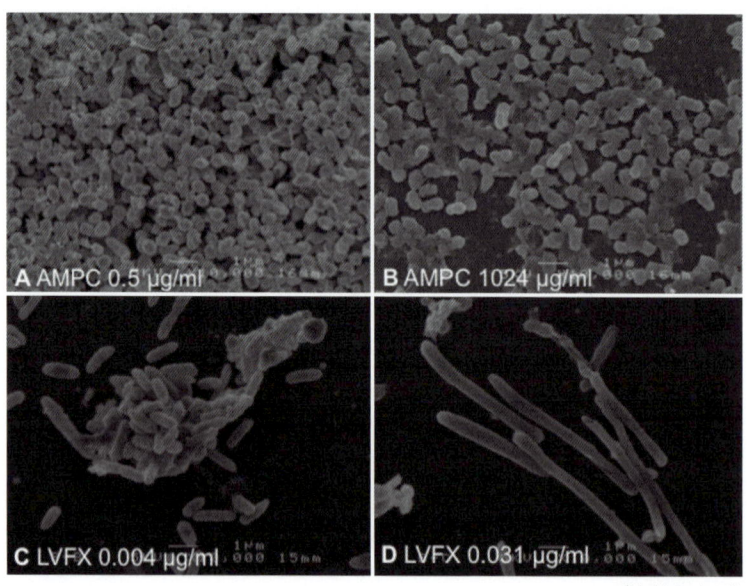

（文献 9 より）

図 K-39　インフルエンザ菌に対するレボフロキサシン（クラビット®）の効果

無莢膜型インフルエンザ菌を 96 ウェルマイクロプレートで振盪培養し，アモキシシリンあるいはレボフロキサシン（クラビット®）を反応させた後に，形態の変化を走査型電子顕微鏡で観察した．アモキシシリンでは 0.5 µg/ml と 1,024 µg/ml のいずれの濃度でも形態変化が起こらないのに対して，レボフロキサシン（クラビット®）では 0.031 µg/ml の濃度でインフルエンザ菌が伸長（フィラメント化）している．

は，MIC値ではペニシリン系抗菌薬感性株であっても，殺菌するにはより高濃度の抗菌薬が必要であり，さらにバイオフィルムを形成した無莢膜型インフルエンザ菌を殺菌するにはさらに高濃度の抗菌薬が必要となることを意味します．

1．バイオフィルムに対するキノロン系抗菌薬の有効性

バイオフィルムを形成したインフルエンザ菌に対するトスフロキサシン（オゼックス®）の薬剤感受性を検討した結果では，アモキシシリンに比べて MBEC が MIC あるいは MBC と非常に近い値を示します（図 K-38）．さらにレボフロキサシン（クラビット®）をインフルエンザ菌に曝露した後のインフルエンザ菌の形態変化を電子顕微鏡で観察したところ，アモキシシリンでは 1,024 μg/ml の高濃度でも形態変化をきたさないのに対して，レボフロキサシン（クラビット®）では 0.031 μg/ml の濃度でインフルエンザ菌が伸長（フィラメント化）していることがわかります．トスフロキサシン（オゼックス®）やレボフロキサシン（クラビット®）といったキノロン系抗菌薬がバイオフィルムを形成したインフルエンザ菌に対して良好な有効性を示すことが考えられます（図 K-39）[9]．

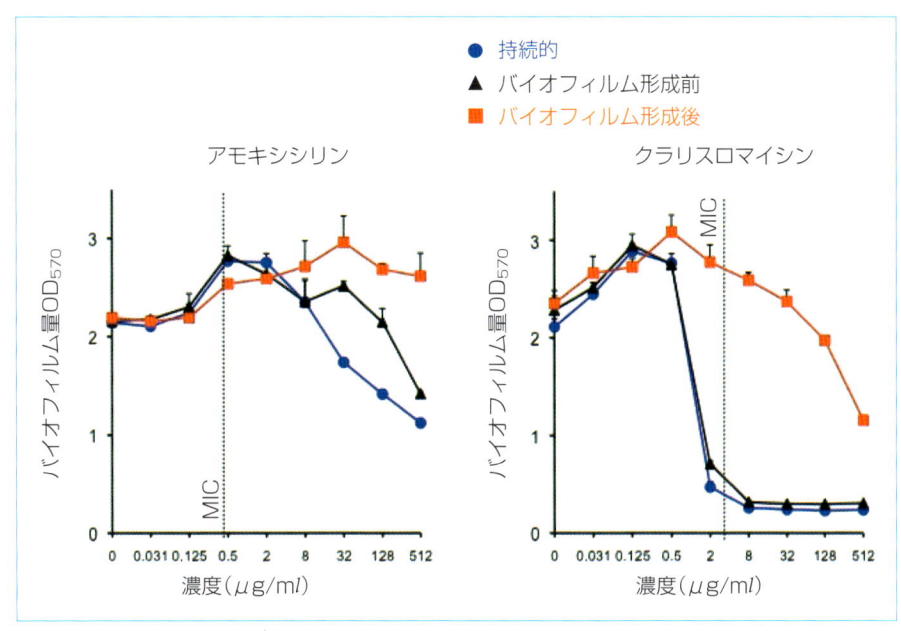

図 K-40　バイオフィルムに対するクラリスロマイシンの有効性

インフルエンザ菌を液体培地にて 48 時間培養するとともに，それぞれのタイミングで抗菌薬を投与しバイオフィルムの形成を検討した．すなわち，①バイオフィルム形成前のみに投与：最初のバイオフィルムが形成されはじめる 24 時間のみに抗菌薬を投与した場合，②バイオフィルム形成後から投与：最初の 24 時間は抗菌薬を投与せず，24 時間後にバイオフィルムが形成されてから抗菌薬を投与，③バイオフィルム形成する前から形成後までの 48 時間に持続的に投与，の 3 グループでインフルエンザ菌のバイオフィルム形成を検討した．アモキシシリンではインフルエンザ菌のバイオフィルム形成にはいずれの場合も影響しなかったのに対して，クラリスロマイシン（クラリス®）では，バイオフィルムを形成する前から投与することで，バイオフィルム形成が大きく低下させた．

2. バイオフィルムに対するクラリスロマイシンの有効性

　インフルエンザ菌のバイオフィルム形成に対して，マクロライド系抗菌薬のクラリスロマイシン（クラリス®）の投与タイミングの検討を行った結果では，アモキシシリンではインフルエンザ菌のバイオフィルム形成には何も影響しなかったのに対して，クラリスロマイシン（クラリス®）では，バイオフィルムを形成する前に投与することで，バイオフィルム形成が大きく低下させることが判明しています（図K-40）．このような，クラリスロマイシン（クラリス®）の投与タイミングによるインフルエンザ菌のバイオフィルム形成の抑制は，従来までの単剤の抗菌薬による治療から，バイオフィルムを形成する前に抗菌薬を使用する抗菌薬のコンビネーション治療（クラリスロマイシン－アモキシシリン併用療法）への期待が持たれます．

（保富宗城）

文献

1) Costerton JW, et al：Bacterial biofilm：a common cause of persistent infections. Science. 284：1318-1322, 1999.
2) Sanderson AR, et al：Bacterial biofilms on the sinus mucosa of human subjects with chronic rhinosinusitis. Laryngoscope. 116：1121-1126, 2006.
3) Hoa M, et al：Identification of adenoid biofilms with middle ear pathogens in otitis-prone children utilizing SEM and FISH. Int J Pediatr Otorhinolaryngol. 73：1242-1248, 2009.
4) Hall-Stoodley L, et al：Direct detection of bacterial biofilms on the middle-ear mucosa of children with chronic otitis media. JAMA. 296：202-211, 2006.
5) Ehrlich GD, et al：Mucosal biofilm formation on middle-ear mucosa in the chinchilla model of otitis media. JAMA. 287：1710-1715, 2004.
6) Post JC：Direct evidence of bacterial biofilms in otitis media. Laryngoscope. 111：2083-2094, 2001.
7) Moriyama S, et al：Formation of biofilm by *Haemophilus influenzae* isolated from pediatric intractable otitis media. Auris Nasus Larynx. 36：525-531, 2009.
8) Lembke C, et al：Characterization of biofilm formation by clinically relevant serotypes of group A streptococci. Appl Environ Microbiol. 72：2864-2875, 2006.
9) Takei S, et al：Minimal biofilm eradication concentration of antimicrobial agents against nontypeable *Haemophilus influenzae* isolated from middle ear fluids of intractable acute otitis media. J Infect Chemother. 19：504-509, 2013.

K. 感染症

Q.19 抗菌薬の高用量治療ではどのくらい増量したら良いのですか？

回答

アモキシシリンなどの時間依存性抗菌薬では，高い治療効果を得るには血中の抗菌薬濃度がMICを超えている時間（time above MIC：T＞MIC）が投与間隔のどの程度を占めるかが大切になります．一方，キノロンなどの濃度依存性抗菌薬では，高い抗菌作用を得るためには最高血中濃度（Cmax）ができるだけ高く，血中濃度時間曲線下面積（AUC）ができるだけ大きいことが必要となります．そのため，小児急性中耳炎診療ガイドラインおよび急性鼻副鼻腔炎診療ガイドラインでは，軽症例で初回抗菌薬治療によって改善しなかった例，あるいは中等症例や重症例に対しては第一選択薬として，抗菌薬の高用量での投与が推奨されています[1)2)]．

抗菌薬の高用量とは，常用量の1.5〜2倍の用量を意味します．抗菌薬の高用量での投与の際には，投与量の上限は，成人の投与量の上限を超えないこととされます．

解説

I 抗菌薬高用量はなぜ効くか？

1. PK/PDパラメーターから投与量を考える[3)]

小児に対するアモキシシリン（サワシリン®，ワイドシリン®など）の常用量（1回投与量30 mg/kg）で1日3回投与を行った場合を考えます．ペニシリン系抗菌薬では30〜40％（セフェム系抗菌薬では40〜50％以上）のT＞MICが必要となります．つまり，1日の投与アモキシシリンの投与間隔である8時間の40％，すなわち3.2時間の間MICを上回る血中抗菌薬濃度を維持する必要があります．そのため，例えばMICが低い原因菌Aに対しては十分なT＞MICが得られますが，MICが高い原因菌Bに対しては十分なT＞MICが得られません．しかし，アモキシシリンを高用量で使用することで，血中濃度が高くなり，原因菌Bに対しても十分な抗菌活性を示すT＞MICを維持することができるようになります（図K-41）．

2. 抗菌薬の吸収性と組織移行性から投与量を考える

抗菌薬が原因菌に対していかに優れた抗菌力を有していても，経口投与された抗菌薬が良好に吸収され，感染の局所へ十分に移行しないと抗菌作用は期待できません．

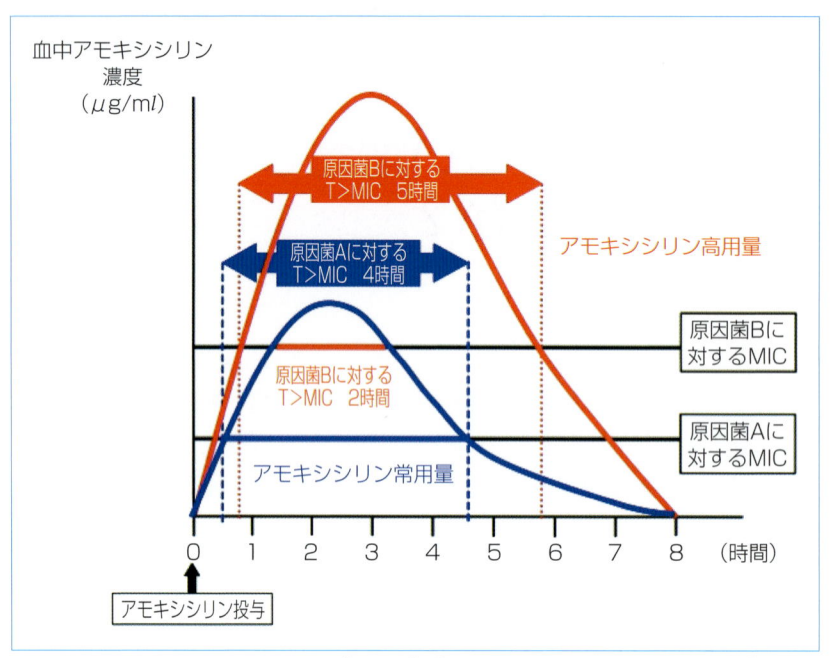

図 K-41　アモキシシリンの高用量投与量による time above MIC（T>MIC）の変化

アモキシシリン（サワシリン®，アモキシシリン®）では，臨床的に十分な抗菌効果を得るには，30〜40％の T>MIC を得る必要がある．すなわち，1日3回投与（8時間毎投与）を行った場合は，投与間隔である8時間の40％，すなわち T>MIC が3.2時間以上必要となる．

常用量（1回投与量 30 mg/kg）投与では，MIC が低い原因菌 A に対しては十分な T>MIC が得られるが，MIC が高い原因菌 B に対しては十分な T>MIC が得られない（青線）．

しかし，高用量投与では，血中濃度が高くなり，原因菌 B に対しても十分な抗菌活性を示す T>MIC を維持することができるようになる（赤線）．

＜抗菌薬が臨床で有効となる条件＞

- 感染局所へ十分に移行する．組織移行性が高い．
- 血液中や組織に蛋白と結合していない抗菌薬が多い．蛋白結合率が低い．

　アモキシシリン（サワシリン®，ワイドシリン®など）は，水溶性が高く，吸収性が優れているのに対し，第3世代経口セフェム系抗菌薬（メイアクト®，フロモックス®，トミロン®，など）はプロドラッグ化という，体の中で代謝されることでようやく抗菌薬として作用を発揮するように作られており，アモキシシリンに比較して組織への吸収性が劣ります．

　一方，中耳腔・乳突洞や副鼻腔は，周辺を骨組織に囲まれているという解剖学的な特徴から，抗菌薬の組織移行が不良な部位です．メイアクト®，フロモックス®，トミロン®，などのβ-ラクタム系抗菌薬の中耳腔への移行濃度は，血中濃度の10〜20％前後に過ぎないと考えられています．また，体内細胞外水分量が多い小児では分布容積が大きくなるため，頻用される水溶性のβ-ラクタム系抗菌薬では低濃度になりやすい特徴があります．

　そのため，小児急性中耳炎に対して抗菌薬を選択する際には，ペニシリン系抗菌薬やセフェム系抗菌薬の高用量投与が推奨されます．

II 抗菌薬の増量の前に知っておくこと：小児の抗菌薬代謝の特徴[4]

1. 吸収率

　胃内のpHは2～3歳で成人と同様に酸性になるので，酸性で解離されるペニシリンなどの吸収率は高くなります．一方，新生児・乳児で授乳している場合には，乳汁は脂肪含有量が高いため，ニューキノロン系抗菌薬やマクロライド系抗菌薬のような脂溶性の抗菌薬の吸収率は低下する可能性があります．

2. 体内分布

　小児期には体内水分量が成人（40～60％）よりも多く，とりわけ新生児期では成人の約1.5倍と特に細胞外水分量が多い反面，脂肪率は新生児期には低いことが特徴です．そのため，水溶性のペニシリン系抗菌薬（ワイドシリン®，パセトシン®，クラバモックス®など）やセフェム系抗菌薬（メイアクト®，フロモックス®，トミロン®など），カルバペネム系抗菌薬（オラペネム®，メロペン®，オメガシン®，フィニバックス®など）などは分布容積が大きくなるため低濃度となりがちです．一方，脂溶性であるマクロライド系抗菌薬（クラリス®，エリスロシン®など）やニューキノロン系抗菌薬（ジェニナック®，オゼックス®，クラビット®，グレースビット®など）は，分布容積が小さいために高濃度になりやすいという特徴があります．

3. 代　謝

　新生児期には薬物代謝が未熟なため，血中濃度が高くなったり半減期が延長し，薬物の効果が成人よりも強く表れたり，副作用が出現しやすいです．

4. 排　泄

　抗菌薬は主に腎排泄性と肝排泄性に分けられます．
- 腎排泄性抗菌薬：β-ラクタム系抗菌薬，ニューキノロン系抗菌薬など
- 肝排泄性抗菌薬：マクロライド系抗菌薬など

　未熟児や新生児では腎機能が成人の半分以下であるため，腎排泄型の抗菌薬では血中濃度が高くなり，さらに半減期が長くなるため，投与量を減らし，投与間隔を延ばす必要があります．

III 抗菌薬高用量投与の際の上限はあるのか？

　実際の臨床では次のような問題が起こります．

> 　小児の急性中耳炎に対してアモキシシリンを高用量（60 mg/kg）で投与しようとしたところ，患児の体重が15 kgあり投与量が900 mgとなった．アモキシシリンの成人の投与量750 mgを超えてしまうのでどうすれば良いか？

　小児に対する抗菌薬投与量は，多くの場合体重あたりの用量で示されています．そのため，肥満児や学童期以降などは体重換算量が成人量を超えてしまうことも少なくありませ

ん．このような場合の抗菌薬投与量の上限としては，従来まではたいてい成人の常用量を指標としていました．しかし，近年の薬剤耐性菌の増加や一次抗菌薬治療での非改善例に対する抗菌薬の高用量投与が推奨されていることから，診療ガイドラインでは小児に対する抗菌薬投与量は成人投与量の上限を超えないことを指標とすることが記載されています[1]．

- アモキシシリン（ワイドシリン®，パセトシン®）：1回 500 mg，1日 3回 1,500 mg
- セフジトレンピボキシル（メイアクト®）　　　：1回 200 mg，1日 3回　 600 mg
- テビペネムピボキシル（オラペネム®）　　　　：1回 300 mg，1日 1回　 600 mg
- トスフロキサシン（オゼックス®）　　　　　　：1回 180 mg，1日 1回　 360 mg

（保富宗城）

文　献

1) 日本耳科学会，日本小児耳鼻咽喉科学会，日本耳鼻咽喉科感染症・エアロゾル学会編：小児急性中耳炎診療ガイドライン 2013 年版，金原出版，2013．
2) 日本鼻科学会編：急性鼻副鼻腔炎診療ガイドライン．日鼻科会誌．49(2)：143-247，2010．
3) 山中　昇：PK/PD 理論に基づいた抗菌薬の有効な使い方．小児内科．42：23-27，2010．
4) 北中幸子：小児薬用量の基本的な考え方．小児内科．42：12-15，2010．

K. 感染症

Q.20 抗菌薬投与に伴う下痢にはどのように対処したら良いですか？

回答　抗菌薬投与により下痢を発症することは，しばしば経験されますが，下痢の原因と程度を考察したうえで対処することが大切です．抗菌薬による下痢の病態としては，主に，①β-ラクタム系などの抗菌薬による菌交代，②マクロライド系抗菌薬のモチリン作用による腸管運動亢進，の２つがあります．抗菌薬投与と下痢との因果関係が疑われる場合，感染症に対する抗菌薬投与の必要性と下痢の程度とのバランスにより，抗菌薬投与の中止を検討します．外科的治療や理学療法，対症療法薬などの抗菌薬治療以外の選択肢を検討し直すことも大切です．特に②の場合には，抗菌薬の種類を変更するという対処も有効です．脱水を伴ったり，血便や全身状態悪化を伴ったりするような下痢では，抗菌薬投与を中止せざるを得ませんが，感染症の治療中に抗菌薬を中止した場合，感染症が再燃する危険性を念頭におく必要があります．①による軽度の下痢の場合には，乳酸菌製剤や酪酸菌製剤などのプロバイオティクス（腸内細菌叢のバランス改善により宿主に有益な作用をもたらす生きた微生物製剤）の内服を併用して抗菌薬投与を継続することもあります．また，副作用として下痢の頻度が高いとされる抗菌薬を投与する場合や，患者の体質的に下痢を起こしやすい場合などは，あらかじめ抗菌薬とともにプロバイオティクスを併用することで下痢が予防できる場合もあります．

解説

Ⅰ　抗菌薬と下痢

　下痢・軟便は，様々な抗菌薬の副作用として頻度の高いものですが，抗菌薬の種類によって頻度は異なります．表K-15に耳鼻咽喉科・小児科領域で使用頻度の高い内服抗菌薬における下痢・軟便の副作用頻度（承認時）を示します．抗菌薬を処方する際には，このような副作用の頻度を念頭におき，対処法を考えることは大切です．

Ⅱ　抗菌薬投与による下痢はなぜ起こるのか

　日常診療において，抗菌薬の投与中あるいは投与後に下痢・軟便をきたすことは珍しい

表K-15 主な抗菌薬による下痢・軟便の副作用頻度（承認時）

抗菌薬	副作用頻度 （発現件数/調査症例数）（%）
アモキシシリン（AMPC：サワシリン®）	33/1,553（2.1%）
アモキシシリン（AMPC：パセトシン®）	28/1,335（2.1%）
アモキシシリン・クラブラン酸（CVA/AMPC：クラバモックス®）	38/107（35.5%）
セフジトレンピボキシル（CDTR-PI：メイアクト®）	17/456（3.72%）
セフカペンピボキシル塩酸塩（CFPN-PI：フロモックス®）	17/558（3.0%）
トスフロキサシントシル酸塩（TFLX：オゼックス®）	13/235（5.5%）
テビペネムピボキシル（TBPM-PI：オラペネム®）	87/440（19.8%）

表K-16 抗菌薬関連下痢症（AAD）の原因

1. 腸内細菌叢の乱れに起因←β-ラクタム系など
　　①病原微生物が関与しない下痢症
　　②病原微生物が関与する下痢症
2. 消化管における抗菌薬の直接作用←マクロライド系モチリン作用ほか

ことではなく，特に経口抗菌薬で高い傾向が認められますが，抗菌薬関連下痢症（antibiotic-associated diarrhea；AAD）の原因は，表K-16のように分類されます[1]．このうち，我々が日常診療で最も多く経験するものは，ペニシリンやセフェムなどβ-ラクタム系抗菌薬による腸内常在細菌叢の急激な減少に伴い，消化管機能が低下し炭水化物の貯留により浸透圧性下痢が起こったり，低級脂肪酸の産生低下により水分の吸収障害により下痢が起こったりするものです（表K-16-1①）．また，常在細菌の減少に伴って病原微生物が過増殖し，菌体およびその毒素により下痢が起こることもあります（表K-16-1②）．病原微生物が関与する下痢症の中では，クロストリジウム・ディフィシル（*Clostridium difficile*；CD）の関与が多く，抗菌薬関連下痢症全体のうち，15〜25%を占めるとされています[2]．そのほかに，菌交代により下痢の原因となると考えられている病原体として，*Staphylococcus aureus*（エンテロトキシン/ロイコトキシン産生），*Klebsiella oxytoca*（細胞毒性産生），カンジダ属などの関与も報告されていますが，それぞれ臨床像は異なります．臨床上，ペニシリン系，セフェム系，キノロン系抗菌薬の内服後4日ごろに，血性下痢と腹痛を生じる抗菌薬関連出血性大腸炎という病態があります．これは，基礎疾患のない外来患者に多く，抗菌薬の投与中止により速やかに症状が改善しますが，原因は明らかにされておらず，*K. oxytoca*の関与や抗菌薬の直接作用（表K-16-2）が示唆されています[3]．

Ⅲ 抗菌薬投与後の下痢対策

　抗菌薬関連下痢症に対する対処法の原則は，原因と考えられる抗菌薬を中止することとされています．しかし，感染症の治療中に抗菌薬を中止した場合，感染症が再燃する危険性もあるため，抗菌薬投与の必要性と下痢の程度とのバランスにより，抗菌薬投与の中止を検討します．消化管における抗菌薬の直接作用により起こる下痢の場合には，抗菌薬を変更することも有効と考えられます．また，抗菌薬治療以外の治療法を検討し直すことも

表 K-17　主なプロバイオティクスと含まれる菌種

商品名	一般名
ビオフェルミン錠剤	*Bifidobacterium bifidum*（ビフィズス菌）
ラックビー N・錠	*Bifidobacterium longum*, *Bifidobacterium infantis*（ビフィズス菌）
レベニン S 散	*Streptococcus faecalis*, *Lactobacillus acidophilus*（乳酸菌），*Bifidobacterium longum*（ビフィズス菌）
ビオスミン散	*Streptococcus faecalis*（乳酸菌），*Bifidobacterium bifidum*（ビフィズス菌）
ミヤ BM 細粒・錠	*Clostridium butyrium*（酪酸菌）
ビオスリー散	*Streptococcus faecalis*（乳酸菌），*Clostridium butyrium*（酪酸菌），*Bacillus mesentericus*（糖化菌）
ビオフェルミン散	*Streptococcus faecalis*（乳酸菌），*Bacillus mesentericus*（糖化菌）
ビオフェルミン R 散・錠	*Streptococcus faecalis*（耐性乳酸菌）
ラックビー R 散	*Bifidobacterium longum*（耐性乳酸菌）
レベニン散/Cap	*Bifidobacterium infantis*, *Lactobacillus acidophilus*, *Streptococcus faecalis*（耐性乳酸菌）
エンテロノン R 散	*Streptococcus faecalis*（耐乳酸菌）
乾燥酵母エビオス	*Saccharomyces*（酵母菌）
特定保健用食品（ヨーグルト，乳酸菌飲料など）	*Lactobacillus rhamnosus GG*, *Lactobacillus acidophilus*, *Lactobacillus casei*, *Bifidobacterium longum*, *Bifidobacterium lactis* など

大切です．脱水を伴ったり，血便や全身状態悪化を伴ったりするような下痢では，抗菌薬投与を中止せざるを得ませんが，感染症の治療中に抗菌薬を中止した場合，感染症が再燃する危険性を念頭におく必要があります．感染症の重症度や経過によっては，抗菌薬の中止や変更が困難なこともあります．抗菌薬の中止以外の方法として，下痢に対して，臨床の場ではプロバイオティクスの内服が行われます．プロバイオティクスとは，1989 年に Fuller によって「腸内細菌叢のバランス改善により宿主に有益な作用をもたらす生きた微生物」と定義されました．プロバイオティクスには表 K-17 のような様々な種類があります．古くから，プロバイオティクスは，腸内の有用菌であるラクトバチルス（*Lactobacillus spp.*）やビフィドバクテリウム（*Bifidobacterium spp.*）などを増加させ，腸内腐敗菌であるクロストリジウム（*Clostridium spp.*）や大腸菌などの増加を抑制し，腸内細菌叢のバランスを整えるとされています．そのほか，プロバイオティクスの下痢に対する効果は，主に，宿主の免疫能や生理機能に対する作用，および腸管上皮のバリア機能活性化や病原遺伝子発現抑制などの病原菌に対する作用によるとされています[4]．

　プロバイオティクスは，これまでに，クロストリジウム・ディフィシル感染症を含む抗菌薬関連下痢症の発症予防と治療に有効とする様々な報告がなされています[5,6]．これまでの臨床試験は，いずれも比較的小規模で，プロバイオティクスの種類や抗菌薬の種類などの条件がまちまちですが，なかでも有効との報告の多いものは，ラクトバチルス・ラムノーサス・GG（*Lactobacillus rhamnosus GG*：乳酸菌）とサッカロマイセス・ブラウディ（*Saccharomyces boulardii*：酵母菌）です．下痢の軽減に有効との報告のほか，抗菌薬と併用することにより，抗菌薬関連下痢症を予防する効果もあるとされています．

　しかし，2013 年 Lancet に，クロストリジウム・ディフィシル下痢症および抗菌薬関連

下痢症に対するプロバイオティクスの有効性が見いだせなかったとの大規模二重盲検試験の結果が発表されました[7]。この研究自体は信頼性の高い研究でインパクトのある報告ですが，プロバイオティクスの有効性については，これまでの多数のメタ解析報告もあり，さらなる検討が待たれます．

IV プロバイオティクスの選択—何が有効か—

海外で有用との報告の多いラクトバチルス・ラムノーサス・GG (*Lactobacillus rhamnosus GG*) は，我が国では医薬品製剤がなく，一部のヨーグルトなどに含まれているのみです．実際には，プロバイオティクスを含む乳酸菌飲料やヨーグルトは乳糖を含有しているため，逆に下痢が増悪する可能性もあり，抗菌薬関連下痢症の治療として積極的には使用しにくい現状です．しかし，プロバイオティクスの種類は多く，菌株レベルでその作用の有無や強弱，代謝物の産生量が異なるため，下痢の発症予防や治療として，作用機序の異なる複数のプロバイオティクスを用いることも1つの方法といえます[4]．

抗菌薬関連下痢症に対して抗菌薬と併用してプロバイオティクスを使用する場合，現在臨床の場では，抗菌薬に対する耐性を人為的に付与した耐性乳酸菌製剤や，近年では芽胞形成菌である酪酸菌製剤が使用されています．これは，生菌製剤に含まれる細菌が整腸作用を発揮するには消化管内で増殖し活動する必要があり，耐性乳酸菌製剤および酪酸菌製剤は，抗菌薬併用時においても糞便に細菌の存在が確認されているためです．耐性乳酸菌製剤は，1970年代に開発され，添付文書上の適応は，ペニシリン系，セファロスポリン系，アミノグリコシド系，マクロライド系，テトラサイクリン系，ナリジクス酸投与時の腸内細菌叢の異常による諸症状とされていますが，フルオロキノロン系，ホスホマイシン系，グリコペプチド系薬には耐性はなく，これらとの併用は適応とならないことに注意しなくてはなりません．これらの抗菌薬投与時の対処法の1つとしては，抗菌薬とプロバイオティクスの服用時間間隔をあけるという方法も考えられますが，これについてはまだ十分検討されていません．酪酸菌製剤については，近年の研究で，腸管内で芽胞のみとなり効果を有さないとの報告[8]がある一方，酪酸菌を含むビオスリー由来株は十分生存し有効に作用するとの報告[9]もあり，まだ検討の必要性があります．

このように，抗菌薬関連下痢症の治療としてプロバイオティクスを投与するほか，**表K-15**のような情報を参考に，下痢・軟便を起こしやすい抗菌薬を処方する際には，抗菌薬関連下痢症の発症を念頭において，予防的にあらかじめプロバイオティクス製剤を併用しておくことも1つの方法です．

V クロストリジウム・ディフィシル下痢症の症状と治療

多くの場合，抗菌薬を中止すれば下痢は速やかに改善しますが，ときに発熱や末梢血白血球増多，血便などを伴う腸炎へと進展し，特別な治療を必要とする例があります．特に，クロストリジウム・ディフィシルが関与している症例では重篤化しやすく，麻痺性イレウスや消化管穿孔などの重篤な合併症を伴うことがあります．嫌気性菌に有効なクリンダマイシン（ダラシンS®），第二・第三世代セフェム系薬，フルオロキノロン系薬，カルバペネ

ム系薬，β-ラクタマーゼ配合ペニシリン系薬などの広域抗菌薬の使用が，クロストリジウム・ディフィシル感染症発症の高リスクとなりますが，現在ではほとんどすべての抗菌薬が原因となりうるとされています．糞便の培養検査やクロストリジウム・ディフィシル抗原・トキシン検査などの迅速検査から総合的に診断し，クロストリジウム・ディフィシル感染症が疑われる場合は，まず，できるかぎり原因となる抗菌薬を中止することが原則となります．また，抗菌治療として，重症度に応じてメトロニダゾール（フラジール®）またはバンコマイシン（バンコマイシン塩酸塩散®）を経口投与することが推奨されています[10]．

(深沢千絵)

文献

1) 森 健：下痢のリスクファクターと発生メカニズム．どうして抗菌薬で下痢は起こるの？ 起こしやすい患者背景は？ 薬局．62(3)：20-24, 2011.
2) Schmucker R, et al：Antibiotic-associated colitis. In；Feigin RD, et al. 632-639, Text of pediatric infectious diseases 6th ed, Saunders, 2009.
3) Beaugerie L, et al：*Klebsiella oxytoca* as an agent of antibiotic-associated hemorrhagic colitis. Clin Gastroenterol Hepatol. 1(5)：370-376, 2003.
4) 鈴木武人ほか：生菌整腸薬のTopics!抗菌薬関連下痢症に対するプロバイオティクス効果のエビデンスは？ 薬局．62(3)：79-86, 2011.
5) Hempel S, et al：Probiotics for the prevention and treatment of antibiotic-associated diarrhea. JAMA. 307(18)：1959-1969, 2012.
6) Szajewska H, et al：Probiotics in the prevention of antibiotic-associated diarrhea in children：a meta-analysis of randomized controlled trials. J Pediatr. 149(3)：367-372, 2006.
7) Allen SJ, et al：Lactobacilli and bifidobacteria in the prevention of antibiotic-associated diarrhoea and *Clostridium difficile* diarrhoea in older inpatients (PLACIDE)：a randomised, double-blind, placebo-controlled, multicentre trial. Lancet. 382：1249-1257, 2013.
8) 土屋孝弘ほか：抗菌薬存在下における耐性乳酸菌と酪酸菌の腸内での生存について．医学と薬学．69(6)：921-927, 2013.
9) 中瀬恵亮ほか：抗菌薬存在下における活性生菌製剤ビオスリー®を構成する菌株の *in vitro* および *in vivo* での生残性．臨床医薬．29(9)：803-807, 2013.
10) Cohen SH, et al：Clinical practice guidelines for *Clostridium difficile* infection in adults：2010 update by the society for healthcare epidemiology of America (SHEA) and the infectious diseases society of America (IDSA). Infect Control Hosp Epidemiol. 31(5)：431-455, 2010.

K. 感染症

Q.21 ピボキシル基がついた抗菌薬の長期投与は低血糖や痙攣が起こることがあるのはなぜですか？

回答

　最近の抗菌薬には，腸管からの吸収を良くするためにピボキシル基がついています．このピボキシル基がついた抗菌薬は，腸管からの吸収時に加水分解され，抗菌活性体とピバリン酸になります．ピバリン酸はカルニチン抱合を受け，ほぼ100％ピバロイルカルニチンとして尿中に排泄されます．この結果，体内のカルニチンが消費され，二次性カルニチン欠乏症となることがあります．

　カルニチンは，長鎖脂肪酸がミトコンドリア内に輸送されるための必須物質であるため，カルニチン欠乏状態では，ミトコンドリアの長鎖脂肪酸 β-酸化系が障害されます．飢餓時には，脂肪酸 β-酸化によるエネルギーを用いて糖新生系，尿素回路系などの機能が維持されるため，カルニチン欠乏状態では，飢餓時にエネルギー供給ができず，低血糖，高アンモニア血症などを引き起こし，低血糖症状や痙攣が起きることがあります．

解説

I　なぜ抗菌薬にピボキシル基をつけるのか

　我が国で，小児の内服抗菌薬として頻用される第三世代セフェム系薬やカルバペネム系薬には，腸管からの吸収を良くするために，ピボキシル基を骨格側鎖につけたプロドラッグがあります（表K-18）．ピボキシル基がついた抗菌薬は，腸管からの吸収時に加水分解され，抗菌活性体とピバリン酸になります．ピバリン酸はカルニチン抱合を受け，ほぼ100％ピバロイルカルニチンとして尿中に排泄されます．この結果，体内のカルニチンが消費され，二次性カルニチン欠乏症となることがあります．

表K-18　ピボキシル基を含む抗菌薬

成分名	略語	商品名
セフテラムピボキシル	CFTM-PI	トミロン®，セトラート®，ソマトロン®，テラセフロン®，テラミロン®，ボキシロン®
セフカペンピボキシル	CFPN-PI	フロモックス®，セフカペンピボキシル塩酸塩（各社）
セフジトレンピボキシル	CDTR-PI	メイアクト®，セフジトレンピボキシル（各社）
テビペネムピボキシル	TBPM-PI	オラペネム®

II　カルニチン代謝とβ-酸化

　カルニチンは，脂肪酸代謝の促進，調節に重要な役割を果たす物質です．通常，カルニチンは，食餌(肉類，魚，乳製品など)から75％，体内合成(肝，腎などでリジンとメチオニンから生合成)で25％が供給され，体内のカルニチンの98％は筋肉に貯蔵されています[1]．

　カルニチンの主な作用は，長鎖脂肪酸をミトコンドリア内に転送しβ-酸化の基質を供給することと，ミトコンドリア内のCoA/アシル-CoA比を調節することです．図K-42に示すように，長鎖脂肪酸は細胞質に取り込まれ，アシル-CoAに活性化されます．ついで，ミトコンドリア外膜にあるカルニチンパルミトイルトランスフェラーゼ1型(CPT1)によってカルニチンと結合し，アシルカルニチンとなることにより，ミトコンドリア外膜を通過します．アシルカルニチンは，ミトコンドリア内膜にあるカルニチン・アシルカルニチントランスロカーゼによってミトコンドリア内膜を通過し，ついでミトコンドリア内膜にあるカルニチントランスパルミトイルトランスフェラーゼ2型(CPT2)によってアシル-CoAに変換されます．そして，アシル-CoAがβ-酸化の基質となります[2]．このように，カルニチンは長鎖脂肪酸をミトコンドリア内に輸送するのに必須な物質です．

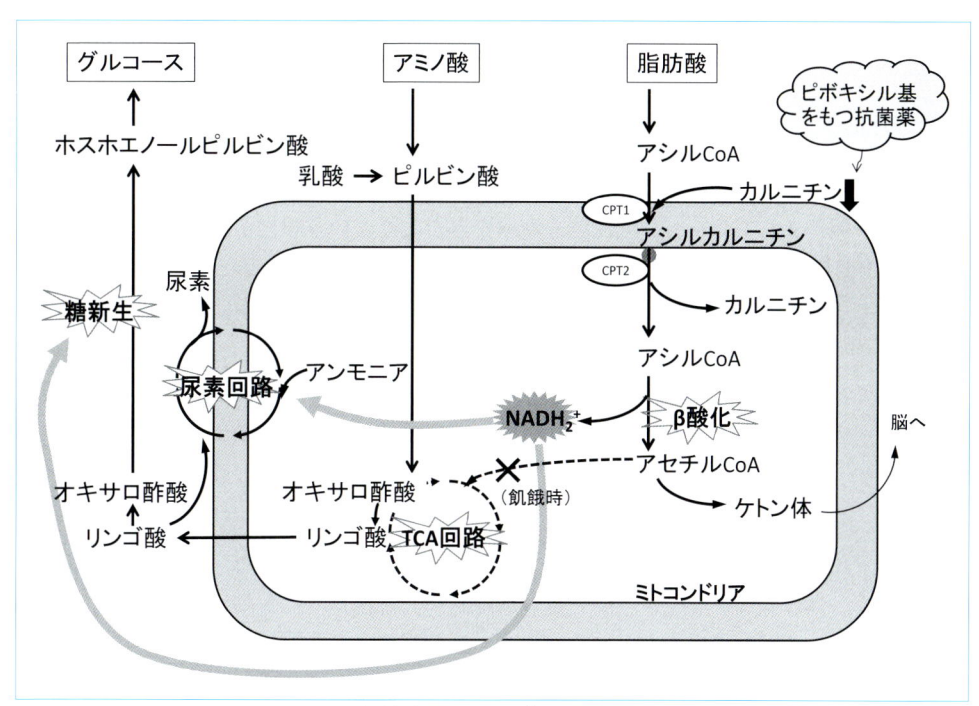

図K-42　飢餓時のエネルギー代謝とカルニチン

飢餓時には，グルコース供給が不足するため，脂肪酸を分解(β-酸化)し，生成されるNADH₂⁺を用いて糖新生や尿素回路がまわされている．糖新生時には，TCA回路はまわらず，β-酸化によって生成されるアセチルCo-Aはケトン体となり，脳でのエネルギー産生の基質として使われている．飢餓時にカルニチンが欠乏すると，β-酸化が障害され，エネルギー代謝に支障をきたすことになる．

Ⅲ 飢餓時のエネルギー産生

　脂肪酸の β-酸化が起こると，その結果，アセチル-CoA が生成されるとともに，$NADH_2^+$ などのエネルギーが産生されます．通常，β-酸化で産生されたアセチル-CoA は，さらに TCA 回路で代謝されますが，グルコースやアミノ酸の欠乏した飢餓時には，TCA 回路が回らず，ケトン体に変換されます．β-酸化で産生されたエネルギーは，肝臓で糖新生に利用されグルコースを血中に供給したり，尿素回路に使われアンモニアの代謝が維持されたりします．一方，ケトン体は脳でエネルギー産生の基質となります．このように，飢餓時のエネルギー産生には，脂肪酸の β-酸化は重要となります．

Ⅳ カルニチン欠乏による症状

　感染症による発熱などのストレス時や，食事が摂取できないとき(飢餓時)などには，このように，糖新生系や尿素回路の維持に，脂肪酸の β-酸化により生成されるエネルギーが必要です．そのため，低カルニチン血症により脂肪酸の β-酸化が障害されると，低血糖(低ケトン性低血糖)や，高アンモニア血症など，脂肪酸代謝異常症類似の症状が出現することになるわけです．重篤な低血糖により，意識障害や痙攣をきたすこともあります．また，カルニチン欠乏は，エネルギー不全を介した急性脳症を発症するとの報告もあります[3]．

Ⅴ カルニチン欠乏を防ぐためには

　ピボキシル基を持つ抗菌薬により二次性カルニチン欠乏症が生じることは，すでに四半世紀前より報告されており[4,5]，低血糖や痙攣をきたしたという報告が多数あります[6,7]．多くは，2週間以上の長期投与された症例ですが，なかには3日間という短期間投与の症例報告もあります[8]．ほとんどが低年齢の乳幼児例の報告ですが，なかには高齢者での報告もあります[9]．筋量の少ない乳幼児や高齢者，経口摂取不良例のほか，カルニチン含量の少ない特殊ミルクや経腸栄養剤使用者，重症心身障害児，バルプロ酸ナトリウム服用中の患者などは，カルニチン欠乏を起こしやすいため，慎重な投与が必要です[6,8,9]．
　カルニチンの一部は体内で生合成されますが，乳児のカルニチン合成能は成人の 1/5 程度とされ，必要量をほとんど生合成できません．さらに，乳児期は脂肪利用率が高い時期であり，カルニチンは必須の栄養素と考えられています．また，乳児や小児は全身の筋肉量が少なく，保持しているカルニチン量は成人に比してはるかに少ない状態です．このようなことから，各種疾患で痩せている病児や，感染症により長期に経口摂取不良が続いている児では，特にカルニチン欠乏を起こしやすいと考えられます．
　医療機関にて供給される先天性代謝異常症や脂質吸収障害症の治療乳などの特殊ミルクのほか，市販品として販売されている牛乳アレルゲン除去ミルクの中には，製造過程でカルニチンをはじめとする必須栄養素が減少し適正量含有していないものがあります．ところが，様々な規制などにより，本邦では現在のところ，特殊ミルクには容易に欠乏栄養素を添加できません．また，経腸栄養剤にもカルニチンをはじめとする微量元素が十分に含まれていないものがあります．このように，カルニチン含量の少ない特殊ミルクや栄養剤

を用いている患者には，定期的な血清カルニチン濃度の測定や予防的な L-カルニチンの補充が必要です．同時に，このような基礎疾患を持つ患者への抗菌薬処方の際には，カルニチン欠乏のリスクを考慮することを忘れてはなりません．

　ピボキシル基を持つ抗菌薬の長期投与によりカルニチン欠乏を起こしうるという事実は，多数の症例報告や日本小児科学会からの注意喚起により，周知の事実となり，長期に抗菌薬投与の必要がある症例においては，抗菌薬の種類を変更しながら治療が継続される場合があります．しかし，その際に注意しなくてはならないことは，抗菌薬名が異なっても，(例：フロモックス®→メイアクト®→オラペネム®など)のようにピボキシル基を持つ抗菌薬が長期投与されてしまうケースがあり，危険だということです．また，前医や他科での投薬状況を確認し，ピボキシル基を持つ抗菌薬が長期投与されないよう注意することも必要です．

（深沢千絵）

文　献

1) 大浦敏博：カルニチン欠乏症と補充療法．小児科．34(11)：1377-1385，1993．
2) 山口清次ほか：ミトコンドリア β 酸化異常症の病態と臨床的特徴．小児科．42(1)：70-82，2001．
3) Kubota M, et al：Thermolabile CPT Ⅱ variants and low blood ATP levels are closely related to severity of acute encephalopathy in Japanese children. Brain Dev. 34(1)：20-27, 2012.
4) Meleth B, et al：Pivampicillin-promoted excretion of pivaloylcarnitine in humans. Biochem Pharmacol. 36(20)：3405-3409, 1987.
5) Holme E, et al：Carnitine deficiency induced by pivampicillin and pivmecillinam therapy. Lancet. 334(8661)：469-473, 1989.
6) 伊藤　進ほか：ピボキシル基含有抗菌薬投与による二次性カルニチン欠乏症への注意喚起．日児誌．116(4)：804-806，2012．
7) Makino Y, et al：Carnitine-associated encephalopathy caused by long-term treatment with an antibiotic containing pivalic acid. Pediatrics. 120(3)：e739-741, 2007.
8) 西山将広ほか：ピボキシル基含有抗菌薬 3 日間投与によるカルニチン欠乏が関与した急性脳症の 1 例．日児誌．118(5)：812-818，2014．
9) 谷川真依子ほか：塩酸セフカペンピボキシル投与により高齢者に低血糖を起こした 1 例．医学検査．62(3)：290-292，2013．

L. 心理

Q.1 学習障害はどのような場合に診断しますか？

回答 知的障害（精神遅滞）がなく，勉強の意欲があり，熱心に勉強しているにもかかわらず，文字の読み書きの習得に著しい困難がある場合に学習障害を疑います．

診断には知能検査，神経心理学的評価，文字の読み書き能力の実際と誤り方の特徴の評価が必要です．単に勉強が嫌いだとか，勉強ができない学業不振の状態とは全く異なる，神経疾患としての発達障害であることにご注目ください．なかでもディスレクシア（dyslexia，発達性読み書き障害）は中核的な障害として重要な疾患です．

解説

I 学習障害（LD）の診断の目的

学習障害（learning disorder；LD）の診断をするのは治療対応，教育方法の選定と実施に貢献するためです．学習上の困難が問題になり始めるのは，主として就学後，学校教育が始まってからです．

II 学業不振の原因，学習障害と鑑別すべき疾患

知的能力，集中力，環境の問題などがあります．
①知的障害：特に軽度の障害は見逃されやすく注意が必要です．
②自閉症，アスペルガー（Asperger）症候群など広汎性発達障害（pervasive developmental disorder；PDD）（アメリカ精神医学会統計的診断マニュアル第4版 DSM-Ⅳの表現）（DSM-5[1)]）では自閉症スペクトラム障害（autism spectrum disorder；ASD）とされました）
③注意欠如多動性障害（attention deficit hyperactivity disorder；ADHD）：注意力が悪く，落ち着かない状態です．30〜50％に学習障害が合併し，投薬により症状が改善して初めて学習障害に気づかれることもあります．
④失語症，失行，失認など：胎生期以降，小児期までの脳血管障害による大脳機能障害は学習障害のモデルと考えられてきた症状で，当然類似の病状を示すので注意が必要です．
⑤視聴覚障害など感覚障害の評価が必要です．

⑥環境要因：社会的・経済的要因や保護者の病気など，子どもの学習をサポートできる体制がない場合，当然，学業に支障が出ます．

Ⅲ 学習障害の臨床的特徴

1. ディスレクシア（dyslexia，発達性読み書き障害）

知能正常で本人も努力しているのに単語をすばやく正しく読むのが難しく，音読に時間がかかり，読み間違いや書き間違いが多く，結果として仮名や漢字という文字記号を音声化することや英語の綴りの困難が生じる状態です．特に形の似た字や特殊音節（拗音，促音など）の間違いが小学校高学年に至っても続きます．学年が上がると読みが多少なりとも改善しますが，使用頻度の少ない片仮名の読み誤りが残ることがあります．

仮名は文字と音の対応関係が強いため，読み困難を生じることは多くありません．しかし，仮名の読み習得段階でつまずく例は，文字の音声化障害が強いわけで，音韻操作機能の評価が重要です．音韻認識（phonological awareness）や呼称能力に障害がありますが，視覚認知機能障害を示す例もあります．漢字の読み書き困難や英語の習得困難が主訴でも，仮名の習得に苦労した児があり，ディスレクシアが判明する場合があります．

2. 算数障害

数字を唱えられても数概念が理解できず，繰り上がり，繰り下がり，時間の概念が理解できないことで気づかれます．

Ⅳ 学習障害を疑ったとき

1. 問診と診察

発達歴を尋ね，読み書きや算数に関する症状を確認します．学年が進むにつれ，努力するのにできない経験が重なり，二次的に学習意欲が減退していく子どもが多くみられます．理学的・神経学的所見の有無を確認し，視覚障害に注目して眼科的疾患と，聴覚障害に注目して耳鼻咽喉科疾患を否定する必要があります．読み書きに関する症状チェック表（図L-1）で該当する項目数を確認します[2)3)]．MRIなど画像検査や脳波検査などが役立つ場合もあります．

2. 神経心理学的検査による認知機能評価

学力低下を確認し，まずWISC-Ⅳ，K-ABC-Ⅱなど標準的な知能検査を実施します．全般的知能正常で，普通に会話でき，聴覚的理解が良好なことを確認します．特異的発達障害診断・治療ガイドラインに示される音読検査，平仮名書き取り検査に加え，音韻操作課題（モーラ削除，逆唱），線画や数字の呼称課題，Reyのauditory verbal learning test（AVLT），フロスティッグ（Frostig）視知覚発達検査，Reyの複雑図形模写検査，標準失語症検査など言語機能検査，記憶の検査などが学習障害重症度判定や介入法を考慮する際に役に立ちます．

読み書きの症状チェック表

確認日： 　年　月　日
記録者： 医師・その他
情報提供者： 保護者・教師・その他
病名： 　　　　・ADHD・PDD

氏　名：
生年月日：　　年　月　日（　歳　ヶ月）
性別：男・女
学年：　　年生

学力（国語）
- □ 著しく遅れている（2学年以上，あるいはまったく授業がわからない）
- □ 遅れている（約1学年〜2学年，あるいは授業についていけない）
- □ やや遅れている（当該学年の平均以下）
- □ 遅れていない（当該学年の平均くらい）

読字

①心理的負担
- □ 字を読むことを嫌がる
- □ 長い文章を読むと疲れる

②読むスピード
- □ 文章の音読に時間がかかる
- □ 早く読めるが，理解していない

③読む様子
- □ 逐次読みをする（文字を一つ一つ拾って読むこと）あるいは，逐次読みが続いた
- □ 単語または文節の途中で区切ってしまうことが多い（chunkingが苦手）
- □ 文末を正確に読めない
- □ 指で押さえながら読むと，少し読みやすくなる
- □ 見慣れた漢字は読めても，抽象的な単語の漢字を読めない

④仮名の誤り
- □ 促音（「がっこう」の「っ」），撥音（「しんぶん」の「ん」）や拗音など特殊音節の誤りが多い
- □ 「は」を「わ」と読めずに「は」と読む
- □ 「め」と「ぬ」，「わ」と「ね」のように，形態的に似ている仮名文字の誤りが多い

⑤漢字の誤り
- □ 読み方が複数ある漢字を誤りやすい
- □ 意味的な錯読がある（「教師」を「せんせい（先生）」と読む）
- □ 形態的に類似した漢字の読み誤りが多い（「雷」を「雪」のように）

書字

①心理的負担
- □ 字を書くことを嫌がる
- □ 文章を書くことを嫌がる

②書くスピード
- □ 字を書くのに時間がかかる
- □ 早く書けるが，雑である

③書く様子
- □ 書き順をよく間違える，書き順を気にしない
- □ 漢字を使いたがらず，仮名で書くことが多い
- □ 句読点を書かない
- □ マス目や行に納められない
- □ 筆圧が強すぎる（弱すぎる）

④仮名の誤り
- □ 促音（「がっこう」の「っ」），撥音（「しんぶん」の「ん」）や拗音など特殊音節の誤りが多い
- □ 「ね」を「は」，「お」と「を」のように，耳で聞くと同じ音（オン）の表記に誤りが多い
- □ 「め」と「ぬ」，「わ」と「ね」のように，形態的に似ている仮名文字の誤りが多い

⑤漢字の誤り
- □ 画数の多い漢字の誤りが多い
- □ 意味的な錯読がある（「草」を「花」と書く）
- □ 形態的に類似した漢字の書き誤りが多い（「雷」を「雪」のように）

（文献2より）

図L-1　読み書きの症状チェック表

読字書字の各項目について負担感や事実がある場合チェックを入れる．読字書字につき7項目異常チェックが入るとディスレクシアの可能性が高いので詳しい検査を行い治療指導を考慮する（図L-2参照）．

V　治療

診断から治療への流れを図L-2に示しました．

教育的アプローチが重要です．どのような学習内容に困難を示すのか，これまでどのような学習方法を用いてきたのか，などの特性を把握する必要があります．

ディスレクシアの治療には，デコーディング（decoding）の指導（文字を自動化して読む

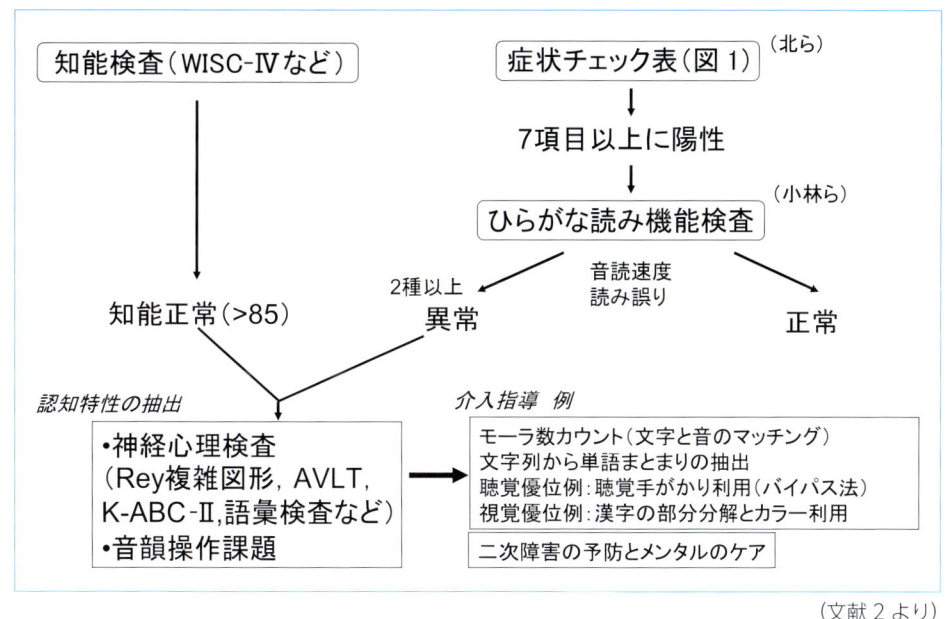

図 L-2 読み書き障害児の診断・治療の流れ

練習），単語や文節のまとまり読み(chunking)の指導，写真やイラストなどを用いる視覚的イメージを媒介した読字指導，語彙力を高める指導を行います．難しい字を分解して覚える，文字書き歌を作って唱えながら書く，「月と日があって明るい」など，文字のパーツに意味付けして覚えやすくするなど具体的な工夫が役立ちます．

視空間処理が聴覚記憶に比べて比較的良好な場合は，漢字を書くとき，ブロックに分け，ブロックの第1画と第2画を色分け(例えば赤と青)し，段階的に色情報の援助をはずしていく指導も効果があります．家庭で行える訓練プログラムも開発されています．

学習障害は知的発達が正常なため，努力しても成果が上がりにくいことを子ども自身が痛切に理解しています．このため，不登校や不適応など二次的障害に発展することも多く，心理面のサポートが欠かせません．自信をつけさせながら，指導する体制づくりが大事で，努力が目に見える形で成果に結び付きやすい環境を整えることも重要です．学習障害に注意欠如多動性障害やアスペルガー症候群における症状の合併もよく知られており，不注意や多動に関する医学的治療(メチルフェニデート・アトモキセチンなど)を併用すると読み書きの能力が飛躍的に向上することも経験され，行動上の問題に対する対処とともに，学業に対する支援を考慮した治療方針が必要です．

家庭や学校，職場での心理社会的支援も重要です．学級担任や通級指導教室担当者あるいは特別支援教育コーディネーターとの情報交換・連携が重要です．

（加我牧子）

文 献

1) American Psychiatric Association：日本精神神経学会監．DSM-5 精神疾患の診断・統計マニュアル，医学書院，2014．
2) 特異的発達障害の臨床診断と治療指針作成に関する研究チーム：特異的発達障害診断・治療のための実践ガイドライン，診断と治療社，2010．
3) 北 洋輔ほか：読み書きにつまずきを示す小児の臨床症状とひらがな音読能力の関連．脳と発達．42：437-442，2010．

L．心理

Q.2 自閉症と知的発達障害は違うものですか？

回答

自閉症と知的発達障害は違うものです．自閉症と知的障害が合併することは多いですが，合併しない場合もかなりあることがわかっており，違う概念として考える必要があります．

自閉症とはいわゆる三つの特徴（三つ組の症状（Wing の三徴）），すなわち①社会性の障害，②コミュニケーションの障害，③想像力の障害，を呈する症候群です．具体的には，①人との関わりを持つのが苦手，②言葉の発達に遅れや偏りがある，③活動や興味の範囲が狭い・特定のモノ・コトにこだわってしまう，などの特徴があります．

一方，知的障害は 18 歳までに生じる知能発達の遅れ（知能指数おおむね 70 以下）で，適応機能が障害されることと定義されてきました．

よって，自閉症と知的障害とは別のカテゴリーに属していますが，両者が合併することは多く，自閉症全体の約半数には知的障害が合併しているといわれています．自閉症の程度は広がりがあり，非常に重度なものから正常レベルまであります．自閉症の程度が重いほど，知的障害の合併率が高くなる傾向があります．

解説

自閉症，知的障害ともに診断基準として，アメリカ精神医学会による「精神障害の診断と統計の手引き（diagnostic and statistical manual of mental disorders；DSM）」と，世界保健機関（WHO）による「国際疾病分類（International Classification of Diseases；ICD）」がよく用いられています．前者は 2000 年に第 4 版修正版（DSM-IV-TR）が，2013 年 5 月に最新版である DSM-5 が発表されました[1]．後者は現在 ICD-10 が最新版であり今後 ICD-11 に改訂される予定です．

DSM-5 では今回の改訂により自閉症，知的障害ともに概念に大きな変更がみられたため注意が必要です．

従来「発達障害」と呼ばれていたものは「神経発達症（neurodevelopmental disorders）」とされ，「広汎性発達障害（自閉性障害，アスペルガー障害を含む）」は「自閉症スペクトラム（autism spectrum disorder；ASD）」に，「精神遅滞（mental retardation；MR）」は「知的障害（intellectual disabilities；ID）」に名称が変更されました（表 L-1）．

これまでは自閉症状が強い自閉性障害（カナー型ともいわれる）や比較的症状の軽いアス

表 L-1　DSM-Ⅳ-TR と DSM-5 の相違点

DSM-Ⅳ-TR	DSM-5
広汎性発達障害(pervasive developmental disorders；PDD) ・自閉性障害 ・アスペルガー障害 ・レット障害 ・小児崩壊性障害 ・特定不能の広汎性発達障害(pervasive developmental disorders not otherwise specified；PDD-NOS)	自閉症スペクトラム(ASD)
精神遅滞(MR)	知的障害(ID) ・知的障害 ・全般性発達遅延 ・特定できない知的障害

(文献 5 より)

ペルガー障害，PDD-NOS と分けられていたものが自閉症スペクトラムにひとくくりにされたため現場では混乱がみられる原因となっています．

　自閉症の半数の人には知的障害を伴い，自閉症の程度が重いほどその合併率は高くなります．

　自閉症の頻度は1万人あたり4人程度と考えられていましたが，最近では世界的に見ると0.62〜0.70%，最新の研究では1〜2%といわれるものもあります[2)3)]．この増加傾向の原因としては，診断基準の変化，概念の広範化，知識の向上などが想定されています．環境要因を指摘する声もありますが今のところエビデンスはなく，容易に診断されるようになったためではないかと一般には考えられています．男児のほうが女児より4〜5倍多くみられます．

Ⅰ 自閉症スペクトラム

　DSM-Ⅳ-TR では自閉症および広汎性発達障害は，いわゆる三つ組の症状(Wing の三徴)である，①社会性の障害，②コミュニケーションの障害，③想像力の障害とそれにもとづく行動の障害(こだわり行動)，によって診断されてきました．しかし DSM-5 では自閉症スペクトラムの診断基準として，①社会的コミュニケーションおよび相互関係における持続的障害，②限定された反復する様式の行動・興味・活動，の2つの領域にまとめられました．下位項目には感覚過敏や鈍感についての項目も追加されています(表 L-2)．

　DSM-Ⅳ-TR では診断基準の問題から，広汎性発達障害の下位分類として「特定不能の広汎性発達障害(PDD-NOS)」が広く採用され，この頻度がもっとも多くなってしまったという反省がありました．DSM-5 では自閉症スペクトラムという用語を採用し重症から軽症まで境界線を引かずに連続しているイメージを持たせました(図 L-3)．

　具体的な症状・特徴としては表 L-3 のようなものがあり，重症度については DSM-5 では社会的コミュニケーションと限定された興味・活動についてどれだけ困難度があるか・支援が必要かによって3段階に分けられています(表 L-4)．

表 L-2　自閉症スペクトラムの診断基準（DSM-5）

以下のA，B，C，Dを満たすこと
　A：社会的コミュニケーションおよび相互関係における持続的障害（以下の3点）
　　①社会的，情緒的な相互関係の障害
　　②他者と交流に用いられる言葉を介さないコミュニケーションの障害
　　③（年齢相応の対人）関係性の発達・維持の障害
　B：限定された反復する様式の行動，興味，活動（以下の2点以上で示される）
　　①常同的で反復的な運動動作や物体の使用，あるいは話し方
　　②同一性へのこだわり，日常動作への融通のきかない執着，言語・非言語上の儀式的な行動パターン
　　③集中度や焦点付けが異常に強く限定，固定された興味
　　④感覚入力に対する敏感性あるいは鈍感性，あるいは感覚に関する環境に対する普通以上の関心
　C：症状は発達早期の段階で必ず出現するが後になって明らかになるものもある．
　D：症状は社会や職業その他の重要な機能に重大な障害を引き起こしている．

(文献1より)

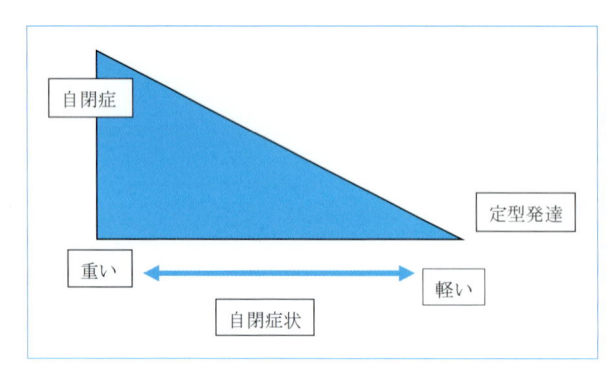

図 L-3　自閉症スペクトラム
自閉症の程度が非常に重いものからごく軽いもの（もしくは正常レベル）まで，明確な境界はなく連続的な広がりがある．

表 L-3　自閉症の症状

1）社会性の障害
　　友だち関係がうまくつくれない
　　1人遊びが多い
　　表情が乏しい
　　周囲が困惑するようなことを言ってしまう
　　共感性に乏しい
　　自分流のルールを設定する
　　自分勝手なマイペースな行動
　　場の雰囲気・状況を読んだり，相手の立場，感情を理解できない言動

2）コミュニケーションの障害
　　視線が合わない/合いにくい
　　言葉の遅れ，オウム返し（エコラリア），話し言葉ではない音
　　字面通りの言葉や行動の解釈
　　比喩，冗談，皮肉がわからない
　　言葉のキャッチボール，質問への応答がうまくできない
　　言葉での反論，表現が苦手である
　　ごっこ遊びで役割を演じられない，または決まった役割しか演じられない

3）想像性の障害
　　狭い範囲の興味：車，昆虫，数字，特定のアニメなど
　　こだわり：色，形，回るもの，物の位置，道順，一定の手順など
　　常同的な行動：拍手，手の変な仕草（手をヒラヒラさせたり）など
　　場面の変換に抵抗する

(文献4より引用改変)

表 L-4　自閉症スペクトラムの重症度

	社会的コミュニケーション	限定された興味・行動
Level 3 かなりしっかり とした支援が 必要	話し言葉がほとんどない，めったに対話を行わない，非常に直接的な社会的アプローチでのみ反応したり要求へのアプローチが通常とは異なる．	限定された・反復する行動があらゆる環境での機能を顕著に障害する． 注目や行動を変えることに強いストレスや困難感を感じる．
Level 2 しっかりとした 支援が必要	簡単な文章は話す．狭い特別な興味に限られた応答，とても奇妙な非言語的コミュニケーションを行う．	限定された・反復する行動が様々な状況での機能を障害し，私生活上の観察者にも明確に頻繁に認められる． 注目や行動を変えることにストレスや困難感を感じる．
Level 1 要支援	完全な文章で話すことができてコミュニケーションは成立するが，行き交いする会話は失敗し，友人をつくろうとする努力は奇妙で失敗することが多い．	行動の柔軟性の欠如があり，1つ以上の状況における機能を明らかに障害する． 行動を切り替えるには困難が伴う． 計画することに問題があり独立できない．

（文献1を著者訳，一部改変）

表 L-5　国際障害分類(ICIDH)

遅滞レベル	軽度	中等度	重度	最重度
IQ	50〜70	35〜49	20〜34	20以下

　幼児期に言語発達遅滞を主訴として病院を受診する場合がありますが，その際は難聴の可能性を除くためにも聴力の評価が必要です．自閉症スペクトラムのコミュニケーションの困難さがあって行動検査にのれない場合は，鎮静状態での聴性脳幹反応が必要となることもしばしばあります．

II　知的障害

　知的障害とはアメリカ知的障害協会によって「知的機能と適応行動双方の明らかな制約によって特徴付けられる能力障害で18歳までに生じる」と定義づけられています[5]．

　知能は全般的な知的能力で，推論する，計画する，問題を解決する，抽象的に思考する，複雑な考えを理解する，すみやかに学習する，および経験から学ぶことが含まれています．おおむね知能指数(intelligence quotient；IQ)は70以下とされますが幅があります．

　田中・ビネー式知能検査やウェクスラー式知能検査(WISC-IVやWAIS-IIIなど)で測定されるIQによる知的障害の重症度分類は国際障害分類(International Classification of Functioning Impairments, Disability and Health；ICIDH)では以下のように示されています(表L-5)．

　改訂されたDSM-5においては知的障害の重症度はIQのみによらず，生活適応能力(どれだけ支援が必要か)が重視されています．主に学習領域，社会性領域，生活自立能力領域に関して，それぞれ具体的な状況から重症度の判定を行う形になっています．学習領域では読み・書き・計算・時間・お金の概念について，社会性領域としてはコミュニケーション・会話・言葉などについて，生活自立能力領域としては食事・着衣・排泄・衛生面の管理などの基本的生活動作から買い物・交通・金銭管理やスケジュールなどにわたる自立度・

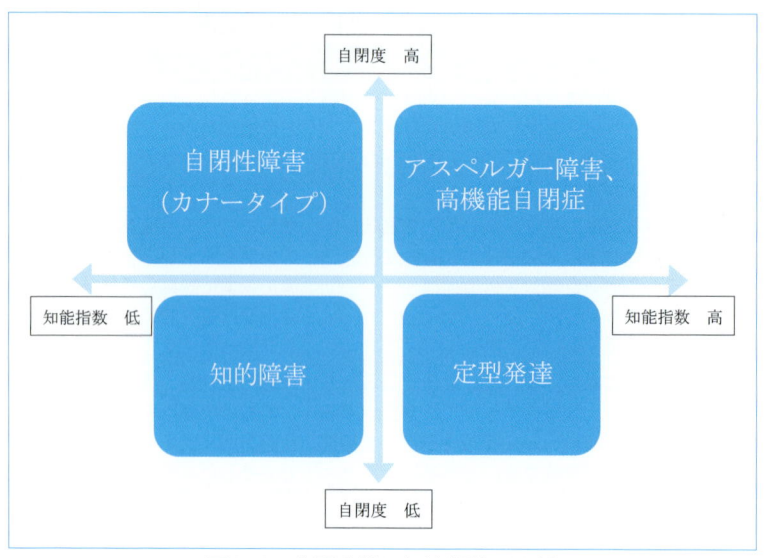

図 L-4　自閉症状と知能指数の関係
自閉症状が強い中でも知能指数が低いものは自閉性障害（カナータイプ），比較的知能指数が保たれている（もしくは高い）ものはアスペルガー障害・高機能自閉症と呼ばれていた（DSM-Ⅳまで）．

支援の必要度により分類されています[1)6)]．

　この理由としては，知能指数というものが固定的ではないこと，また評価方法によっても変化するということ，また実際としての社会的な不利（handicaps）のほうが支援から見た立場としても重要であると考えられるようになってきたためであると思われます．事実，国際疾病分類（ICD）と対比されるWHOによる国際障害分類（ICIDH）が障害によるマイナス面から考察されてきていたのを，2001年に国際生活機能分類（International Classification of Functioning, Disability and Health；ICF）として分類されるようになり，心身機能や構造，活動，参加を中心に考察されるようになったことと関係していると思われます．

Ⅲ 自閉症スペクトラムと知的障害の併存

　ここまで述べてきたように，自閉症スペクトラムと知的障害は別カテゴリーとして診断する必要があります．

　しかしこの2つについては併存していることが多くみられ，自閉症スペクトラムの半数は知的障害が合併するといわれており[2)3)]，また重度知的障害の8割に自閉症スペクトラムが合併しているともいわれます[4)]．DSM-Ⅳまで用いられていた自閉症の下位分類を知的障害との関係で簡易的に区別すると**図 L-4**のようになります．

　よって，自閉症スペクトラムの児を診たときには知的障害の合併の有無を，知的障害の児を診た場合には自閉症スペクトラムの特徴がないかどうかチェックする必要があります．しかし，両者とも重度の場合は見分けるのが困難なことも少なくはありません．

　知的障害の人と知的障害＋自閉症スペクトラムの人とでは共通点が多く認められます．認知機能の遅れに加え，両者ともかなりの言語能力の障害があります．最も重度である場

合，言葉を持たない，もしくは何語かの非常に限られた言葉を持つだけです．さらに行動制限に問題があり，逸脱行為や自傷行為につながることがあります．

　また相違点として，自閉症スペクトラム併存例では知能検査の下位プロフィールで得意項目と不得意項目がはっきりとした不均等な能力が認められることや，言語能力に比して非言語性能力が高い傾向があります．オウム返しなどの特異的な言語面の特徴も認められることがあります．さらに幼児期の情報が得られればアイコンタクトの少なさや関わりの少なさ，微笑みの少なさなどの社会性の障害の特徴が確認できることもあります[7]．

　しかし知的障害も自閉症スペクトラムも各々異なる状態像を持ち表現型は様々であるため，これらの共通点・相違点がすべての人に共通してみられるものでもありません．

　どちらにしても，社会的な支援がどれだけ必要であるかを判断することが医療者としても患者家族としても重要です．

（鈴木敏洋・加我牧子）

文　献

1) American psychiatric association：Diagnostic and statistical manual of mental disorders, 5th ed. Arlington, VA, American Psychiatric Publishing, 2013.
2) Centers for disease control and prevention：Prevalence of autism spectrum disorder among children aged 8 years-autism and developmental disabilities monitoring network, 11 sites, United States, 2010. MMWR Surveill Summ. 63(2)：1-21, 2014.
3) Lai MC, et al：Autism. Lancet. 383：896-910, 2014.
4) 有馬正高監：発達障害　基礎と臨床，日本文化科学社，2014.
5) 米国精神遅滞協会：栗田　広ほか訳．知的障害　定義，分類および支援体系，日本知的障害福祉連盟，2002.
6) 森　則夫ほか：臨床家のためのDSM-5 虎の巻，日本評論社，2014.
7) スリーン A ソールニアほか：自閉症スペクトラム障害の診断・評価必携マニュアル，東京書籍，2014.

L．心理

Q.3 心因性失声はどうして起きますか？

回答 心因性失声とは，ストレスなど心理的な要因により声が出なくなった場合の総称で，声帯に明らかな麻痺やポリープなど器質的変化を認めない場合です．英語で psychological aphonia と呼ばれます．様々な症状があり，基本的に発声を促しても声帯振動を起こさないようにして発声を試みる病態で，様々なストレスや精神心理的な原因から生じます．

解説

I 心因性失声とそのタイプ

　最も重症なものは声を出すときに呼気すら出さなくなる場合で，精神科的な治療が必要です．この場合の特徴として，構音器官は正常に動作させる場合があります．その動作すらしない無言症（mutism）の場合もあります．ヒステリー失声症とも呼ばれ，精神的葛藤に基づく不安の防衛として起きた，心身の障害であるヒステリーの運動系の障害です[1]．
　ここでは，実際の耳鼻咽喉科外来で遭遇する，声を出すにも声門閉鎖不全のため声が出なくなり，努力性の「ささやき声」で来院するタイプに関して著者の研究と臨床経験から解説します．この場合でも心理的要因が強く，本質的には本人が自分を守ろうとして声を出さないようにしている場合が多いと考えられます．

II ささやき声発生のメカニズム

　声帯が振動するためには声門閉鎖が最も大切で，それにより声のもとになる喉頭原音が生成されます（J．いびき・睡眠時無呼吸・呼吸・気道 Q4（p.133）参照）．ささやき声の場合，声門を意図的に開き声門を広げ，仮声帯など喉頭上部構造を狭めて，あるいは仮声帯を声帯に接触させ声帯振動を抑制して雑音成分を加えて発声させる（図L-5）場合が多いです[2,3]．それにより，喉頭原音が雑音となりフォルマントや基本周波数のない雑音に構音器官で言語音として音色を加え発話する，つまり喉頭原音自体が雑音であり，失声（aphonia）と表現されます[3]．しかしながら，心因性失声に多くみられるこのささやき声は，本人が意図していない場合が多いことが問題です．

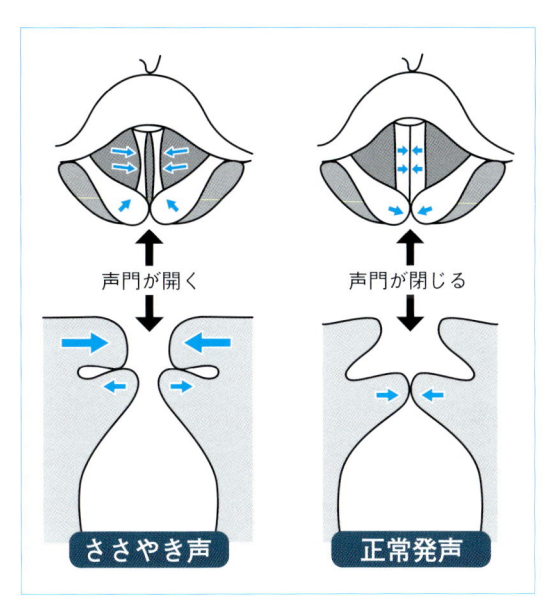

図 L-5
ささやき声の喉頭形態
正常発話では，声帯が単独で閉じ振動を邪魔するものは何もない．ささやき声では，声門が外転し声門間隙を作り，咽頭腔の狭小化に伴い仮声帯が内転，喉頭の前後径も短縮，喉頭室も狭まり声帯振動が起きず雑音が発生する．

Ⅲ　失声の原因

　最も多く遭遇するのが風邪をひいた後に突然声が出なくなった場合です．多くの場合，激しい咳の症状などがあり，それに伴って急に声が出なくなります．この場合，声帯や気管に炎症がある場合が多く，それらのもとの疾患が治れば自然にまた声が出てくる場合が多いので，原因を説明してその治療を優先すれば自然に治る場合が多く観察されます．ただ，この場合，なぜ耳鼻咽喉科に来るかといえばすぐに声を出したいからで，これまでの経験では，人前で話す仕事や責任のある立場の人に多くみられます．小さな子どもの受験前の母親や，教師やアナウンサーなどが風邪をひいてこの症状で来る場合が多くみられます．これらの経験からいえることは，責任感の強い人が風邪気味となり，声の変調を感じ，あるいは咳でのどへの負担を感じ，「もうすぐ大切な娘の受験の親子面接なのに風邪をひいた」，「並みいる強敵を撃破して得た番組メインの座を射止め調子に乗った」，「うるさい仲間に明日からは主任として訓示」など，責任感や反省からくる心理的ストレスが大きい場合に多くみられます．例え嗄れていても声が出ることを説明し，声の衛生[3]などについて解説すれば安心して声が出る場合も多く，消炎を優先することが重要です．

Ⅳ　心因性失声の特徴

　以下，著者の経験から解説すると，臨床的に心因性失声として来院する場合，多くは人に連れられてくる場合が多く，まず症状を丁寧に聞き，さらにその原因を上手に聞き出し，患者の側に立って筆談を交えて話を聞くことで，慣れてくれば徐々に声が出てくる場合が多いです．この場合，声帯に炎症はなく，完全に器質的に問題のない場合が多いです．何回かの通院を経て1人で来院するようになったときが本人の「治そう」という意思が出てきたときであり，治療も簡単です．

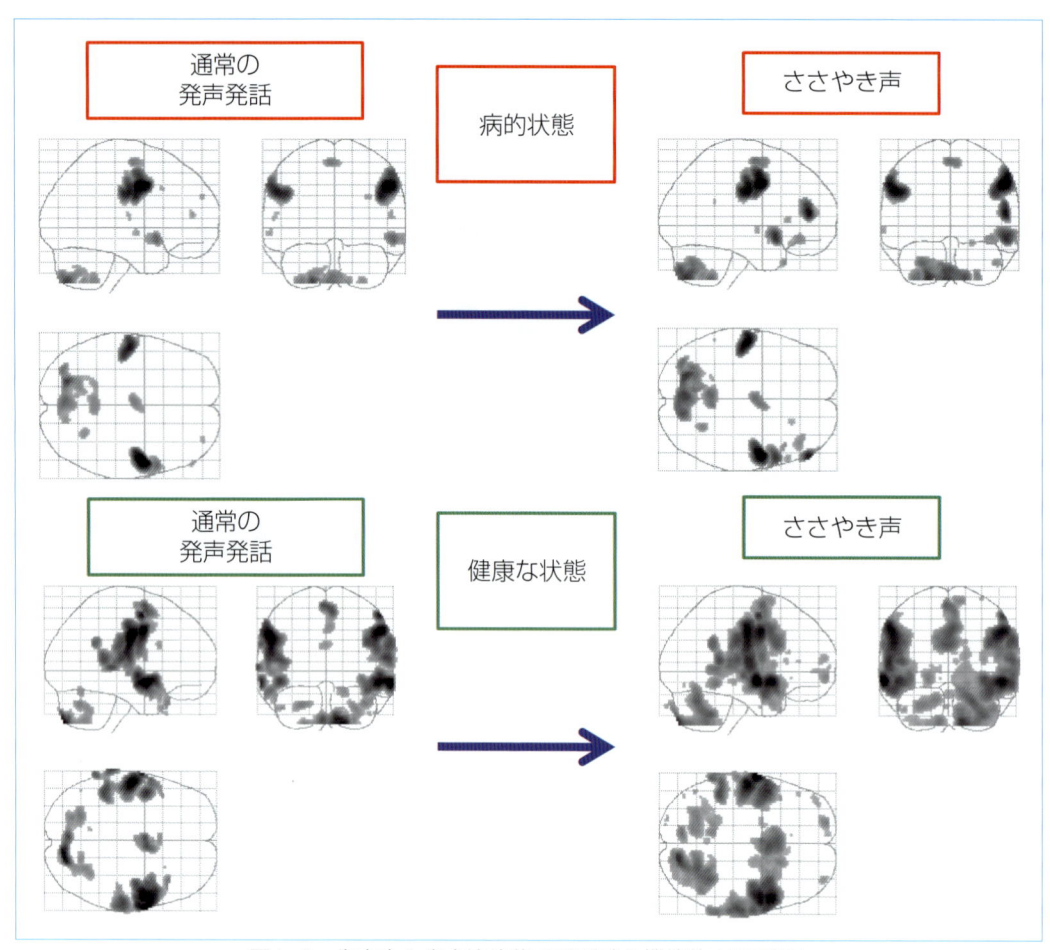

図 L-6 失声中と失声治癒後の発話時の機能的 MRI 所見
失声の病的状態では健康な状態に比べ，脳活動全体が抑制され，治癒後に"ささやき声"を出すと前頭葉の活性が強くみられた．

　心因性失声解明のために，この"声を出さないための喉頭の動き"[4]と定義される，ささやき声の喉頭の動きについて研究を行いました．筋電図や内視鏡，MRI の観察の結果，発話動作はそのままで，唯一の声門開大筋であり正常発話では無声音を出すときのみに活動をする[5]後輪状披裂筋（posterior crico arytenoid muscle）が，ささやき声の際の声帯振動に有声・無声を問わず抑制をかけ続けている，発話モードの変換が明らかになりました[5]．機能的 MRI で比較した場合，やはり正常発話に加えて中枢からの抑制が示唆され，視床による切り替えや前頭葉による抑制などが示唆されました．ささやき声は人間の進化の結果であり，成長で言語を獲得し，当初はものまねから始まったささやき声が，意図的に社会の環境に合わせて使用するように成長してゆくと考えられます[6]．

　図 L-6 は，48 歳女性患者の失声中と失声治癒後の発話時の機能的 MRI の所見です．チーフパーサーとして機内責任者を務め，アナウンス接客業務などの国際線乗務を受け持つ数日前に，これまでかかったことのない気管の炎症をきたし，激しい咳とともに出現した失声で来院しました．

　この場合，声を出したくてもなかなか声になりません．正常発話とささやき声の喉頭所

見は全く同じですが，脳活動は失声時と治癒後では明らかな違いをみせたことから，咳による心因性失声は，明らかに随意的なささやき声とは中枢での調節が異なることが明らかになりました[7]．わずかな違いは，治癒後の意図的なささやき声ではみられた，意図的なささやき声としての声門上部構造の収縮（仮声帯の過内転や声門上部構造の前後径の短縮）が，本症例では失声時においては認められなかったことです．つまり咳反射や，様々な中枢制御が考えられます．これまでの経験では，カラオケ療法[8]で治療前に気つけ薬としてのアンモニアをかがせた場合，劇的に治ることがよくあります．

　一方で，真の心因性失声の場合，意図的に随意運動としてのささやき声を出している可能性が高く，実際に声門上部構造の収縮がみられる場合が多いことからも，人間の進化は前頭葉の発達が重要なことから，前頭葉の活性が高まっているものと考えられています．つまり反射による心因性失声と，中枢調節による，より心理的な関与が強い心因性失声の2つのタイプがある[6]と考え，今後さらなる解明が必要です．

（角田晃一）

文　献

1) 矢野　純：心因性発声障害．53-63, 耳鼻咽喉科・頭頸部外科 MOOK No. 4　コミュニケーション障害，金原出版，1987．
2) Tsunoda K, et al：The roles of the posterior cricoarytenoid and thyropharyngeus muscles in whispered speech. Folia Phoniatr Logop. 46(3)：139-151, 1994.
3) Tsunoda K, et al：Laryngeal adjustment in whispering magnetic resonance imaging study. Ann Otol Rhinol Laryngol. 106(1)：41-43, 1997.
4) Luchsinger R：Voice-Speech- Language. 118-120, Belmont Wadsworth, 1965.
5) Hirose H, et al：The activity of the intrinsic laryngeal muscles in voicing control. An electromyographic study. Phonetica. 25(3)：140-164, 1972.
6) Tsunoda K, et al：An fMRI study of whispering：the role of human evolution in psychological dysphonia. Med Hypotheses. 77(1)：112-115, 2011.
7) Tsunoda K, et al：Brain activity in aphonia after a coughing episode：different brain activity in healthy whispering and pathological aphonic conditions. J Voice. 26(5)：668, e11-e13, 2012.
8) Tsunoda K, et al：Successful therapy for psychological aphonia. Laryngoscope. 106：119, 1996.

索 引

● 数字

23 価肺炎球菌莢膜多糖体ワクチン（ニューモバックス®）　177
5,000 倍ボスミン　51

● A

AHI　123
AI　123
allergic rhinitis and its impact on asthma（ARIA）　5
ATOMS® tap　152
AUC　221
autism spectrum disorder（ASD）　238
A 群 β 溶血性連鎖球菌（溶連菌）　89, 93

● B

β-酸化　231
breakpoint MIC　213
b 型インフルエンザ　187

● C

cpsB 遺伝子　192
CT 撮影　28

● H

herd immunity　183
Hib ワクチン　187

● I

infectious phase　169

● K

Kallmann　62

● L

learning disorder（LD）　234
lytA 遺伝子　192

● M

Minds 医療情報サービス　33

minimum bacteriocidal concentration（MBC）　217
minimum biofilm eradication concentration（MBEC）　217
minimum inhibitory concentration（MIC）　159, 212, 217
MRSA　25

● N

NIRS　63

● O

one airway, one disease　5
osteomeatal complex　9

● P

PD パラメーター　204
PFAPA 症候群　77
phonological awareness　235
PK パラメーター　202
post-antibiotic effect（PAE）　206
protein D　188
PSG　123
psychological aphonia　244

● S

SACRA サーベイ　6
selective window　208
stridor　133
Synflorix®　179, 188

● T

T & T オルファクトメーター　62
time above MIC（T＞MIC）　221

● あ

アデノイド　69
アデノイド切除術　72, 127
アモキシシリン　213
アレルギー性鼻炎　41, 48
アレルギーマーチ　6

● い

一側性後鼻孔閉鎖症　25

遺伝子変異株　208
いびき　131
陰性予測値　164
インフルエンザウイルス迅速診断キット　172
インフルエンザ菌　34, 54

● う

ウイルス感染　30, 38
ウイルス迅速検査キット　167
ウイルス性咽頭・扁桃炎　85, 87
ウイルス相　169

● え

疫学調査　35
エピネフリン加生理食塩水　26
嚥下摂食障害　108

● お

黄色ブドウ球菌　25
音韻認識　235
音声共鳴　15

● か

開口　22
咳嗽　48
回転椅子眼振検査　115
学習障害　234
風邪　30
画像診断　28
活性化状態　67
カラオケ療法　247
カルニチン　230
簡易鼻汁吸引器　53
感染型　60
感染型慢性鼻副鼻腔炎　60
感染症　26
感染相　169

● き

キーゼルバッハ部位　1
気管支喘息　51, 52
気管切開　138
気管内挿管　138

キシリトール　191
気道疾患治療薬　33
気道粘液調整薬　33
気道粘液溶解薬　33
基本再生産数　183
吸引装置　52
嗅覚　14
嗅上皮　14
急性糸球体腎炎　93
急性上顎骨炎　26
急性上顎骨骨髄炎　27
急性鼻副鼻腔炎　27, 30, 33, 38, 54
狭窄型いびき　131
狭鼻症　18
起立調節障害　114
近赤外線分光法　63
菌量　158

●く

クオラムセンシング　215
口呼吸　20
首のすわり　115
グラム染色　155
クロストリジウム・ディフィシル　226

●け

血管収縮薬　53
血中濃度時間曲線下面積　221
原因菌　162
健康保菌者　176

●こ

高アンモニア血症　232
抗炎症作用　59
構音訓練　103
構音検査　101
構音障害　101, 103, 108
構音の獲得　100
口蓋扁桃　65
口蓋扁桃摘出術　72, 127
口蓋扁桃肥大　69
抗菌薬　148
抗菌薬関連下痢症　226

抗菌薬高用量　221
抗菌薬治療　56
抗菌薬の適正使用　200
抗原　41
後抗菌薬作用　206
後鼻孔狭窄　25
後鼻孔閉鎖　25
後鼻漏　33, 45
声の出る仕組み　133
語音弁別力　104
呼吸器症状　33
呼吸雑音　133

●さ

細菌感染　30, 38
細菌検査　26, 151
細菌性鼻副鼻腔炎　41
細菌相　169
細菌培養同定　155
最小殺菌濃度　217
最小バイオフィルム抑制濃度　217
最小発育阻止濃度　159, 212, 217
細胞内侵入　76
ささやき声　244
産生訓練　104

●し

シードスワブ2号®　153
時間依存性抗菌薬　204
糸球体腎炎　84, 91
篩骨洞　27
自然口が開大　51
湿性咳嗽　33
自閉症　238
自閉症スペクトラム　238
重症度スコア　97
集団免疫閾値　183
集団免疫効果　183
腫瘍　25
上顎洞　27, 28
上顎洞穿刺　34
上顎洞貯留液　34
上気道の狭小化　133
常在菌　148, 162

常在細菌叢　143
小児　120
小児良性発作性めまい　112
小脳炎後遺症　113
情報交換　215
心因性失声　244
人工内耳手術　121
迅速診断キット　87, 88
振動型いびき　131

●す

睡眠時無呼吸　123
スギ花粉症　7
頭重感　33
スプレー容器　53

●せ

咳　44
舌小帯短縮症　106
セフェム　97
喘息　45
先天性感染症　25
先天性嗅覚障害　62
先天性後鼻孔閉鎖　24
先天性後鼻孔閉鎖症　18, 25
前頭洞　28
喘鳴　133

●そ

側弯　113

●た

多用途吸引チューブ　26
単純撮影　28

●ち

蓄膿症　34
知的障害　238
中枢性前庭代償　115
中枢調節　247
蝶形骨洞　28
腸内細菌叢　150

● て

低血糖　232
低呼吸指数　123
ディスレクシア　235
伝染性単核球症　86, 88
電動吸引器　53
点鼻容器　53

● と

投与期間　200
投与量　200, 221
特異的 IgE 抗体　42
ドロシグラヌラム属　146

● に

乳幼児用鼻用吸引嘴管アマツ式　26
尿検査　93

● ね

粘膜関連リンパ組織　67

● の

膿性鼻漏　33
濃度依存性抗菌薬　221

● は

肺炎球菌　34, 54
バイオフィルム　76, 192, 215
発達性読み書き障害　235
鼻かみ　53
鼻づまり　16
鼻みず　47
反射　247
反復性扁桃炎　78

● ひ

鼻咽腔細菌叢　143, 148
鼻咽腔内視鏡検査　55
鼻鏡　52
鼻腔通気　26
鼻腔内異物　18

鼻呼吸　16, 20, 24
鼻汁　33, 47
鼻汁吸引　51
鼻汁細胞診　42
鼻出血　1
鼻処置　26, 34, 51
鼻腺　29
鼻副鼻腔炎　35, 44, 48
鼻閉　33
ピボキシル基　230
肥満　124
鼻漏　47
ピンポン感染　83

● ふ

副作用　225
ブレイクポイント　213
プレベナー®　178
プレベナー13®　178
フロッピーインファント　115
プロバイオティクス　227

● へ

ペニシリン　97
ペニシリン耐性　200
ペニシリン耐性肺炎球菌　208, 213
ベルヌーイ効果　134
偏椅　121
片頭痛　119
扁桃炎インデックス　78
扁桃摘出術　78

● ほ

保菌者　83
母乳栄養　146
哺乳障害　108
ポリソムノグラフィー　123

● ま

マイクロビオータ　143
マクロライド　33
マクロライド療法　59

慢性副鼻腔炎　33, 34

● む

無莢膜型インフルエンザ菌　216
無呼吸指数　123
無症候性急性糸球体腎炎　94

● め

迷路性トーヌス　121
めまい　121
免疫機能　72
免疫調節作用　59
免疫誘導組織　67

● も

モラクセラ・カタラーリス　34

● や

薬液噴霧　51
薬剤感受性試験　155
薬剤耐性化　36
薬剤耐性菌選択領域　208
薬物動態パラメーター　202
薬物療法　34
薬力学パラメーター　204

● よ

陽性予測値　164
用量依存性抗菌薬　205
溶連菌迅速検査キット　166
溶連菌迅速診断キット　175
溶連菌性扁桃炎　87
読み書きの症状チェック表　237

● ら

ラピラン肺炎球菌HS®　167

● り

リウマチ熱　76, 84, 89
良性発作性斜頸　119
両側後鼻孔閉鎖　24
リンパ上皮共生部位　66

今さら聞けない！
小児のみみ・はな・のど診療Q&A　Ⅱ巻

2015年4月20日　第1版第1刷発行（検印省略）
2015年9月15日　　　　　第2刷発行

編者　山中　昇
　　　加我　君孝

発行者　末定　広光

発行所　株式会社　全日本病院出版会
東京都文京区本郷3丁目16番4号7階
郵便番号 113-0033　電話（03）5689-5989
　　　　　　　　　　FAX（03）5689-8030
郵便振替口座　00160-9-58753
印刷・製本　三報社印刷株式会社

©ZEN-NIHONBYOIN SHUPPAN KAI, 2015.

・本書に掲載する著作物の複製権・翻訳権・上映権・譲渡権・公衆送信権
（送信可能化権を含む）は株式会社全日本病院出版会が保有します.
・JCOPY ＜(社)出版者著作権管理機構　委託出版物＞
本書の無断複写は著作権法上での例外を除き禁じられています. 複写される場合は, そのつど事前に, (社)出版者著作権管理機構（電話 03-3513-6969, FAX03-3513-6979, e-mail：info@jcopy.or.jp）の許諾を得てください.
本書をスキャン, デジタルデータ化することは複製に当たり, 著作権法上の例外を除き違法です. 代行業者等の第三者に依頼して同行為をすることも認められておりません.

定価はカバーに表示してあります.
ISBN　978-4-86519-209-4　C3047